W0078629

Krebs –
Krieg im Organismus

Der Einfluß von Lebensweise und Ernährung
auf unser Stoffwechselgeschehen

«Das Brot hält den Menschen warm,
nicht der Pelz»
(russische Volksweisheit)

Erfahrungen aufgezeichnet von Wilhelm Kanne

Deni Druck & Verlags GmbH

Dieses Buch ist sorgfältig erarbeitet worden. Dennoch erfolgen alle Angaben ohne Gewähr. Den ärztlichen Rat oder die medizinische Behandlung kann und will dieses Buch nicht ersetzen.

Brottrunk und Fermentgetreide sind Lebensmittel. Sie sind in der Lage, bei medizinischen Anwendungen Hilfestellung im Rahmen der Stoffwechselaktivierung zu geben.

Sie sollten auch mit Ihrem Arzt über die Anwendungen mit Brottrunk und Fermentgetreide sprechen.

Einige Ärzte und Heilpraktiker haben den Wert der Brotgetreidesäure-Bakterien und -Enzyme erkannt und empfehlen die Kombination nach medizinischen Erfordernissen.

© Deni Druck & Verlags GmbH

4. überarbeitete Auflage (Februar 2000)

Autor: Wilhelm Kanne
                                    www.kanne-brottrunk.de
Umschlag und Layout: Herbert Wirths PR
Gesamtherstellung: Deni Druck & Verlags GmbH
                                    86470 Thannhausen, Max-Planck-Straße 4-6
                                    Sie können dieses Buch direkt bestellen unter:
                                    Telefon 08281/3069, Telefax 08281/1464,
                                    e-Mail kanne@deni-druck.de

Nachdruck, auch auszugsweise, nur mit Genehmigung des Verlags. Alle Rechte vorbehalten.

Krebs – Krieg im Organismus

Der Einfluß von Lebensweise und Ernährung auf unser Stoffwechselgeschehen

Erfahrungen aufgezeichnet von
Wilhelm Kanne

Mit einem Vorwort von Dr. György Irmey
und Beiträgen von Prof. Hans-Ludwig Vogel, Dr. Peter Scholz und
Heinrich W. Meyer

Bearbeitet von Marcus Caluori

Krebs und Krieg – ein Stoffwechselproblem

INHALT

VORWORT von Dr. György Irmey

Einfluß der Ernährung auf den Organismus

Anhang

Dank

VORWORT

Der beste Arzt ist die Natur. Sie heilt drei Viertel aller Krankheiten und spricht nie Böses über einen Kollegen.   *Galen*

Naturheilärzte vertreten nicht zu Unrecht schon seit Jahrtausenden die Auffassung, daß die Verdauungsvorgänge und das Darmgeschehen eine wesentliche Rolle bei der Entstehung aller chronischen und degenerativen Erkrankungen spielen. Jede naturheilkundliche Therapie ist zum Scheitern verurteilt, wenn sie diesen Aspekten bei der Behandlung keine Beachtung schenkt.

Der menschliche Körper ist billionenfach durch Kleinstlebewesen, wie zum Beispiel Bakterien oder Mikroben, besiedelt. Auf der Haut und auf zahlreichen Schleimhäuten befinden sich für den jeweiligen Standort charakteristisch zusammengesetzte Mikrobengesellschaften, die als sogenannte Mikroflora in unserem Organismus bezeichnet werden.

Vor allem im Darm, dessen immens große Schleimhautoberfläche in etwa der Hälfte eines Fußballfeldes entspricht und von schätzungsweise 100 Billionen solcher Mikroben bedeckt wird, kommt es zu einem besonders intensiven Austausch zwischen der Innen- und Außenwelt des Organismus. Die im Darm angesiedelten Bakterien erfüllen wichtige Aufgaben im Verdauungsgeschehen. Sie synthetisieren Vitamine, liefern Nährstoffe für die Darmschleimhaut und bilden eine Abwehrbarriere, indem sie verhindern, daß durch den Mund aufgenommene krankmachende Keime sich an der Schleimhaut ansiedeln können. Sie üben schließlich auch einen ständigen Trainingseffekt auf unser Abwehrsystem aus.

Die ideale Zusammensetzung unserer Bakterienflora im Darm kann durch verschiedenartige schädigende Einflüsse gestört sein. Häufige Antibiotikaeinnahmen, Cortison, Chemo- und Strahlentherapien, aber auch Ernährungsfehler, Umweltschadstoffe oder psychische Belastungen können eine solche Fehlbesiedlung auslösen. Bestehen diese Fehlbesiedlungen im Darm über längere Zeiträume, können Abwehrschwächen, Infektanfälligkeit und schließlich eine Veranlagung für chronische Erkrankungen entstehen. Das Ergebnis ist eine Zunahme von Allergien, Hautkrankheiten, Störungen und Erkrankungen im Magen-Darmtrakt, chronischen Infektionen, Erkrankungen des rheumatischen Formenkreises und Krebsleiden.

Nach Untersuchungen der Weltgesundheitsorganisation sind etwa ein Drittel aller Krebserkrankungen ernährungsbedingt. Auch wenn es keine allheilmachende Krebsdiät gibt, so ist heute eindeutig nachgewiesen, daß durch Ernährungsfaktoren die Selbstheilungskräfte im Organismus entscheidend gefördert werden können. Die Forschung steht noch am Anfang der Untersuchung von sogenannten sekundären Manzenstoffen wie zum Beispiel den Carotinoiden, Phytosterinen, Saponinen, Glucosinolaten, Flavonoiden und anderen Substanzen, die sogar einem Krebswachstum entgegenwirken können. Bislang hat die Wissenschaft bei der Untersuchung von Getreideprodukten, Obst und Gemüse nur deren Nährwert und bestenfalls deren Zusammensetzung hinsichtlich Nährstoffen, Vitaminen, Mineralstoffen und Spurenelementen interessiert.

Die gesundheitsfördernde und das Darmgeschehen wesentlich beeinflussende Bedeutung von brotgetreidesäurehaltigen Lebensmitteln ist seit einiger Zeit in der Ernährungsmedizin wissenschaftlich bewiesen. Es ist das Verdienst des Autors dieses Buches, Wilhelm Kanne sen., die vielseitigen gesundheitsfördernden Aspekte der Brotgetreidesäuren erkannt und 1980 mit seinem Produkt Kanne-Brottrunk patentiert zu haben. Es würde den Rahmen dieses Buches sprengen, auf die vielen dankbaren Patienten einzugehen, die durch die Anwendung dieses Produktes eine Erleichterung ihres Leidens und eine Verbesserung ihres Gesundheitszustandes erreichen konnten.

Patienten, die mit einer Krebserkrankung konfrontiert werden, geraten häufig in einen Zustand von Hoffnungslosigkeit, Panik oder Resignation. Sie erfahren zumindest moralisch immer noch viel zu wenig Unterstützung durch ihre Ärzte bei der Bewältigung dieser schweren Erkrankung.

Nicht nur der einzelne Mensch, sondern die ganze Welt als ein zusammenhängender Organismus leiden an einer Krebserkrankung. Ähnlich wie die Krebszellen, die sich radikal und ohne Rücksicht auf ihre Umgebung im einzelnen Menschen vermehren, hat der rücksichtslose Egoismus zahlreicher Menschen die Erde als Organismus in eine kritische Situation gebracht, die ihr Überleben massiv gefährdet. Indem jeder einzelne bereit ist, wieder mehr Verantwortung für sich und seine Umwelt zu übernehmen, kann er ganz entscheidend zur Heilung des Krebsleidens beitragen. Für den von der Krebserkrankung Betroffenen reicht es nicht aus, zu sagen: «Ich will nicht sterben», sondern er sollte sich ganz bewußt den Satz einprägen: «Ich will leben.» Unter dieser Voraussetzung kann jeder Betroffene die für ihn gemäße Therapie finden. Die komplexe Problematik macht eine Zusammenarbeit aller Richtungen in der Medizin notwendig und kann nicht auf Patentrezepte verweisen.

Für die Selbstheilungskräfte in unserem Organismus sind die in diesem Buch von Wilhelm Kanne gegebenen Ratschläge eine wesentliche Unterstützung. Es wird höchste Zeit, daß wir unserem täglichen Brot sowohl in spiritueller wie auch in materieller Hinsicht wieder mehr Aufmerksamkeit schenken. Die wichtigen Informationen, Ratschläge und seine Lebenserfahrung, die Wilhelm Kanne auf den folgenden Seiten den Leserinnen und Lesern vermittelt, sind eine wirkliche Hilfe zur Selbsthilfe.

Heidelberg im Oktober 1997

Dr. med. György Irmey

Krebs und Krieg –
ein Stoffwechselproblem

EINLEITUNG

Dieses Buch gibt Aufschluß nach rund 15 Jahren intensiver und ergiebiger Beobachtung und Forschung. Es deckt Zusammenhänge zwischen unserer Lebensweise, insbesondere unserer Ernährung, und unserer Gesundheit auf und zeigt gleichzeitig die Bedeutung der Brotsäurebakterien und Enzyme. Schwerpunktthema bildet die Krebskrankheit und die sich eröffnenden Möglichkeiten, dieser «Geißel der Menschheit» wirkungsvoll zu begegnen.

Das Buch bietet zudem Einsicht in faszinierende Berichte und Zuschriften von Betroffenen – kranken wie wieder gesund gewordenen – aus dieser Zeit. Diese Schilderungen sollten gefühlsmäßig aufgenommen, aber dennoch realistisch betrachtet werden. Doch die Aussagen der Betreffenden allein können und dürfen nicht genügen, obwohl mittlerweile einige tausend sehr gute Rückmeldungen, die zum Teil sogar als Wunderheilungen beschrieben werden, bei mir vorliegen.

Gibt es Wunder? Immer wieder hören wir von unfaßbaren Heilungen, die überwiegend vor dem Hintergrund des religiösen Glaubens geschehen. Ich selbst habe derartige Begebenheiten in der eigenen Familie erleben dürfen. Das Christentum kennt etliche Beispiele, wie Menschen an Leib und Seele genesen sind – die Bibel berichtet darüber. «Gehet hin in alle Welt und lehret alle Völker» ist ein Vermächtnis. Glaube, Hoffnung und Liebe bilden den Kernpunkt der Christuslehre. In den 10 Geboten ist der eigentliche Lebenswandel auf der Erde genau formuliert. Aus ihnen ist jedoch im Lauf der Zeit ein Meer von Paragraphen und Gesetzen geworden, die es sogar möglich machen, damit gegen die göttliche Weltordnung zu verstoßen.

So haben Scharlatane aus allen Bereichen versucht, mit Kranken Geld zu verdienen, ihr Vertrauen zu mißbrauchen. Zu allen Zeiten gab es auch im Gesundheitswesen gute und schlechte Handwerker, also Menschen, die nicht im Sinne des Für- und Miteinander wirkten. Wir alle – egal, welche Tätigkeit wir ausüben – sind Handwerker auf dieser Erde. Alle unsere Beschäftigungen haben mit Dienstleistungen zu tun. In der Symbiose leben heißt «Miteinander.» «Gegeneinander» bedeutet nach einiger Zeit Krieg. Oder Krebs.

Was hat Krieg mit Krebs zu tun? Wo ist der gemeinsame Nenner? In Redewendungen wird dies angedeutet: «der Krieg ist ausgebrochen», oder: «der Krebs ist ausgebrochen.» Beiden gemeinsam ist die hohe Sterberate. Und bei beiden ist etwas in Unordnung, aus dem Gleichgewicht geraten. Der «Stoffwechsel» funktioniert nicht mehr.

Bei den schweren Krankheiten ist meistens der Stoffwechsel im Organismus gestört. Wenn alles funktioniert, das heißt, wenn die Nahrung für den Menschen richtig ausgewählt ist, der Darm richtig arbeitet, der Körper gut durchblutet ist, die Zellen mit Sauerstoff versorgt werden und die richtigen Vitamine, Mineralstoffe, Fette, Eiweiße und Kohlenhydrate in das Gewebe einziehen, ist die Voraussetzung gegeben, gesund zu bleiben.

Nehmen wir als Vergleich die Volkswirtschaft. Eine vernünftige und gesunde Lebensmittelverteilung an die Bevölkerung ist lebensnotwendig, will man ein Chaos verhindern. Wir sehen: Stoffwechselprobleme – wo auch immer – führen zur Unordnung und damit zum Krieg unter Völkern oder eben zum Krebs im Organismus.

Wie aber kommt es zum Krebs im Organismus eines Menschen? Zuviel des «Guten» führt zur Übersättigung, zur Ansammlung von Fetten, Eiweißen und somit zu Schwergewichtigkeit, zu Antriebsarmut, zu Sauerstoffmangel und zu Darmträgheit. Sicher, es gibt viele übergewichtige und ältere Menschen, die nicht an Krebs erkranken. So einfach ist die These der Krebsentstehung und -verhütung natürlich nicht. Es kommen weitere wichtige Punkte dazu.

Krebs existiert und befällt die Menschen seit Urzeiten! Doch ist diese schreckliche Krankheit, zusammen mit den Allergien, stark im Vormarsch, immer mehr Menschen werden davon befallen. Das geschieht – Sie lesen richtig – nicht ohne Grund. Wir entfernen uns nämlich immer mehr vom «Miteinander», etwa im Sinne der zehn Gebote.

Während ich diese Zeilen schreibe, befinde ich mich mit meiner Frau auf unserem Segelboot im Hafen von Norderney. Auf unserer Fahrt von Büsum nach Helgoland trieben viele tote Wasservögel im Meer. Radioberichte sprechen von 6.000 und mehr toten Tieren. Toxikologen warnen vor den Giftstoffen, die von den toten Vögeln abgesondert werden. Der Kontakt soll beim Menschen zu schweren Krankheitserscheinungen führen, Botulismus genannt. So verlangt eine Gruppe von Wissenschaftlern: Sperrung der Strände. Eine andere Gruppe meint: es besteht keine Gefahr.

Seit Jahren warnen Lebensmittelchemiker und Ernährungsexperten vor Zutaten in Lebensmitteln, nicht ohne Grund, wie wir noch sehen werden. Die Haltbarmachung von Lebensmitteln war immer schon ein Problem. Vor Jahrhunderten starben Menschen an verdorbener Nahrung. Heute sind die Methoden zur Haltbarmachung in die Kritik geraten. Ich trete für den Grundsatz ein, so natürlich wie möglich zu arbeiten.

Der Mensch kämpft seit tausenden und mehr Generationen um das Überleben. Der Hunger hat das Weltbild über ganze Zeiten geprägt, in Verbindung mit Kriegen und Katastrophen, zum Beispiel der Pest oder der Cholera. Seit 1945 erleben wir hier in Deutschland weder Krieg noch Hunger. Man könnte fast schon sagen, wir Europäer seien friedfertig geworden. Gleichzeitig merken wir, wie entsetzlich Bürgerkriege sind, wie beispielsweise jener im früheren Jugoslawien.

Krieg und Krebs haben also viele Gemeinsamkeiten, nicht nur die beiden Anfangsbuchstaben. Ich wünsche Ihnen bei der Lektüre der folgenden Seiten viele neue Erkenntnisse.

Wilhelm Kanne, sen.

GEFAHREN UND HOFFNUNG

Unsere Lebensweise ist entscheidend

Überall lauern Gefahren. Nicht nur von außen. Die Lebensweise selbst stellt ebenso eine Gefahr für das Leben des Menschen dar. Nehmen wir als Beispiel den Schlaf. Ihm wird meist zu wenig Beachtung geschenkt. Körper und Seele brauchen Ruhepausen. Nicht umsonst gibt es Tag und Nacht, hell und dunkel, Wachen und Schlafen. Die Natur macht es uns vor: Der Mutterboden sammelt im Winter Kraft, um die Energie im Frühjahr und im Sommer an die Pflanzen abzugeben. Das ist eine Art von Biorhythmus, der so auch auf den Menschen zutrifft. In jeder Nacht fallen wir in eine Art Heilschlaf. Daher ist es nötig, schon mit der Dämmerung einzuschlafen.

«Die Nacht zum Tag zu machen», ist in der Welt durchaus üblich. Besonders in den Großstädten dieser Welt, in denen die meisten Verbrechen geschehen, Rauschgift und Drogen an der Tagesordnung sind, die größte Arbeitslosigkeit herrscht, Menschen ohne Hoffnung leben, sich junge Leute in Gruppen gegenseitig terrorisieren und ein großer Teil der Bevölkerung Angst hat, überhaupt auf die Straße zu gehen. Diese Betrachtungsweise erachte ich als sehr wichtig, damit wir die Wirkung erkennen, die zur Krebsverhinderung oder zur Heilung führen kann. In diesem Zusammenhang fallen mir die Bemühungen derer ein, die die Ladenöffnungszeiten verlängern wollten. Sie forderten dies ohne Rücksicht auf die Verkäuferinnen oder Verkäufer oder deren Kinder oder Familien, ohne Rücksicht auf den Verbrauch von mehr Energie durch Licht und Kraftstrom, ohne Rücksicht auf den Biorhythmus. Wir haben die Wahl: Entweder richten wir uns nach den Möglichkeiten zur Gesundung von Körper und Geist, oder wir entscheiden uns im wahrsten Sinne des Wortes für «Sodom und Gomorrha.» Das soll aber nicht heißen, daß jeder Mensch, der an Krebs erkrankt, wie in «Sodom und Gomorrha» lebt oder gelebt hat. Es werden ja auch Kinder mit krebsartigen Geschwulsten geboren. Auf keinen Fall will ich dem einzelnen Menschen eine Schuld zuweisen, das wäre zu einfach.

Der Mensch lebt in der Gemeinschaft der Familie, im Dorf, in der Stadt, und deshalb spielen viele Dinge eine wichtige Rolle. Weil er also immer mit anderen Personen zusammen ist, muß er aus dem Egoismus heraus handeln, um in einem Rahmen leben zu können, der lebenswert ist. So leidet der Mensch auch in der Gemeinschaft, und es kann sein, daß er deswegen krank wird, sei dies nun in den Gelenken, den Knochen, der Haut oder der Lunge.

21

Über 30 % der Menschen haben – mit stark steigender Tendenz – Allergien aller Art. Im Ansteigen begriffen sind auch die chronischen Erkrankungen und die Stoffwechselkrankheiten, zu denen der Krebs zählt.

Bei all dem Wohlstand – die Menschen haben genug zu essen und zu trinken – gibt es immer mehr Krankheiten, und ein Ende ist nicht abzusehen. Trotzdem ist in einer Zeit der meßbaren Erkenntnisse, der Datenverarbeitung und einer gewissen Hellsichtigkeit eine Weltuntergangsstimmung, wie sie beispielsweise im Bericht «Global 2000» oder in der «Carter-Studie» zum Ausdruck kommt, nicht angebracht. Je unverantwortlicher mit der Umwelt umgegangen wird, je kränker die Menschen werden, desto stärker treten die Selbstheilkräfte in Erscheinung, um ein Leben auf dieser Erde auch nach der Jahrtausendschwelle zu ermöglichen.

Vertrauen auf die Selbstheilkräfte

Denken wir daran, welche hervorragenden medizinischen Erkenntnisse in den letzten 30 Jahren Menschenleben gerettet haben. Das Risiko bei Operationen wird immer geringer. Unfallchirurgen vollbringen oft fast unglaubliche Operationen. Bei Infektionskrankheiten, die noch vor 50 Jahren zum Tode führten, hat die Medizin gute Gegenmittel entwickelt. Blinddarm-, Magen-, Darm- und Gallenoperationen, die vor einem halben Jahrhundert allesamt ein Wagnis waren, sind heutzutage mit einem vergleichsweise geringen Risiko verbunden.

In diesem Zusammenhang soll nicht unerwähnt bleiben, daß viele Menschen dank Antibiotika, Penicillin, Cortison oder auch Insulin noch am Leben sind. Diese Medikamente, die modernen Diagnosemöglichkeiten und vieles mehr haben dazu beigetragen, das Leben des Menschen statistisch zu verlängern. Kein Anlaß also für Angst oder Depressionen.

Die oft zitierte «Null-Bock-Stimmung» ist in vielen Fällen darauf zurückzuführen, daß der Lebensunterhalt nicht mehr so wie früher erarbeitet werden muß. Eine Redewendung, die in diesem Zusammenhang seit über tausend Jahren von Bedeutung ist, besagt: «Wer nicht arbeitet, braucht auch nicht zu essen.» Dieser Satz mag brutal klingen, doch die Menschen, die im arbeitsfähigen Alter ihren Lebensunterhalt mit Arbeit, egal welcher Art, verdienen, sind lebensfähiger. Das Leben hat einen Sinn, wenn man Glaube, Hoffnung und Arbeit hat.

Natürlich verschließe ich meine Augen nicht vor der Arbeitsplatzvernichtenden Wirtschaftspolitik, dem Baumsterben, den Umweltschäden, der Luftverschmutzung. Das Inferno vor 1945, als fast alles in Schutt und

Asche lag, habe ich als Kind erlebt. Trotzdem ging es weiter, das Wunder in Deutschland ist geschehen. Mit neuem Mut wurde wieder aufgebaut. Man war arbeitsfähig und arbeitswillig, denn man hatte gar keine andere Wahl.

Warum schreibe ich über diese «ollen Kamellen»? Um den Menschen wieder Mut zu machen. Eines meiner Schlagworte lautet: «Wir kriegen alles wieder hin.» Will heißen, die Welt, die Menschen bekommen ihre Ordnung wieder. Im Augenblick sieht es in der Welt tatsächlich chaotisch aus, aber es gibt auch Lichtblicke. Um es klarer auszudrücken: ich glaube nicht, daß der liebe Gott wegen einiger Idioten die Welt zugrunde gehen läßt.

Wenn die Weltwirtschaftskonzepte ausgelaufen sind, werden wir uns vermehrt um den eigenen Garten kümmern müssen. Das hat zur Folge, daß den Menschen wieder ausreichende und auch bessere Arbeitsplätze zur Verfügung stehen. Sie werden gesünder und zufriedener leben. Die High-Tech-Zeit mit der «Null-Bock-Stimmung» ist nur ein winziger Augenblick in der Zeitgeschichte der Menschen. Die Selbstheilkräfte der Menschen sind größer als wir zurzeit wissen oder glauben.

Schädigende Einflüsse

Es gibt Möglichkeiten genug, um Krieg, Krisenzeiten und auch Krebs zu überwinden. Wie wichtig dabei der richtige Schlaf ist, habe ich anfangs dieses Kapitels schon erwähnt. Ein guter Schlaf sammelt die Kräfte, die den Stoffwechsel in seiner Ordnung unterstützen. Wie dem Schlaf muß aber auch dem Schlafplatz besondere Bedeutung zugemessen werden. Er ist die Grundlage für ein Leben in Gesundheit und Tatkraft. Daher sollte er – ebenso wie der Arbeitsplatz – frei von Strahlen und Störfeldern sein.

Nicht umsonst ist einigen Menschen das Finden von Wasseradern oder Störfeldern angeboren. Dieses Wissens bedienen wir uns nachweislich über einige hundert Jahre. Bei uns in Lünen wurden Rutengänger über 400 Jahre lang von der Bevölkerung bezahlt, es war also Beruf wie Berufung gleichermaßen. Zu erwähnen ist hier der weltweit bekannte Arzt Prof. Sauerbruch, der bei Krebskranken nach Wasseradern suchen ließ.

Mit Strahlungen machten meine Frau und ich unsere eigenen Erfahrungen: Schräg unter unseren Ehebetten verlief eine Wasserader oder ein Störfeld, bei meiner Frau unter dem Kopf und bei mir unter den Oberschenkeln und dem Unterbauch – mit dem Ergebnis, daß sie immer wieder unter extremen Kopfschmerzen litt und ich oft von starken Muskelschmerzen und Krämpfen in den Schenkeln sowie von Darmblutungen heimgesucht wurde.

Nach dem Umstellen der Betten stellte sich auf Anhieb eine starke Besserung der Beschwerden ein. Ich verspürte unmittelbar danach keine Krämpfe mehr und die Kopfschmerzen meiner Frau verschwanden rasch. Meine Darmblutungen verringerten sich und blieben nach rund zwei Jahren ganz aus.

Seit gut 20 Jahren lasse ich von Rutengängern etliche Schlafplätze von Krebskranken untersuchen und komme dabei immer wieder zum gleichen Resultat: jeder von Krebs heimgesuchte Patient liegt auf einem bestrahlten Schlafplatz. Solche Störfelder findet man auch bei starken Rheumatikern, bei Multiple Sklerose- und Bechterew-Kranken.

Dem Phänomen der Erdstrahlen nahm sich auch Freiherr von Pohl an. Er schildert in seinem Buch, wie in einer Stadt unter staatlicher Aufsicht Messungen durchgeführt und die Resultate danach mit den Krankenakten der Bewohner verglichen wurden. Das Ergebnis ist ein einzigartiges Beweismaterial für den Einfluß der Erdstrahlen auf die Gesundheit der Menschen. Heute wird das Wissen über den Zusammenhang von Krebs und Erdstrahlen von einigen international bedeutenden und erfolgreichen Ärzten anerkannt und angewandt.

Ein interessantes Detail am Rande: Die romanischen und gotischen Kirchen wurden so gebaut, daß die Kirchenbesucher unbestrahlt saßen. Die Kanzeln aber setzte man auf Kreuzungspunkte. Weshalb, entzieht sich meiner Kenntnis. Möglicherweise sollte dies kurzzeitig inspirierend wirken.

Im Normalfall, das heißt bei intakten Körperfunktionen, nehmen wir unsere Nahrung auf, und der Organismus verwertet die guten und für uns brauchbaren Stoffe. Nicht gut verträgliche Substanzen werden ausgeschieden, wofür Galle, Leber, Niere, ja sogar Lunge und Haut sorgen. Haben wir nun schlechte Eßgewohnheiten, sind wir, solange der Körper über ein gesundes Immunsystem verfügt, gewappnet. Das kann einige Jahre gut gehen – bis der Organismus alle Reserven verbraucht hat.

Es ist wirklich verwunderlich, welche eigenartigen Eßgewohnheiten nicht selten praktiziert werden, wie etwa übermäßiger Fleischgenuß, ausschließliche Ernährung mit Rohkost und Körnern, exzessiver Umgang mit Süssigkeiten oder mit Alkoholika. Da stellt sich unweigerlich die Frage: Wie lange hält ein Organismus eine solche Fehlernährung aus? 20 Jahre? 10 Jahre? Oder vielleicht nur fünf – bis Krankheiten auftreten wie Diabetes, Osteoporose, Leberzirrhose, Allergien aller Art, oder eben Krebs?

Falsche Ernährung wirkt sich von Mensch zu Mensch verschieden aus. Was beim einen eine Neurodermitis auslöst, führt bei dem anderen vielleicht zum Krebs. Die Merkmale hingegen sind oft dieselben. Beispielsweise der Candida albicans: der entartete Hefepilz tritt bei beiden Erkrankungen fast gleichmäßig auf.

Überhaupt sind entartete Darmbakterien bei praktisch allen Kranken festzustellen. Also: «Die Krankheit sitzt im Darm!», wie ein alter Ausspruch der Mediziner besagt. Hierhin paßt auch ein Leitsatz des berühmten Dermatologen Prof. Marchionini: «Die Haut ist das Spiegelbild des Darms.» Und die Ernährungslehre hat einen ebenso markanten Satz zu bieten: «Wir leben von dem, was wir verdauen, nicht von dem, was wir essen.» Die richtige Nahrung ist tatsächlich die Grundlage eines funktionierenden Organismus.

Der Candida albicans spielt also beim Entstehen von Krankheiten eine nicht unwesentliche Rolle. Wie es zu seinem Auftreten im Organismus kommt, welche Auswirkungen er hat und wie er bekämpft werden kann, habe ich in einem eigenen Kapitel – dem nächsten – ausführlich beschrieben.

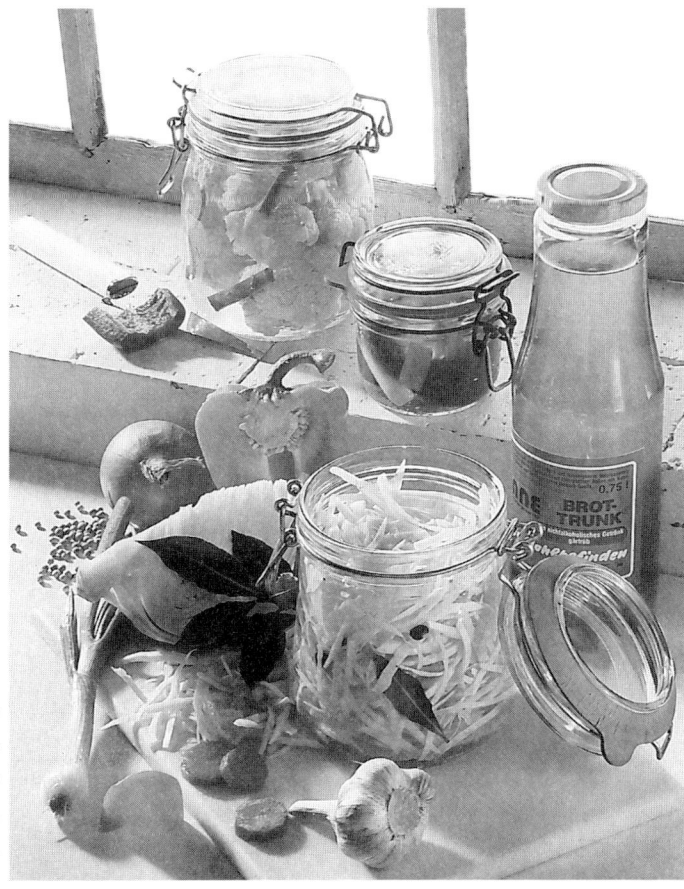

Milchsaures Gemüse saniert den Darm und stärkt die Immunabwehr

PILZBEFALL ALS FOLGE DER ERNÄHRUNG

Candida albicans-Befall ist keine Infektionskrankheit

Pilzerkrankungen wie Fuß-, Scheiden- und Hautpilz sind seit vielen Jahren bekannt. Sie haben in den letzten Jahren stark zugenommen. Der normale Hefepilz – wenn er nicht entartet ist – gehört mit zur Darmsymbiose. Vor rund 100 Jahren haben Ärzte bei Hautunreinheiten, Blutarmut und sonstigen Immunschwächekrankheiten Backhefe verordnet. Es gab sie damals auch in Tablettenform.

Wie können Hefen, die als Symbionten (das sind Lebewesen, die mit anderen in Symbiose leben) arbeiten, den Organismus plötzlich schwer schädigen? Gesunde Hefen produzieren als Stoffwechselprodukte im Organismus sogar Vitamine. Sind sie entartet, dann sind sie allerdings auch in der Lage, Aflatoxine zu bilden, das heißt, sie können zum Krebsgeschehen beitragen. Man glaubte jahrelang, daß der entartete Hefepilz Candida albicans eine eigenständige Krankheit sei. Das stimmt nach den heutigen Erkenntnissen nicht mehr. Das Auftreten von Candida albicans ist keine Infektion, sondern das Resultat einer Ernährung, die nicht menschengerecht ist, oder, im speziellen Fall, die Folge eines Arzneimittelmißbrauches.

Im Verdauungstrakt befassen sich die Mikroorganismen mit der Nahrung. Es sind Symbionten, wenn der Körper gesund ist. Gesunde Bakterien und Pilze im und auf dem Organismus bewirken gesundes Blut, hervorragenden Stoffwechsel und sichern das Wohlbefinden des Menschen. Das Gleiche gilt auch für Tiere, wenn die Nahrung und die Tierhaltung artgerecht ist.

Wie wir wissen, fütterte man Kühe mit Tierkadavern, und es ist dadurch zum Rinderwahnsinn gekommen, wenn auch in Deutschland in nur begrenztem Maße. Ich bin der Meinung, daß die Infektionskrankheiten und Krankheiten ähnlicher Art sich nicht auf den menschlichen Organismus übertragen, wenn das Immunsystem richtig funktioniert und der Mensch sich richtig ernährt.

Was aber heißt richtige Ernährung für Mensch und Tier? Die Kühe beispielsweise sind von der Natur her Vegetarier und fressen Gras, Stroh und Pflanzen aller Art. Sie sind über Jahrtausende in dieser Form ernährt worden und versorgen uns mit Milch, Butter, Sahne und Käse. Die Kuh gehört zum Ernährungs-Kulturgut des Menschen.

Im Gegensatz dazu war das Hausschwein seit jeher Futterverwerter, das heißt, es bekommt all das zu fressen, was auf dem Bauernhof wächst – Kartoffeln, Getreide, Gras, Runkeln, aber auch Essensreste – und ist für den Menschen schon über einen langen Zeitraum ein guter Fleisch- und somit Energielieferant. Auch diese Tiere brauchen eine artgerechte Ernährung, um gesund zu bleiben.

Die Hausmannskost hat es in sich

Die Menschen vermehrten sich in den letzten Jahrzehnten stark, somit mußten auch mehr Nahrungsmittel produziert werden. Daher kam man von der althergebrachten Hausmannskost, die noch vor 50 oder 60 Jahren Tradition war, ab. Die Technik in Verbindung mit der Wissenschaft hat es uns ermöglicht, daß seit 1947 – zumindest in Europa – keine Hungersnöte mehr auftraten. So gesehen sind in der Ernährung enorme Fortschritte gemacht worden.

Die Massenproduktion in der Tierhaltung und eine intensivere Futterverwertung führten zu enormen Kostensenkungen. Fleisch- und Wurstwaren, beides Luxusartikel früherer Jahre, sind heute geradezu preiswert, wenn nicht billig. Das gilt auch für andere, früher weniger erschwinglichere Artikel wie Schokolade, Feinschmeckergerichte aller Art und Früchte aus der ganzen Welt.

Das brachte mit sich, daß der Mensch am Morgen seinen Gersten-Malz- oder Roggen-Kaffee mit Milch nicht mehr trinkt und somit auch keine «Knabbeln» mehr eintaucht (Knabbeln wurden aus getrocknetem Weißbrot oder Stuten in Brocken gerissen und im Backofen getrocknet). Auch der Zuckerrübensirup geriet als Süßungsmittel mehr und mehr in Vergessenheit. Überhaupt änderte sich der ganze Tagesablauf, wie ein Exkurs in frühere Zeiten zeigt:

Auf den Bauernhöfen und zum Teil auch im Handwerk wurde oft – weil man damals sehr früh aufstand – so gegen acht oder neun Uhr ein zweites Frühstück eingenommen, wie beim ersten mit Brot (Mischbrot oder Bauernstuten, in geringerem Maße Pumpernickel, im Münsterland auch Schwarzbrot genannt). Vielfach trank man dazu «Plundermilch», wie die sauer gewordene Milch genannt wurde.

Zur Mittagszeit gab es vor allem Gemüse aus dem eigenen Garten (Eintöpfe während der Woche), wenig Fleisch als Beilage, vielleicht ausgelassenen Speck oder auch einmal ein Ei. Man kannte als Zugabe zum Gemüse auch die sogenannten «blinden Fische» (in Milch und Ei gewendete, panierte und gebratene Zwiebäcke). Zwieback und Knabbeln wurden zur damaligen Zeit von jeder Bäckerei gebacken.

Nachmittags gab es natürlich das traditionelle Butterbrot, entweder mit Rübenkraut oder mit Marmelade. Mit Butter ging man verhältnismäßig sparsam um, obwohl sie als idealer Brotaufstrich galt.

Am Abend standen Milchsuppe, aufgewärmtes Gemüse, Pfannkuchen mit Mehl oder Kartoffeln auf dem Speiseplan, aber immer mit Brot. Beliebt war auch die sogenannte «Klünterchen Suppe», eine Milchsuppe, in die man mit dem Löffel einen Mehl-Eier-Brei einlaufen ließ, so daß sich «Klünterchen» (ähnlich Nudelstücken) bildeten. Auch das war also eine Getreidespeise. Nach dem Essen gab es als Besonderheit oft einen im Backofen gebratenen Apfel. Als Nahrungsergänzung wurde mittags wie abends sehr gerne getrocknetes Obst – in Form von Kompott oder Suppen – verwendet (Birnen, Äpfel, Pflaumen).

Die Eßgewohnheiten waren früher also verhältnismäßig einfach. Man ernährte sich von der eigenen Scholle oder aus der näheren Umgebung. Doch diese Kombination der Nahrungsmittel war ideal. Sie war das, was eine gesunde Ernährung auszeichnet. Es gab auch oft schon morgens Hafersuppe, für viele Menschen der beste Anfang.

Die richtige Ernährung für die Hefepilze

Mit diesen Ernährungsbeispielen will ich aber nicht behaupten, daß es in früheren Jahrzehnten und Jahrhunderten nicht zu Krankheiten gekommen war. Falsche Eßgewohnheiten gab es immer. Denken wir nur an die Gicht. Als Krankheit der Könige bekannt, war sie oftmals die Folgeerscheinung einer Nahrung, die aus einem Zuviel an Fleisch und einem Zuwenig an Getreideerzeugnissen bestand. Beispielhaft waren und sind jedoch die Ernährungsweisen der Südländer oder der Franzosen. Da findet man vorwiegend Getreideerzeugnisse in Form von Nudeln aller Art, Pizzas oder Baguettes zu jeder Vor-, Haupt- und Nachspeise.

Durch Brot- und Getreideerzeugnisse werden auch die Hefepilze sowie andere Bakterien im Körper richtig ernährt; man kann sagen, es ist der Brot- oder Getreidegeist, der darin weiterwirkt. Das glauben auch die Italiener, sie haben ein altes Sprichwort: «Brot kann denken.» Und die Russen sagen: «Brot hält den Menschen warm, nicht der Pelz.»

Was zeigen uns diese Eßgewohnheiten? Die Getreideerzeugnisse bilden als Energielieferant den Mittelpunkt der Ernährung; zum einen mit dem hochwertigen Pflanzeneiweiß, zum anderen mit den Mineralstoffen, Spurenelementen und Vitaminen. Diese Kombination ist für unsere Mikroorganismen (wie sie die Hefen sind) Garant für eine gesunde Darmflora.

Ein durch den Candida albicans schwer geschädigter Organismus mit einem zerrütteten Immunsystem kann Rohkost sowie unerhitztes Getreide oder Vollkorn nicht vertragen. Die Eßgewohnheiten müssen umgestellt werden. Wenn man zum Beispiel Appetit auf Süßigkeiten hat, sollte man Zuckerrübensirup, getrocknetes oder anderes Obst essen, immer aber in Verbindung mit Misch- oder Weißbrot als Neutralisator – wenn möglich getrocknet oder geröstet. Entartete Hefepilze entwickeln sich plötzlich und milliardenfach, wenn das Nahrungsmittelmilieu nicht stimmt. Das ändert sich schlagartig, wenn dieser Candida albicans mit einer Ernährung, wie ich sie oben beschrieben habe, sowie mit einer Brottrunkdiät (Brotgetreidesäuren-Trank) konfrontiert wird.

Analog dem Candida albicans verhalten sich zum Beispiel die Läuse auf den Pflanzen. Ein Agraringenieur einer Saatgutfabrik konnte nicht begreifen, daß auf den Zuckerrübenfeldern, die nach der Kanne-Anbaumethode behandelt werden, wohl einige Läuse sitzen, diese sich aber nicht so stark vermehren, als daß man dagegen Vertilgungsmittel spritzen müßte. Meine Erklärung: Die Laus in der Natur gehört zur göttlichen Weltordnung. Sie handelt instinktiv auf Weisung. Wenn die Pflanze (in diesem Fall die Zuckerrübe) durch die Bodenlebewesen nicht entsprechend ernährt wird und ein geschwächtes Immunsystem hat, ist sie nicht lebensfähig. Die Läuse vermehren sich somit explosionsartig. Sie wollen das Gleichgewicht in der Natur wieder herstellen, indem sie diese an sich nicht lebensfähige Pflanze im wahrsten Sinne des Worte beerdigen helfen.

Brotgetreidesäure und Candida albicans

In der Natur gelten also die gleichen Grundgesetze der Ernährung, wie dies schon der berühmte Arzt und Bodenforscher Dr. Rusch herausfand. Er stellte fest, daß dort, wo im Mutterboden die meisten Milchsäurebakterien anzutreffen sind, die beste und höchste Bodenfruchtbarkeit besteht. Man kann somit die Milchsäurebakterien im Boden als Schutzpolizei und für die Wurzeln als Träger und Lieferant für Spurenelemente und Mineralstoffe ansehen.

Brotgetreidesäure ist in der Lage, die aliphathischen Kohlenwasserstoffe sowie Lindan und andere Umweltgifte, ja sogar Cäsium 137 (!) abzubauen, wie ich später noch erläutern werde. Dieses Phänomen läßt sich so erklären: Durch Brot werden aus Getreide Mikroorganismen mit einer äußerst starken Abwehr- und Aufbaukraft hervorgebracht. Daß es sich hier um völlig neuartige Mikroorganismen handelt, hat der Bakteriologe Dr. Pahlow nach seinen

Untersuchungen bestätigt. Dr. Hoffmann erforschte bereits 1882 die Abtötung von Cholera- und Typhusbakterien durch Brotkrümel-Abreibungen in Krankenzimmern.

Durch den Stoffwechsel krankmachender Bakterien entstehen höchstwahrscheinlich schädigende Viren (pathogene Keime). Wenn aber diese und der Candida albicans sich in Symbionten umwandeln – durch welche Mechanismen auch immer – so kommt es beim Candida albicans beispielsweise nicht mehr zur Bildung von Aflatoxinen, sondern zur Bildung von Vitaminen, etwa dem Vitamin B_{12}. Aufgrund dieser Erkenntnisse behaupte ich: es gibt eine nachweisbare geistige Veränderung der Bakterien und Pilze, die durch die entsprechende Ernährung hervorgerufen wird. Somit wäre eine Panik beim Rinderwahnsinn oder anderen Erkrankungen, die sich unheimlich ausbreiten, eigentlich fehl am Platz.

Candida albicans-Befallene finden im Kapitel «Ratschläge für Gesunde und Kranke» entsprechende Ernährungstips und Rezepte, um dem entarteten Hefepilz wirkungsvoll zu begegnen.

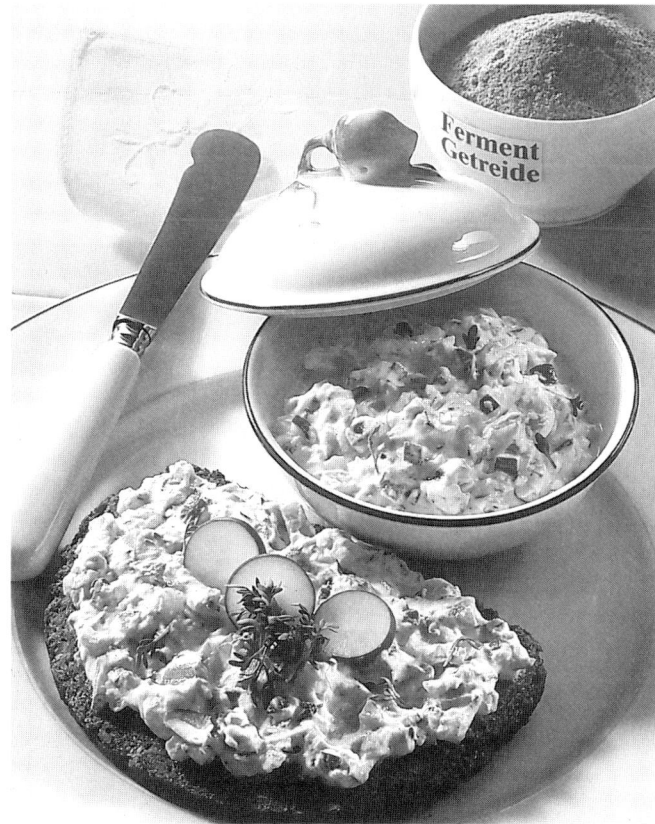

Gesundheit muß schmecken! Pumpernickel und Kräuterquark mit Enzym-Ferment Getreide

DAS TÄGLICHE BROT

Eine Kulturgeschichte

Kurz vor der Jahrtausendwende fragen wir uns nach dem Sinn des Gebetes oder der Bitte: «Unser täglich Brot gib uns heute.» Ist es einfach nur die Bitte um Nahrung – oder geht es uns dabei tatsächlich um das Brot, das wir jeden Tag essen wollen oder sollten?

Die Geschichte des Brotes ist nachweislich über 6000 Jahre alt. Das Brot prägte den Geist des Menschen mit. Ganze Kulturen erlebten mit einer gepflegten Getreide- und Brotkultur Höhepunkte. Immer, wenn sich die Völker von dieser Ernährungsweise entfernten, kam es zum wirtschaftlichen und kulturellen Untergang – durch Krankheiten, Seuchen und Epidemien. Das römische Weltreich brach in dem Moment auseinander, als man in Italien das Land unter den regierenden Reichen aufteilte, die Getreidebauern von ihren Ländereien verwies und nur noch Viehwirtschaft betrieb.

Völker, die Roggen, Weizen, Hafer oder Gerste zu Nahrung verarbeiteten, hatten hohe Kulturstufen. Der Bauernstand wurde über Jahrhunderte sehr geachtet. Ebenso jene, die das Korn mahlten sowie die Bäcker, die zeitweise als Staatsbeamte im Dienst standen, weil das Brot über Jahrtausende unter anderem ein Zahlungsmittel war. Die Versorgung und die Ernährung mit Brot war also eine Staatsangelegenheit mit hoher politischer Veranwortung, ja mit hoher Volksverantwortung.

Verfolgt man die lange Brotgeschichte zurück, wird ersichtlich, daß mit dem Getreide stets sorgfältig umgegangen wurde, sei dies bei der Aussaat oder bei der Verarbeitung. Das Getreide ist nie roh gegessen, sondern immer mit Hitze behandelt worden. Ein bemerkenswerter Ausspruch aus alter Zeit ist bis heute erhalten geblieben: «Die Spreu vom Weizen trennen» – das Mehl wurde ausgebeutet, dies gilt hauptsächlich für den Weizen. Bemerkenswert deshalb, weil man schon sehr früh erkannte, daß Kleiespelze unverträglich und der Gesundheit nicht dienlich ist.

Alt bekannt ist auch die Variantenvielfalt. Das Brot wurde versäuert und mit Hefe als Kleingebäck, als größerer Brotlaib, als Ring, in Stangenform usw. gebacken; man versah es sogar mit heiligen Zeichen. Die Völker in der Antike wußten, daß ein Leben ohne Brot den Menschen kraft- und somit wehrlos macht. Die Germanen kannten den Hafer, er wurde in der Regel als Suppe gekocht, natürlich auch entspelzt und von den Randschichten befreit.

In der heutigen Zeit stehen uns sehr viel mehr Lebensmittel zur Verfügung als noch vor 100 oder 1000 Jahren. Daher stellt sich die Frage: Hat das tägliche Brot für unser Leben überhaupt noch eine Bedeutung? Die Antwort kann aus medizinisch-ernährungsphysiologischer Sicht nur lauten: Es ist wie vor 1000, 2000 oder 3000 Jahren; die Menschen, die sich vom Brot distanzieren und sich mit anderen Lebensmitteln ernähren, haben nicht dieselbe Leistungs- und Lebensfähigkeit wie jene, für die Brot ein Grundnahrungsmittel darstellt.

Die vielen Seuchen und Mißstände vom 12. bis ins 15. Jahrhundert sind bei näherer Betrachtung eine Folge von veränderten Getreide-Anbaumethoden. Man versuchte alles mögliche beizumischen – angefangen von der Tonerde über das Schilfgras bis zu sonstigen biologischen Füllstoffen. So ging eine eigentliche Getreide- und Brotkultur verloren. Der Ausdruck «finsteres Mit-

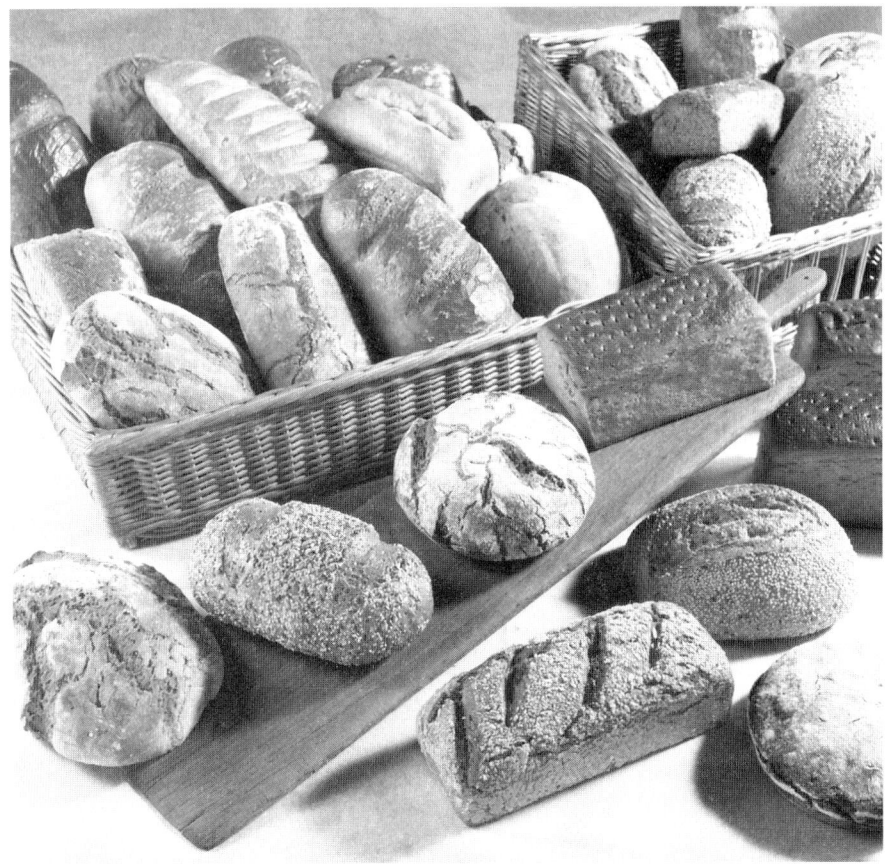

Brot – unser gesündestes Lebensmittel

telalter» ist das Resultat der Auswirkungen völlig falscher Ernährungsweisen sowie der Pfuscherei durch Wucherer und Sektierer.

Im Hinblick auf diese Zustände geht es uns heute sehr gut. Es wächst hervorragendes Getreide wie Roggen, Weizen und auch Hafer. Das Brot ist immer noch das preiswerteste Lebensmittel und trägt hervorragend zum Ausgleich der Mineralstoffe, der Spurenelemente und der Vitamine bei. Und es reguliert die Darmflora. So entstehen im Organismus in bestimmtem Maße Brotgetreidesäuren, die einen Schutz gegen viele krankmachende Keime darstellen.

Äußerst bekömmlich und reich an Ballaststoffen ist das in der Brotkultur unserer französischen Nachbarn anzutreffende Weißbrot, das Baguette. Es beinhaltet durch die langen Gärvorgänge sehr viele Enzyme, aufgeschlossene Mineralstoffe, Vitamine und Spurenelemente. Dies läßt sich auch dem Brot aus der deutschen Bäckerei nachsagen. Deutschland ist das Land mit den meisten Brotsorten. Hier kann man genügend Brot für alle Geschmacksrichtungen kaufen, vom Baguette über den Pumpernickel bis zum Natursauerteigbrot oder einem mit Hefe gebackenen Brot.

Brot als Heilmittel

Eine medizinisch angewandte Diät und Reinigungskur mit Brot hat der österreichische Arzt Dr. Mayr entwickelt. Er gab seinen übergewichtigen und kranken Patienten aus allen Krankheitsbereichen weiße getrocknete Brötchen zu essen und eine Tasse rohe Milch pro Tag. Dazu mußten sie sehr viel Flüssigkeit trinken. So wurde die Zelle mit lebensnotwendigen Stoffen versorgt, der gesamte Körper entgiftet und die Darmtätigkeit nicht eingeschränkt. Diese Kur ist nach wie vor die beste Entfettungs- und Entschlackungs-Reinigungskur ohne irgendwelche schädlichen Nebenwirkungen. Sie wird von etlichen Ärzten – sie nennen sich «Dr. Mayr-Ärzte» – auf der ganzen Welt angewandt.

Der Arzt und Philosoph Hippokrates prägte den bekannten Spruch: «Eure Lebensmittel sollen eure Heilmittel und eure Heilmittel sollen eure Lebensmittel sein.» Das trifft – meßbar – im besonderen Maße auf das Brot zu. Ich bin sicher: Würde man Brot in Doppelblindversuchen klinisch testen, stellte man fest, daß es bei Stoffwechselerkrankungen kaum ein besseres Heilmittel gibt. Insbesondere im Hinblick auf die explosionsartige Zunahme der Allergien wären vom Gesundheitsministerium die Ansätze zu suchen, den Menschen die Ernährungsform vor Augen zu führen, die über Jahrtausende die Geschicke der Völker bestimmt hat.

Die Blutparameter verbessern sich durch den Verzehr von Brot, und sie verschlechtern sich, wird weniger Brot gegessen. Nicht umsonst hat man den Soldaten in beiden Weltkriegen 700 bis 1000 g Brot pro Tag als Essensration gegeben. Dies wurde sogar per Gesetz geregelt. Man wußte, daß die Soldaten den Mut verlieren, wenn die Brotrationen nicht mehr stimmen. Gleiches ist auch von römischen Legionären überliefert.

Trotz der sogenannten High-Tech-Zeit läßt sich dieses uralte Lebensmittel absolut nicht durch irgendwelche anderen Stoffe ersetzen. Aber dank High-Tech haben wir hervorragende Getreidebearbeitungsmaschinen und ausgezeichnete Mahl- und Backverfahren, so daß das Brot schmackhaft ist und man nicht mehr wie vor einigen Jahrzehnten auf «knirschenden Sand» zu beißen hat.

Befragungen in Deutschland haben ergeben, daß Kinder, anstatt eines Butterbrotes oft Geld mit in die Schule bekommen. So werden schon die Grundlagen geschaffen für Menschen, die zeit ihres Lebens krank sein werden, körperlich wie geistig, weil «unser tägliches Brot» über den Stoffwechsel auch in der Lage ist, die Eigenschaften eines Menschen zu beeinflussen. Angelus Silesius scheint das gewußt zu haben, als er den Spruch prägte: «Was uns im Brote speist, ist Gottes ewiges Wort, ist Leben und ist Geist.» Es sind die Phänomene der Broternährung und der Getreidekost, die sich tatsächlich über einige Jahrtausende gezeigt haben. Mit jedem Stück Brot, das wir essen, sichern wir unser Leben und verbessern unsere Gesundheit.

Moderne Erkrankungen wie Osteoporose, Bandscheibenschäden, Depressionen und Arteriosklerose sind oft die Folgen einer völlig falschen Ernährung, einer Ernährung, die den Stoffwechsel zum Entgleisen bringt. So gesehen sind diese Erkrankungen eigentlich Brotmangelerscheinungen. Wenn das Blut durch Lebensmittelvergiftungen, die bei verschiedenen Ernährungsformen nachweislich entstehen, verseucht ist, macht auch der Geist nicht mehr mit. Und manche Person hat bei bestimmten Diäten, die einseitig sind und bei denen Brot oft verpönt ist, nicht nur «Pfunde» gelassen, sondern auch die Gesundheit.

Der Pumpernickel – «gegen die Fäulnis unserer Säfte...»

Der bedeutende Arzt und Chemiker Friedrich Hoffmann (1660-1742) hat den Pumpernickel als Naturheilmittel entdeckt und entwickelte daraus die «Hoffmanns Tropfen.» Er behauptete, daß Kranke, die wegen ihrer Schwäche kaum Nahrung zu sich nehmen konnten, einen Sud oder eine Suppe aus schwarzem Brot gut vertragen haben. Er schrieb als einer der ersten Mediziner eine Erklärung über die Wirkung des schwarzen Brotes. Später taten andere Gelehrte es ihm gleich und veröffentlichten ebenso Abhandlungen über die Spezialität aus Westfalen.

Die folgenden Auszüge entstammen dem Kapitel «Im Urteil der Naturwissenschaftler» aus einer Schrift über den Pumpernickel von Dr. Carin Gentner aus Münster:

«Zu Anfang des 17. Jahrhunderts hatte das schwarze Brot der Westfalen seinen eigentümlichen Zweitnamen bekommen und bereits 1695 erschien die erste Monographie über den Pumpernickel. Es handelte sich erstaunlicherweise um eine medizinische Abhandlung mit dem Titel: «Propempticon Inaugurale De Pane Grossiori Westphalorum, Vulgo Bonpournickel.» Obgleich ihr Verfasser, der Arzt und Chemiker Friedrich Hoffmann, kein Westfale war, hielt er viel von diesem Brot.

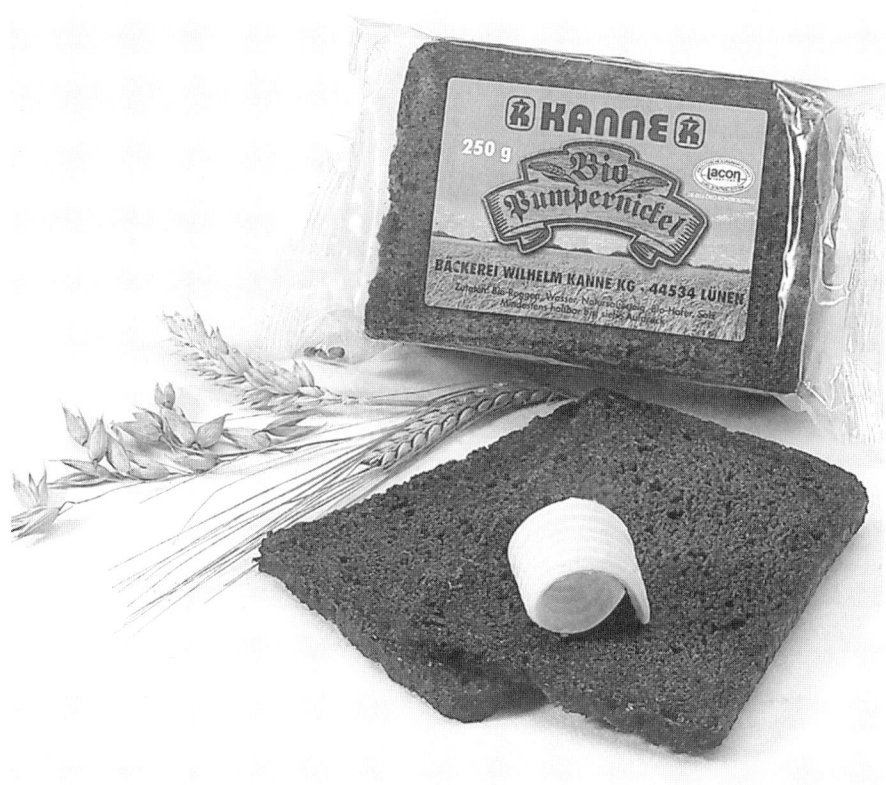

Das schwarze Brot der Westfalen

Im damals gebräuchlichen Gelehrtenlatein betonte er, wie dieses feste Nahrungsmittel viel weniger von den im Körper zirkulierenden Säften verderblicher Natur erzeuge, wie es um das Doppelte nähre und den Hunger darum besser stille. So stähle es den Körper und bewahre vor allem vor Fieberkrankheiten. Als Beweis galten ihm Beobachtungen am westfälischen Volk, das seltener vom hitzigen Fieber befallen würde. Auch führte er die Kraft, die die Westfalen befähige, schwerste Arbeiten zu verrichten, auf den Verzehr ihres schwarzen Brotes zurück. Er verwies weiter darauf, daß man schon im Altertum solch ein kleiehaltiges Brot gekannt habe, «coliphium» genannt, das besonders von Wettkämpfern zum Aufbau ihrer Kräfte als Frühstück genossen wurde.

Über die theoretischen Betrachtungen hinaus gab er Anweisungen, aus Pumpernickel einen heilsamen Trank gegen Hitze und Fieber herzustellen. In der Regel benutzte er nur wenige, aber meist kräftig wirkende Arzneimittel, die er selbst zusammenstellte und mit denen er große Verdienste in der Heilkunde errang. Seine noch bis in unsere Tage verwendeten «Hoffmanns Tropfen» (Liquor ano dynus Hoffmanni) zählten zu den erfolgreichsten.

Der mit Pumpernickel entwickelte Heiltrank bestand aus 1 Pfund dieses Brotes, das angefeuchtet und zerstoßen wurde, 1/2 Pfund Succi cancrorum fluviatilium, das ist Saft von ausgepreßten Flußkrebsen, weiter Maientau, 4 Unzen Rosenöl, 1/2 Unze Muskatnuß und ein Quentchen Safran. Das alles wurde destilliert.

Hoffmanns theoretische Darlegungen zum Pumpernickel wie auch seine praktischen Beobachtungen machten Schule. Noch 100 Jahre später berief man sich gern auf seine Autorität: «Von dem grossen Fr. Hoffmann habe ich einmal irgendwo gelesen, daß er den Scharfsinn und die Festigkeit des Charakters der Westphälinger dem Genuße des Schwarzbrodes (welches er sehr gut kannte) zuschreibt, weil es den Grund zu jener Gleichförmigkeit und Gleichartigkeit aller festen und flüssigen Theile lege, wodurch Wallungen und Alterationen der Säfte, unordentlicher Umlauf des Nervengeistes, und selbst Unordnungen in den organischen Theilen verhütet würden.»

Diese Worte stammen aus der dritten Monographie zum Pumpernickel, dem ersten Bändchen in deutscher Sprache. Sein Verfasser war der in Schwerte lebende, vielseitig begabte und interessierte Prediger und Doktor der Medizin, Johann Christoph Friedrich Bährens (1765-1833).

Schon 1797 schenkte er in seinem Buch «Der Arzt für alle Menschen. Ein Hülfsbuch für die Freunde der Gesundheit und des langen Lebens» dem Pumpernickel unter medizinischem Gesichtspunkt Beachtung: «Das Brod neigt sich zur Säure, folglich widersteht es der Fäulniß unserer Säfte; es ist ein fester Körper, folglich schwächt es den Magen nicht, wie die Suppen, und der westphälische Bonpournickel hat noch den eigenen Vorzug, daß er unter allen bekannten Brodarten die gesundeste ist.»

Dieses eigenartige Brot hatte ihn zu chemischen Experimenten herausgefordert, die auf der Grundlage damaliger wissenschaftlicher Erkenntnisse außerordentlich positive Ergebnisse brachten. Das wohl veranlaßte ihn, 1798 dem Brot eine eigene Veröffentlichung zu widmen: «Über das westphälische Grobbrod genannt Pumpernickel.»

Sein Fazit darin: «Das westphälische Grobbrod verdiente also in der That eins der ersten medizinischen Nahrungsmittel genannt zu werden; denn ausser seiner leichtverdaulichen, stark nährenden Eigenschaft entladet es den Körper von dem überflüssigen Wasserstoff, indem es, wegen seines geistigen Bestandtheils die Ausdünstung befördert, schützt vor der Fäulnis, erquickt, labt, ersetzt schnell den Verlust der Kräfte, hebt den schwachen Puls, vermehrt die Lebhaftigkeit des Herzschlags, und verhindert Verstopfung. – Unsere Ärzte wissen das sehr gut. Weislich lassen sie einen Brodtrank aus Wasser mit Brod gekocht, und nach Beschaffenheit der Umstände mit Eßig, Citronen, Zucker ec. trinken, und empfehlen die Brodsuppe nach Krankheiten und starken Erschöpfungen der Kräfte. Man wendet es bei Kopfschmerzen an, indem es mit Essig geknetet und um die Stirn gebunden wird, und giebt den Schwindsüchtigen zur Stärkung und um die ermattenden Schweiße zu stillen, das sogenannte Brodwasser, welches aus einem Pfunde geriebenen Brodes, einem halben Pfunde Saft von ausgepreßten Flußkrebsen, einem halben Pfunde Rosen- und 2 Pfunden gemeinen Wassers gekocht, und mit etwas Gewürz und Zucker angenehm gemacht wird. Wird dieses Brodwasser pharmaceutisch zubereitet, so ist es noch ungleich wirksamer. Man nimmt zu diesem Endzweck 2 Pfund geriebenes Brod, 2 Maaß Wasser, 2 Pfund Rosenwasser, ein Quent Safran, destillirt dieses im Sandbade aus der Retorte: so erhält man ein überaus stärkendes, angenehmes, Hitze, Durst und Schweis tilgendes, den Schwindsüchtigen äusserst heilsames Wasser, welches täglich bis zu einem Pfunde gegeben wird.»

Während diese Abhandlung noch vorwiegend wissenschaftlich ausgerichtet und wohl nur für seine Fachkollegen gedacht war, erweiterte und popularisierte Bährens das Thema später zu einem umfangreicheren Werk, das er 1800 unter dem Titel: «Anweisungen, den westphälischen Pumpernickel auf die beste Art zu bereiten, und ihn schmackhaft und gesund zu backen» veröffentlichte. Hier ging er nun auch ausführlich auf praktische Fragen ein.

Im 19. Jahrhundert nahmen sich nicht mehr so sehr die Mediziner, sondern die Chemiker des Pumpernickels an. Auf dem Gebiet der Chemie hatte Justus Liebig (1803-1873) ganz neue Wege gewiesen. Er schrieb im berühmten «Zweiunddreißigsten» der «Chemischen Briefe»: «In Deutschland wird in vielen Gegenden, namentlich in Westphalen, die Kleie mit dem Mehle zu dem sogenannten Pumpernickel verbacken, und es gibt kein Land, in welchem die Verdauungswerkzeuge der Menschen sich in besserem Zustande befinden. Die Grenzen des Niederrheins und Westphalens lassen sich an der ganz besonderen Größe der Überreste genossener Mahlzeiten erkennen, welche Vorübergehende an Hecken und Zäunen hinterlassen, und es sind diese ausgezeichneten Documente des Verdauungswerthes, welche den Ärzten in England vielleicht die Idee eingeflößt haben, den englischen Großen Brod aus ungebeuteltem Mehl zu empfehlen, welches in vielen Häusern einen Bestandteil des Frühstückes ausmacht.»

Liebig hielt also genau wie schon Hoffmann den Pumpernickel für ausgesprochen gesundheitsfördernd. Erst unter seinen Schülern kam es zu anderen Bewertungen, denn nach modernen Gesichtspunkten durchgeführte Laboruntersuchungen brachten ganz andere Ergebnisse, als man sie nach den bislang üblichen Urteilen erwarten konnte. So hielt der Pumpernickel einer wissenschaftlichen Durchleuchtung also nicht ohne weiteres stand. Dabei wußte man damals noch nichts über die wichtige Wirkung der Vitamine auf den menschlichen Organismus und deren Verlust durch den langen Backprozeß. Vor allem das Vitamin B_1 wird gründlich zerstört. Es begann ein eigentlicher Streit unter den Physiologen um das Für und Wider des Pumpernickels.

Ein über zwei Jahrhunderte hin von der Wissenschaft als für die Gesundheit besonders zuträglich gepriesenes Nahrungsmittel verlor nun auf dem Gebiet der Medizin seine Bedeutung. In der Volksmeinung blieb ihm allerdings die Aura des Gesundseins.

Wie alles anfing....

Vor über 20 Jahren besuchte uns Herr Professor Adolf Schulz. Er war Wissenschaftler bei der Bundesanstalt für Getreideforschung in Detmold. Er hielt in Lünen einen Vortrag über traditionelle Broternährung. Herr Professor Schulz war Verfechter eines Reinheitsgebots für Brot und Backwaren, genau wie ich. Man kann sagen, er ist mein väterlicher Freund und wissenschaftlicher Berater gewesen (leider 1982 verstorben). Bei der Gelegenheit habe ich ihm einen Tontopf vorgestellt, in dem ich über Monate hinweg versuchsweise eine Brotgärsubstanz angesetzt hatte. Dieser Topf gab nach außen einen dunklen zähflüssigen Stoff ab. Der Topf war nicht glasiert, weder von innen noch von außen. Bevor ich den Versuch angesetzt hatte, war der Topf von innen und außen gut gereinigt worden. Da aber nun aus dem Topf eben dieser undefinierbare zähflüssige Schleim austrat, mußte irgendein Ereignis stattgefunden haben. Ich vermute, daß das Gefäß ursprünglich zum Ansetzen von Rumtopf verwendet worden war. Es hatten sich möglicherweise im Laufe der Zeit im Ton Stoffe abgelagert. Dieser Dreck und Schmier aus vergangenen Jahrzehnten kam jetzt zum Vorschein – der Topf reinigte sich von innen nach außen durch die Brotgetreidesäure. So reinigt sich auch die menschliche Zelle.

Professor Schulz sah sich das Phänomen an und erkannte, daß es durch die Kraft der Brotgetreidesäuren verursacht wurde, und sagte: «Darin sind ja

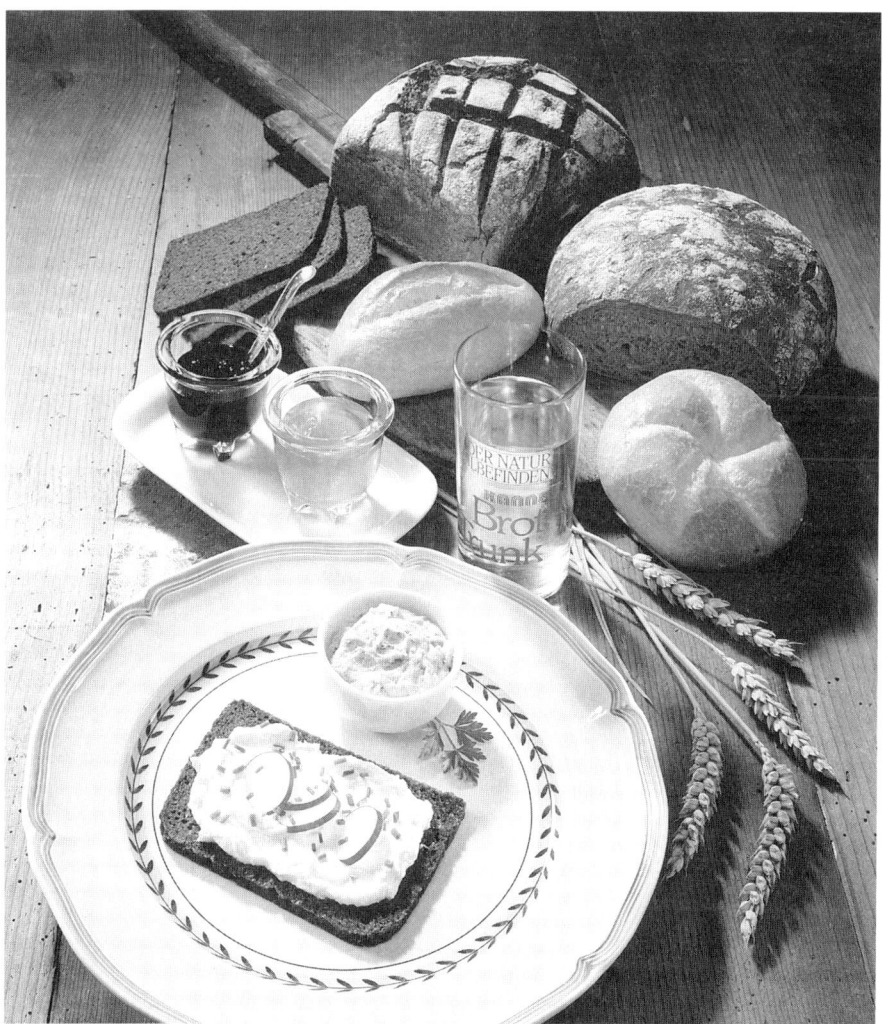

Brot gehört zur gesunden Ernährung

41

enorme Milchsäuren.» Meine Frage, ob denn diese Milchsäuren und Enzyme dieses Phänomen, die Reinigung von innen nach außen, bewirkten und ob denn Ton mit der menschlichen Zelle irgendwie vergleichbar wäre, bejahte er und sagte: «Dieser Reinigungsprozeß, den wir hier sehen, der wird sich wahrscheinlich im menschlichen Organismus wiederholen.»

Er fragte, wie lange ich diese Versuche schon durchführe? Ich antwortete: «Sicherlich schon 15 Jahre.» Er sagte noch: «Und warum haben Sie mir das noch nicht erzählt?» Daraufhin sagte ich: «Außer daß mir und meinen Leuten dieses Getränk ganz gut bekommt, habe ich noch nichts bemerkt.» Das Phänomen hat sich ja erst bei diesem alten Tontopf gezeigt. Professor Schulz gab mir den Rat, die nächsten Versuche in größeren Nirosta-Behältern durchzuführen und das Ganze analysieren zu lassen. Das ist dann auch geschehen – und somit war der Anfang der Brottrunk-Produktion da. Es vergingen dann noch ca. 4 Jahre mit der Entwicklung und mit medizinischen Beobachtungen, bis wir den ersten Kasten Brottrunk verkauft haben.

Der erste Käufer war der 2. Geschäftsführer der Bäko Aplerbeck, Hermann Jördens, der 6 Flaschen kaufte. Gleichzeitig stellte er sich dann auch zur Verfügung, um von unserem Hausarzt Dr. Giesbert seine Leberwerte überprüfen zu lassen. Das war der Anfang – und ich bin diesen Beteiligten sehr dankbar, weil sie mit einen Meilenstein in der Entwicklung des Brottrunks gesetzt haben.

Zur damaligen Zeit las ich gerade das Buch «Eine erfolgreiche Arznei- und Ernährungsbehandlung gutartiger und bösartiger Geschwülste» des Krebsarztes Dr. Kuhl aus Rheine. Er schrieb wörtlich: «Der absolut heilsame Milchsäuregipfel entsteht nicht so sehr aus der Ziegenmilch oder der Milch im allgemeinen, sondern er entsteht vielmehr aus dem Getreide, aber das in den seltensten Fällen, weil große Schwierigkeiten bei der Herstellung dieser Getreidesäuren, durch etliche Umstände, entstehen.» Dieser Hinweis von Herrn Dr. Kuhl, dem ich sehr viel verdanke, hat zu den Überlegungen geführt, daß die Brotsäure-Bakterien und Enzyme zu außergewöhnlichen Leistungen fähig sind.

An dieser Stelle weise ich noch darauf hin, wie man Krankenzimmer mit Brotkrümeln desinfiziert hat (Dr. Hoffmann in Berlin) und wie man z.B. in Österreich Kirchen mit Brotkrümeln putzt, nach einem Gelübde – auch das hat mit der außergewöhnlichen Wirkungsweise des Brotphänomens zu tun.

Vom Brot zum Brottrunk

Aus den drei Getreidesorten Roggen, Weizen und Hafer – alle biologisch angebaut – stellt die Firma Kanne den seit 15 Jahren im Handel erhältlichen

Brottrunk her. Als Grundlage dient ein nach einem speziellen Verfahren gebackenes Brot. Es wird mit Quellwasser versetzt und durch Vergärungsprozesse und Fermentierungsverfahren über längere Zeiträume behandelt. Dadurch entstehen völlig neue sogenannte Brotgetreidesäurebakterien. Diese sind säureresistent und haben einen pH-Wert von 2,9. In einem Milliliter finden sich durchschnittlich fünf Millionen koloniebildende Brotsäurebakterien. Diese Bakterien haben Eigenschaften, die man in der Wissenschaft bislang noch nicht kannte.

Internationale Fachleute, Mediziner und Wissenschaftler, beschäftigten sich mit dem Phänomen der Brottrunkbakterien. Sie machten mit diesem Lebensmittel Kliniktests bei Kranken und Gesunden sowie Bodenuntersuchungen mit kontaminierten Böden. Pflanzen aller Arten sowie Gewässer wurden damit behandelt. Die Brotgetreidesäure fand ihren Einsatz auch in Tierställen. Nachfolgend einige herausragende Beispiele aus der mittlerweile langen Liste von Forschungen:

Prof. Dr. med. Dr. med. habil Fritz Matzkies
- Wirkung eines lactathaltigen Getränkes aus fermentierten Getreiden auf den Stoffwechsel des Menschen, 1987
  (Der ausführliche erläuternde Kommentar zu dieser klinischen Prüfung des Brottrunks befindet sich im Anhang am Schluß dieses Buches).

Prof. Dr. med. Ronald Grossarth-Maticek
- Häufigkeit von Grippe und Erkältungskrankheiten bei Einnahme eines milchsäurehaltigen Getränkes, 1990
- Die Wirkung von Milchsäuregetränken auf seelisches Befinden und Gesundheit, 1991
- Die Wirkung von milchsäurehaltigen Kanne-Produkten bei seelischkörperlicher Erschöpfung, chronischer Gastritis, Muskelschmerz und Sehnenentzündung

Dr. med. Michael Worlitschek, Allgemeinarzt
- Wirkung von Brottrunk als Lebensmittel im Sinne von Hippokrates

Dr. med. Kuno Knopp, Gynäkologe
- ca. dreijährige Erfahrungen in der Praxis mit Brottrunk, 1990

Dr. rer. nat. Gruia Ionescu
- Untersuchungen mit milchsäurehaltigem Präparat, Abbau pathogener Keime, 1992

Dr. Gerald Schütz, Dr. Ulrich Wöstmann
- Voruntersuchung zur Sanierung ölkontaminierten Bodens mit Kanne-Fermentgetreide, Abbau aliphatischer Kohlenwasserstoffe, 1991

Dr. Gerald Schütz
- Ergebnisse der bisher durchgeführten Versuche zur Anwendung von Kanne-Ferment flüssig bei der Sanierung kontaminierter Böden und Schlämme, Abbau von Lindan

Dr. A. Tammer
- dreimonatiger Feldversuch in der Milchviehfütterung, 1990
- sechsmonatiger Feldversuch in der Pferdefütterung, 1990

Dr. Udo Renzenbrink
- Ärztliche Erfahrungen mit Brottrunk und Fermentgetreide, Ernährungsforschung Bad Liebenzell, 1981-82

Dr. med. Peter Scholz
- Langzeitstudie, 1994-95
- Wirkung bei der Behandlung der Psoriasis

Dr. Ivan Lesetschko, Weißrußland
- Abbau von Cäsium 137, 1990

Dr. Uwe Hofmann
- Untersuchungen im Weinanbau, 1994-95

Hygieneinstitut Gelsenkirchen
- Wasseruntersuchungen, 1994-95

Dr. D. Houwert, F. Storms
- Wirkung bei Diabetes mellitus

Prof. Rakic
- Wirkung bei Krebserkrankungen mit Ratten im Tierversuch

Beeindruckende Forschungsergebnisse...

Nach 12 Jahren eingehender Forschung steht fest: die Brotgetreidesäure ist ein Probiotikum. Sie wirkt auf pathogene, also krankmachende Keime ab-tötend und ist in der Lage, die Symbionten – die lebensnotwendigen Bakterien – im Verdauungstrakt der Menschen und der Tiere wiederum neu zu beleben. Diese positiven Auswirkungen auf den lebendigen Organismus zeigen sich darin, daß der Sauerstoff-Partialdruck ansteigt und die Blutparameter sich normalisieren. In vielen Fällen wird außerdem das Immunsystem stabilisiert und gesteigert. Die Untersuchungen belegen auch allgemein festzustellende Merkmale: Man fühlt sich wohler, die oft in regelmäßigen Abständen auftretenden Grippeanfälle wirken sich weniger und milder aus, man ist tatkräftiger und leistungsfähiger.

Die einzelnen Forschungsergebnisse sind äußerst beeindruckend. Etwa bei den Hauterkrankungen, bei denen die Schadstoffe im Körper, die zu Hautunreinheiten führen, abgebaut werden. Der Darm wird regelrecht saniert. Die Aussage des berühmten Arztes und Dermatologen Prof. Marchionini, «die Haut ist Spiegelbild des Darms», bewahrheitet sich somit. Die Brotgetreidesäuren sind eine Art Schutzpolizei in und auf jedem lebendigen Organismus. Mittlerweile bedienen sich renommierte Fachkliniken dieser Bakterienart zur Darmsanierung und zur Entgiftung, als Grundlage für praktisch alle Stoffwechselerkrankungen.

Eine Forschungsarbeit herausragender Art – Abbau von Cäsium 137 durch Brottrunk in beträchtlicher Form – ist in Zusammenarbeit mit der weißrussischen Regierung in Mogilew gemacht worden. Diese Untersuchung führte dazu, daß der Brottrunk in Weißrußland heute in Lizenz hergestellt wird. Er gelangt jedoch nicht in den öffentlichen Verkauf, sondern wird nur Kranken in Kliniken verabreicht, weil zur Zeit bloß eine geringe Menge hergestellt werden kann. Auch die dortige Landwirtschaft arbeitet mit dem Brottrunk. An der Landakademie Gorki habe ich Einführungsvorlesungen gehalten und dort das gesamte System übergeben.

Zur Zeit werden Verhandlungen geführt mit weiteren ausländischen Produzenten, um den Brottrunk in Lizenz herzustellen. Ich vertrete den Standpunkt, daß der Transport von Lebensmitteln über tausende von Kilometern aufgrund der heutigen Umweltsituation nicht mehr zu verantworten ist.

Die Firma Kanne steht in ständigem Kontakt mit weit über 100 Ärzten, mit einigen Erholungsheimen und Krankenhäusern. Dies garantiert Rückmeldungen und Informationen über die Wirkungsweisen des Brottrunks. Dabei zeigt es sich, daß die Kombination mit bewährten Heilmethoden – Phytotherapie oder Antibiotika – eine Möglichkeit ist, den Gesundheitszustand bedeutend schneller zu verbessern: In erster Linie kommt es

- zur wesentlich schnelleren Darmsanierung
- zur Ausleitung von Schadstoffen
- zu einer ausgeglicheneren Blutbildung
- zur Erhöhung des Sauerstoffpartialdrucks
- zu einem sichtbar besseren Wohlbefinden

Die vorgenannten markanten Merkmale führen ebenso zu einer positiveren Lebenseinstellung, was unter anderem bei Depressionen, egal welchen Ursprung sie haben, von großem Vorteil ist.

Einzelversuche sind auch bei Suchtkranken durchgeführt worden. Gerade in der Entwöhnungstherapie erwies sich die Brotgetreidesäure als hilfreich. Ihre Enzyme scheinen geeignet zu sein, um das Gefäßsystem sehr viel schneller zu regenerieren. Tests mit Sportlern zeigten, daß die Leistungsfähigkeit deutlich verbessert werden kann. Röntgenaufnahmen von Leistungssportlern belegten außerdem, daß bei Knochenveränderungen, das heißt bei Osteoporose, wesentliche Verbesserungen eintraten.

Bei der steigenden Anzahl der Allergieerkrankungen stellt sich auch die neueste Forschungsarbeit – bei der 1800 Menschen beteiligt sind – als bedeutsam heraus: Frauen, die den Brottrunk während der Schwangerschaft trinken, bekommen wesentlich weniger allergiekranke Kinder, haben selbst auch weniger Allergien und sind weniger anfällig für Krankheiten aller Art. Die Wirkungsweise beruht auf der besonderen Aktivität der Brotgetreidesäure und deren Enzyme.

...und aufschlußreiche praktische Versuche

Neben den Untersuchungen, die von anerkannten Medizinern und Wissenschaftlern durchgeführt wurden und werden, sind praktische Versuche unter anderem auf Bauernhöfen mit Schweinen, Kühen, Hühnern und Federvieh aller Arten gemacht worden. Diese Untersuchungen sind dokumentiert, also wissenschaftlich ausgewertet worden, um einen Gesamtüberblick zu bekommen.

Die Firma Kanne selbst hat eine Versuchsgärtnerei angegliedert. Dort wird die Brotgetreidesäure bei Tomaten, Gurken, Salat, Kartoffeln, Getreide, Kräutern und verschiedensten Blumen angewendet. Zum Brottrunk-Werk gehört eine betriebseigene Oberflächenwasserverwertung: Das Wasser fließt von den befestigten Flächen und von den Dächern in ein Biotopsystem mit Schilfgräben, kleineren Absatzbecken in einem kleineren See. Ebenso gelangt das saubere Spülwasser der Flaschenwaschanlage in dieses System. Die Gewässer sind mit Karpfen und anderen Fischen besetzt, wobei auch hier Versuche mit der Brotgetreidesäure laufen. Das Wasser wird in regelmäßigen Abständen vom Hygiene-Institut Gelsenkirchen kontrolliert. Jede Charge Brottrunk und andere Produkte werden durch das Lebensmittellabor Dr. Weßling untersucht.

Aufschlußreich sind die Anwendungen im betriebseigenen Pferdestall. Es werden Pferde gekauft oder übernommen, die chronische Erkrankungen verschiedener Art haben, wie zum Beispiel Hufschäden, Sehnenverletzungen, chronischen Husten, Sommerräude, Spat sowie Hufrollenentzündungen. Sie befinden sich in einem Zustand, der sie im Sport kaum oder gar nicht mehr einsetzbar macht, oder daß sie nur durch Einsatz von Schmerzmitteln geritten werden können. Die Tiere stehen unter der ständigen Kontrolle eines Tierarztes, der auf Pferde spezialisiert ist.

Die Brottrunk-Versuche im Pferdestall laufen kontinuierlich seit zehn Jahren. Es werden Packungen, Ganzkörperabreibungen, Einläufe sowie Salbenverbände angebracht und ausprobiert. Man testet die Pferde auf Belastbarkeit, Futterverwertung und Parasitenbefall.

Der Gesundheitszustand einer Heidschnuckenherde von hundert Tieren wurde über zwei Jahre lang überprüft. Dabei achtete man vor allem auf Parasitenbefall im Darm- und Lungenbereich, im Fell und am Bewegungsapparat (Moderhinke). Nach zwei Jahren erfolgreicher Behandlung konnte die Herde an einen Schäfer in der Halterner Heide abgegeben werden, der die Beobachtungen weiterführt.

Sieht man sich alle diese Resultate an, glaubt man, vor einem Rätsel zu stehen, denn Auswirkungen dieser Art habe ich vor 20 Jahren nicht geahnt.

Die Grundlagenforschung ist abgeschlossen. Aus dem «täglichen Brot» ist ein Konzentrat geworden, welches aber das Brot nicht ersetzen kann, weil es tatsächlich wieder etwas ganz anderes ist, nämlich eine Steigerung der ohnehin schon medizinisch wirkenden Kräfte des Brotes.

Trotzdem soll dieses Kapitel, ja das ganze Buch, natürlich nicht eine Aufforderung sein, sich jetzt ausschließlich mit Brot und Brottrunk zu ernähren. Das Brot ist als Energiespender anzusehen, als Unter- oder Beilage zur besseren Verträglichkeit fast jeder Speise, ob es nun ein Salatteller ist, ein Steak oder auch ein gekochtes Gemüse. Brot als Beigabe macht alle Lebensmittel verträglicher und entwickelt während des Verdauungsvorganges Reinigungs- und Entgiftungsprozesse, und es hat außerdem sehr hohe Ballaststoffanteile.

DIE ORDNUNG IN DER NATUR

Aus dem Gleichgewicht

Ich bin ein Realist. Deshalb will ich wissen, was die Ernährung bewirkt und wie sie wirkt. So interessiert es mich, wie die wissenschaftlichen Auswertungen bei den einzelnen Ernährungsformen sind. Als gelernter Bäcker weiß ich, daß genaue Zutaten, bestimmte Temperaturen, exakte Gärvorgänge und richtige Backzeiten ein gutes Backwerk gewährleisten, sei es beim Brot oder bei Feinbackwaren. Und wenn etwas gut ist, dann ist es bekömmlich. Danach sollte sich auch die Ernährung und Behandlung von Kranken richten. Die moderne Analytik – etwa bei Umweltgiften und Naturgiftstoffen angewandt – beweist, warum die eine oder andere Ernährungs- und Behandlungsmethode gut oder schlecht ist.

Wir können einerseits gesunden Menschenverstand walten lassen, brauchen uns andererseits jedoch nicht zu schämen, die Hände zu falten und zu beten: Lieber Gott hilf uns! Ich habe diesen Glauben, weil einige meiner Vorfahren schon sehr gläubig waren. Zudem sagte mir seinerzeit mein Lehrer, er hieß Matzke, große deutsche Dichter und Denker wie Goethe und Schiller hätten an den Herrgott geglaubt, warum solle er denn daran zweifeln. Das leuchtete mir ein. Ich erkannte: es lebt sich leichter mit seinem lieben Gott.

Natürlich kenne ich Argumente wie: «Wenn es einen lieben Gott gibt, warum gibt es dann Krieg, Mord, Ungerechtigkeit, Korruption, Umweltzerstörung, Krankheiten, insbesondere Krebs, um den es hier ja geht?» Dazu gibt es tatsächlich verschiedene Ansichten. Meine Ansicht ist, und ich bin damit nicht allein, daß alles seinen Grund hat. Wir sind in einer Art der Selbständigkeit und haben die Möglichkeit, uns hier auf der Erde zu bewähren, wir können aus unserem Leben etwas machen. Jeder hat eine Aufgabe. Denken wir an den Beruf, an die Berufung. Wenn man Menschen nicht früh genug einen Beruf erlernen läßt, wie etwa in den letzten Jahren aufgrund des 9. und 10. Schuljahres geschehen, dann kann es bei einigen Menschen zu katastrophalen Fehlbildungen kommen. Diese sind nicht mehr oder nicht mehr gut in der Lage, die eigentlichen Aufgaben, die Berufung, zu erfüllen. Das hat mit einer bestimmten Ordnung zu tun – ich will es mal den Biorhythmus der Ordnung nennen.

Auch in den Bereichen Bildung und Ausbildung hat der Mensch freie Hand, er kann sich entwickeln, wie er will, jeder ist seines Glückes Schmied. Die Frage ist nur: Paßt die Ausbildung oder Schulung zu den Möglichkeiten auf dieser Erde, um in Harmonie zu leben? In diesem Zusammenhang kommt oft die Aussage: «Ich will was vom Leben haben!» Darüber könnte man lange diskutieren.

Die Seelen der Menschen sind, wie ich glaube, unsterblich, und wir haben hier auf der Erde unsere Aufgaben zu erfüllen. Früher glaubten die Christen an die Wiedergeburt auf der Erde, möglicherweise ist es so. Wir wissen es nicht. Was wir jedoch wissen ist, daß die Natur mit den Gewässern und den Fischen, dem Wald mit seinen Tieren und Bäumen, den Pflanzen auf dem Acker, von denen wir uns ernähren, von einer wundervollen Schönheit und Ästhetik durchzogen ist. Das ist die Weisheit unseres Schöpfers. Und mit dieser Weisheit ist der menschliche Organismus ausgestattet.

Warum aber bekommt jemand Krebs? Es hört sich brutal an, ist aber wahr: durch Schaden wird man klug, wie schon das alte Sprichwort sagt. Ich mache es mir aber nicht ganz so einfach, sondern ich will erklären, wie Krebs entsteht.

Wir leben auf unserer Erde mit der Freude, mit dem Schmerz, mit dem Genuß des Essens, mit dem Hunger, wir dürfen uns lieben und hassen. Alles ist möglich. Wenn wir keinen Schmerz fühlen könnten, würde kein Mensch mehr leben. Der Körper, die Organe reagieren auf alles bis zum Tode. Dann ist das Leben erfüllt, die Seele gerüstet, vielleicht für ein neues Leben, aber das entscheiden nicht wir, wir können nur darum bitten.

Im Laufe der Jahrtausende ist der Mensch immer älter geworden. Zur Steinzeit galten 25 Jahre als sehr viel. Heute werden wir rund dreimal so alt. Das liegt an der gut zubereiteten Nahrung, an der Kleidung, an den temperierten Wohnungen, nicht zuletzt an der Kunst der Ärzte. Auch heute streben wir nach Verbesserungen, jedenfalls geht es mir so. Und ich kenne viele Menschen, die genauso denken und handeln.

Sehen wir uns einen beeindruckenden Fall von Krebs an. Der Patient war männlich. Die Krankheit brach im 61. Altersjahr aus. Die Diagnose lautete: Lungenkrebs – mit Ausweitung zum Non-Hodgkin. Im ganzen Körper bildeten sich Metastasen. Der entartete Hefepilz Candida albicans saß in allen Organen. Die Lebenserwartung war nach der medizinischen Behandlung noch auf wenige Wochen oder Tage festgelegt. Die Hoffnung sank gegen Null.

Die Frage, wie man so krank werden könne, war nur allzu berechtigt. Denn geraucht hatte der Mann nie. Alkohol spielte auch keine Rolle. In der Familie war alles in Ordnung. Er ernährte sich so, wie man sich im Münsterland eben ernährt. Da war noch eine Vorliebe für Süßigkeiten. Daher kam wohl auch der leichte Diabetes mellitus, an dem der Mann litt. Obwohl stämmig, konnte er nicht als dick bezeichnet werden. Er arbeitete normal und trieb Sport.

Am Heiligen Abend 1987 wurde ich durch «Zufall» mit dem Betroffenen bekannt gemacht. An seiner Schlafstelle fand ich heraus, daß schräg unter dem Oberkörper, also auch unter der Lunge, ein starkes Störfeld vorhanden war. Daraufhin stellten wir sofort die Betten um, so daß der Patient unbestrahlt liegen konnte. Weil er durch die Behandlung kaum Nahrung bei sich behielt, besorgte ich einen Eimer entspelzte Haferkörner, damit ihm seine Frau eine fein gemahlene Hafersuppe zubereiten konnte.

Der Mann vertrug die nur mit Wasser gekochte Suppe gut und nahm sie wochenlang zu sich. Dies tat er ebenso mit Brottrunk und Fermentgetreide. Dazu machte er Körperabreibungen mit Brottrunk. Vier Monate nach der Bettumstellung war bei der Nachuntersuchung absolut nichts mehr festzustellen. Der Mann begibt sich jedes Jahr zur ärztlichen Untersuchung und erhält immer den gleichen Bescheid: kein Rückfall, alles ohne Befund.

Ist das ein Wunder? Für viele ja, für mich nicht. Auch für die Menschen nicht, die die Ordnung in der Natur kennen.

Ordnungshüter Mikroorganismen

Nach Angaben des Hygienemediziners Prof. Daschner sterben in Deutschland über 20.000 Menschen pro Jahr an Sepsis- oder Hospitalismuserkrankungen. Über 200.000 Menschen sind schwer erkrankt, hervorgerufen durch Mikroorganismen, die resistent geworden sind. Resistent infolge Säuberungsmittel, Antibiotika – nicht durch Unsauberkeit in den Krankenhäusern wie im Mittelalter bei Pest und Cholera. Diese Krankheiten wurden vor allem durch Schmutz und chaotische Zustände bei der Fäkalienbeseitigung in den Städten hervorgerufen.

Mikroorganismen und Pilze sorgen einerseits für Ordnung, indem der Organismus seinen natürlichen Lebensweg geht, andererseits, wenn der Organismus dem Tode zustrebt, sorgen sie für ein schnelleres Ende. Man kann das mit der Weisheit der Natur bezeichnen. Mikroorganismen und Pilze unterliegen – wie jedes Lebewesen auf der Erde – dem Stoffwechsel, das heißt, sie müssen sich ernähren. Die Nahrung macht sie entweder zu Symbionten oder zu sogenannten pathogenen (krankheitserregenden) Keimen.

Daher ist es von großer Wichtigkeit, daß wir die Zusammenhänge erkennen und den Mikroorganismen entsprechende Nahrungsmittel zuführen, damit sie im natürlichen Haushalt – im und auf dem Körper der Menschen, der Tiere, des Bodens sowie des Wassers – zu wirksamen Mechanismen werden. Die Viruserkrankungen stammen aus dem Ausscheidungsapparat pathogener Bakterien. Viren sind meiner Ansicht nach Verdauungskräfte der Bakterien.

Es gibt eine Aussage von einem unserer Dichter und Denker – ich glaube, es war Goethe – der lautet: «Das eben ist der Fluch der bösen Tat, daß alles Böse Böses muß gebären.» Gott sei Dank stimmt das nicht ganz, denn die Pest und die Cholera fanden ein Ende, ebenso wie etliche andere Seuchen in der Welt. Auch die Bibel kann hier zitiert werden, dort steht bei der Erbsünde die Verfolgung bis ins dritte Glied. So ungefähr ist es mit den Mikroorganismen, Bakterien, Pilzen und Viren: Es kann sich im Laufe der nächst folgenden Generationen zum Positiven wenden. Die Nahrung aller Individuen der Erde, entsprechend dargereicht, sorgt für die geistige Voraussetzung, für ein gesundes normales oder ein krankhaft abnormes Leben.

Zur Nahrung gehören auch Luft und Wasser. In diesem Rahmen wirkt in besonderem Maße all das mit, was wir auf unserem Planeten freisetzen und in Umlauf bringen. Es sind ja nicht nur Lebensmittel wie Brot und Fleisch, Obst und Gemüse, sowie Getreide; es sind ja auch Farben, Lacke, Antriebsmittel, Verbrennungsmotoren, Pflanzenschutzmittel, Sprays in allen Variationen, Körperpflegemittel, Cremes, Medikamente, die zu einem körperlichen Stoffwechsel führen, der über die Haut, die Lunge und den Darm bis hin zur geistigen Tätigkeit vollzogen wird.

Das ganze Wissen um das Brot in Verbindung mit der neuesten Forschung in der Humanmedizin, der Tiermedizin und in der Bodenanalytik lassen uns hoffen, eine Möglichkeit gefunden zu haben, Mikroorganismen entsprechend positiv beeinflussen zu können. Vor kurzem ist eine Studie über die Langzeitanwendung mit den Brotgetreidesäurebakterien fertiggestellt worden. Die entsprechenden prozentualen Zahlen bei chronischen und anderen schwerwiegenden Erkrankungen belegen die Wirkungsweisen dieser Bakterienart. Es ist somit bewiesen, daß sie in der Lage sind, im Organismus für Ordnung zu sorgen, was zu Wohlbefinden von Mensch, Tier und Pflanze führt.

Miteinander statt Gegeneinander

Die Verantwortlichen einer Lebensmittelkette prägten einmal das Zitat: «Ein Leben im Lot mit der Natur.» Das sollte tatsächlich für die zukünftige Herstellung der Lebensmittel gelten. Können wir dieses Ziel überhaupt erreichen? Ich bin davon überzeugt, wenn auch gegen alle anders lautenden Prognosen. Die Frage ist nur: Wie kann dieses Ziel erreicht werden?

In der Vergangenheit machten sich Wissenschaftler immer wieder Gedanken, damit die Bevölkerung mit genügend Lebensmitteln eingedeckt ist. An
dieser Aufgabe haben hervorragende Fachleute gearbeitet, Bodenforscher
wie Prof. Liebig, Mikrobiologen wie Prof. Koch, Prof. Virchow und etliche
andere. Sicherlich sind es Tausende, die dafür gesorgt haben, daß in den
letzten 50 Jahren zumindest in Europa keine Hungersnot mehr entstanden
ist. Heute eröffnen sich völlig neue Perspektiven.
Wir können rund 6000 Jahre zurückverfolgen und sehen, wie der Mensch
sich ernährte, Ackerbau und Viehzucht betrieb, Politik und Menschen-
führung ausübte. Dabei wird deutlich, daß viele Kulturen manche Höhe-
und Tiefpunkte durchliefen. Aus blühenden Landschaften machte man
durch Fehler im Ackerbau Wüsten. So wurden große Völker zu Bettlern.
Technik, Wissenschaft, uraltes Brauchtum, Handwerkskunst, Bauernwissen
und unermüdliche Arbeit führten dazu, daß Ernährungsengpässe heute nicht
mehr vorgekommen. Auch die positive Wirkungsweise der Regierungen der
verschiedenen Länder trug dazu bei.
Was haben wir in dieser Zeit gelernt? Ich denke, sehr viel. Mit Recht können
wir heute sagen, wir sind für das Leben gerüstet – aber bitte: Für und nicht
gegen das Leben. Mit anderen Worten: Mit den Symbionten in Harmonie
sein, dann haben krankhafte Keime keinen Nährboden. Wir müssen mit Ver-
stand arbeiten, das heißt, wir müssen verstehen und begreifen, wie die Erde,
auf der wir leben, sich beleben läßt.
Die Weltgeschichte ist, wie ich es schon darlegte, 6000 Jahre durch die
Ernährung, mit der Hauptspeise Brot, gestaltet worden. Der Spruch der Italiener, «Brot kann denken», bedeutet für mich auch: Brot läßt die Menschen
denken, durch gesunde Symbionten. Nach 15 Jahren intensiver wissenschaftlicher Untersuchung und über 30 Jahren sensorischer Erfahrung bin
ich der Überzeugung, daß sich das sogar auf Mikroorganismen übertragen
läßt – mit Brot können Bakterien denken, will heißen: mit Brot kann man
Bakterien lenken. Mit Brot werden Kriege gewonnen. Und mit Brot werden
wir und die Erde gesund.
«Das ärgert die Großen dieser Welt, daß wirklich alles Große so einfach ist»
sagte Goethe, und ich denke, es paßt zum vorhin beschriebenen. Dabei ist
mir klar, daß es Menschen gibt, die mich für völlig verrückt halten. So wie
seinerzeit ein ehemaliger Hochschulprofessor und Dr. Dr., der mir das auch
brieflich mitteilte. Anläßlich einer persönlichen Begegnung, es waren Stunden der Erklärung und Beratung, änderte dieser hochkarätige Wissenschaftler und Mensch doch seine Meinung: «Das wird eine völlig neue Lehre.»
Doch dieses Gedankengut ist nicht völlig neu: Das Wissen ist über Jahrtau-

sende vielen Menschen im Unterbewußtsein bekannt. Ich bin mir sicher, daß es in nächster Zukunft einen Lehrstuhl für die Brotgetreidesäure geben wird. Wir müssen aus den vergangenen Jahren, Jahrhunderten und Jahrtausenden Lehren ziehen, wollen wir – gegen alle Prognosen – auf unserer Erde eine Lebensmöglichkeit erhalten. Es ist ja unsere Erde und nicht nur deine, meine oder eure. Erst wenn der Mensch begreift, daß wir zusammen leben und arbeiten müssen, mit entsprechender Nahrung, können wir «pro Erde», also für die Erde leben und somit die Erde für uns.

Mittel zum Leben sind die Luft, das Wasser, das Brot, das Gemüse, der Salat, das Fleisch, die Milch, der Käse, das Obst. Zur Ordnung in der Natur gehören die Familie, die Nachbarn, das Dorf, die Gemeinschaft. Mittel zum Leben sind jedoch auch die harmonische Musik, die Körperschulung, der Sport, die Sauberkeit, unsere Wohnung, unsere Kleidung, unsere Arbeit. Unter dem Strich gesehen: unsere Arbeit im Rahmen des Miteinander, praktisch wie in einem Ameisen- oder Bienenstaat, nach natürlichen Ordnungskräften strukturiert, jeder nach seinen Möglichkeiten.

So arbeitet der gesamte Organismus der Erde – einer Erde, die noch nicht von uns verbraucht worden ist. Gebrauch und Mißbrauch ist ein großer Unterschied. Wir brauchen die Erde, die uns alles schenkt, aber in Harmonie, im Lot mit der Natur. Wir haben den Makro- und Mikrokosmos zur Verfügung, zum Denken und Handeln.

Brot und Mikrokosmos

Die Ergebnisse sind eindeutig: das Brot hat nicht nur für den Menschen eine große Bedeutung, sondern in erster Linie für die Bakterien, die in und für uns arbeiten und wirtschaften. Für diese Erkenntnisse, gewonnen durch ihre unermüdliche Tätigkeit, gebührt insbesondere Forschern wie Prof. Schulz, Dr. Niesle, Dr. Kuhl, dem Bakteriologen Roseburry und noch etlichen anderen Dank. Die Entdeckung neuer Symbionten, Bakterien und Enzyme war nur durch die Vorarbeit der Wissenschaftler und Forscher früherer Generationen möglich.

Wenn wir die Analysen und Resultate über die Brotgetreidesäuren betrachten, erkennen wir, was das tägliche Brot für den Mikrokosmos der Erde zu bedeuten hat. Wir begreifen, daß Mikroorganismen für den Weltorganismus denken können. Sie können unterscheiden in gutartig und bösartig, sind verantwortlich für die Ernährung, formen den Körper und den Geist und sind in der Lage, den Organismus zu regenerieren.

Brotgetreidesäuren sind in der Lage, die Geruchsbelästigung drastisch einzuschränken, Fäkalien zu entgiften, den Abbau von Schadstoffen zu betreiben und Humusbildner zu produzieren. Dies mit dem Vorteil, daß das Wasserhaltevermögen im Mutterboden und die Fruchtbarkeit gesteigert, die Bodenerosion verhindert sowie Schadstoffe abgebaut werden. Zudem schreitet die Kompostierung schneller voran.

Die Auswirkungen in der Natur sind beträchtlich: Flußreinigung, Entschlammung der Gewässer, Abbau der Schadstoffe, ja sogar eine See-Regeneration kann stattfinden. Die Folgen sind pH-Wert-Regulierung und Sauerstoffanreicherung. Diese Erfolge sind auf Feldern und in Seen festgestellt worden. Es ist daher naheliegend, daß Wälder genauso profitieren können. Die genannten Beispiele sind nur eine annähernde Darstellung der vielfältigen Möglichkeiten, die uns die Brotgetreidesäurebakterien bieten. Im Detail sind die Anwendungen natürlich verschieden.

Genauso sind die einzelnen Möglichkeiten der Anwendungen auch in der Medizin verschieden. Ein Neurodermitiskranker ist anders zu behandeln als ein Krebskranker. Daher brauchen wir in unserer Gesellschaft Spezialisten, die sich in den verschiedenen Bereichen des menschlichen Organismus auskennen. Die Medizin – Human- wie Tiermedizin – läßt sich bereichern, indem wir das Immunsystem stabilisieren, mehr noch, es verbessern und so dem Körper über ein intaktes Bakterien-Symbionten-System Energien vermitteln. Die Brotgetreidesäure ist imstande, zwischen gut- und bösartigen Bakterien und Pilzen zu unterscheiden. So wie sie imstande ist, im Mutterboden den Wurzeln der Pflanzen die zuträglichen Nährstoffe abzugeben. Schwermetalle werden im Rahmen der Symbiontenlenkung und gesunden Mikroorganismenflora des Bodens nicht an die Pflanzen abgegeben, wie der Bodenforscher Dr. Müller und der Mediziner Dr. Rusch schon vor über 50 Jahren feststellten.

Auf dieser Erde geschieht alles nach gleichen natürlichen Gesetzmäßigkeiten. So senken Schadstoffe den Sauerstoff, durch Sauerstoffmangel entsteht Fäulnis. Dadurch kommt es zu einer Entgleisung des pH-Wert-Milieus. Dieses Phänomen beobachtet man im kranken menschlichen wie im tierischen Organismus. Untersuchungen beim Schlachtvieh zeigten dies.

Die gleichen Beobachtungen machen wir in Gewässern. Sind Schadstoffe im Wasser, kann das zur explosionsartigen Vermehrung von Algen führen. Diese Algen sind wieder Sauerstoffzehrer und werden giftig. Man kann sie manchmal wie lange Fischernetze aus dem Wasser ziehen. Der Sauerstoff sinkt beträchtlich ab, der pH-Wert im Wasser steigt an. Setzt man Brotgetreidesäure gezielt und im richtigen Mengenverhältnis ein, hat man innerhalb einer Woche ganz andere Sauerstoffverhältnisse und ebenfalls pH-

Wert-Regulierungen. Die Algen verlieren ihre Zähigkeit und sind keine Bedrohung mehr für die Wasserlebewesen. Nach einiger Zeit sind sie Sauerstoffspender.

Nach gleichen Prinzipien arbeitet der menschliche Organismus. Metastasen sind im krankhaften Krebsorganismus in einer Art Algenfunktion zu sehen. Die Wirkungsweisen beruhen zum Teil darauf, daß die aliphatischen Kohlenwasserstoffe und anderes abgebaut werden können. Dies erforschte Dr. Schütz zwar im Mutterboden, aber übertragen werden kann das auf jedes Lebewesen dieser Erde.

Den Abschnitten «Miteinander statt Gegeneinander» und «Brot als Katalysator» dieses Kapitels liegt ein rund 45 Minuten dauernder Vortrag zugrunde, den ich am 21. Januar 1994 an der Ganzheitsakademie Schloß Freyenthurn in Klagenfurt hielt. Einen ähnlichen Vortrag habe ich 1980 auf einer Ärztetagung vor praktischen Ärzten gehalten. Beiden Vorträgen folgten lange und interessante Diskussionen und Erklärungen. 1980 habe ich die Auswirkungen und die Möglichkeiten sensorisch erklärt, die in den nachfolgenden Jahren rein wissenschaftlich erforscht und bestätigt worden sind. Alle anwesenden Ärzte haben mich damals gebeten, nicht als Heilpraktiker zu arbeiten, sondern nur zu produzieren und der Forschung zu dienen. Diesem Wunsch bin ich nachgekommen. Die Ergebnisse zeigen mir heute, wie richtig der Wunsch der Mediziner war.

WEGE ZU EINER GESÜNDEREN LEBENSWEISE

Körperlicher und geistiger Stoffwechsel

Nach dem eher theoretischen Kapitel über die Ordnung in der Natur jetzt wieder mehr Praxis. Daher erst mal: Luft holen ist wichtig! Der Atmung sollten wir besondere Aufmerksamkeit schenken, indem wir mehrmals am Tag bewußt tief durch-, aus- und einatmen und mindestens einmal stark pusten.

Sehr viele von uns sagen sich beim Anblick einer Treppe: «Nein danke, ich nehme lieber den Fahrstuhl.» Doch bedenken wir, daß wir solche Anstrengungen brauchen, um den Kreislauf, die Sehnen, die Gliedmaßen, die Lunge und das Herz intakt zu erhalten. Genauso verhält es sich mit der geistigen Beweglichkeit. Lesen, Musizieren, gute Gespräche, auch Diskussionen, all das braucht der Mensch, um Körper und Geist fit zu halten.

Ich empfehle Ihnen deshalb: Wenn Sie am Morgen aufstehen, machen Sie als erstes am offenen Fenster Reck- und Dehnübungen sowie Holzhackerbewegungen. Atmen Sie dabei gleichmäßig ein und aus. Wenn Sie anschließend noch ein paar Kniebeugen machen, die Arme kreisen lassen und vielleicht etwas hüpfen, wie wenn Sie Seilspringen würden – das ganze vielleicht 5 bis 10 Minuten –, dann haben Sie den Tag gut begonnen. Sie dürfen sich aber nur so weit anstrengen, daß Sie das Gefühl haben, noch zulegen zu können. Also bitte nicht verausgaben.

Haben Sie die Möglichkeit, sich in einem Garten zu beschäftigen, tun Sie das unbedingt. Eigentlich gibt es nichts besseres als etwas harken, Unkraut zupfen, Blumen pflegen oder Gemüse und Obst anbauen. Sagen Sie nicht, daß Sie das nicht können, Sie müssen es versuchen. Es gibt wirklich wenige Menschen, die so krank sind, daß sie sich gar nicht mehr bewegen können.

Dieses Kapitel habe ich nicht nur geschrieben, um Krebskranken zu helfen. Es soll dazu beitragen, daß der Mensch allgemein gesünder lebt. Meine Großmutter war mit 90 Jahren noch in ihrem Garten, machte in diesem Alter Handarbeiten, sehr schöne und feine Stickereien, und war geistig noch voll auf der Höhe. Genauso meine Schwiegermutter, die bis zu ihrem 85. Lebensjahr für die ganze Familie kochte und im Denken praktisch bis zu ihrem Tod nicht nachließ. Auch meine Mutter, die mit 91 Jahren gestorben ist, war bis zur letzten Minute im Vollbesitz ihrer geistigen Kräfte und ist eigentlich zeit ihres Lebens nie krank gewesen. Nebst der körperlichen Nahrung ist die Beschäftigung sehr wichtig.

Die Atmung gehört zum Stoffwechsel. Sauerstoff wird aufgenommen, Schadstoffe – etwa Kohlenstoff – werden ausgeatmet. Ein weiterer Teil des Stoffwechsels ist die Kraftanstrengung. Wenn ich mich anstrenge, bekomme ich Kraft. Es ist eine Art Kraftstoff, der bei der Anstrengung in das Muskelgewebe einzieht, um uns lebensfähig zu machen. Dazu kommt der Willen, oder eben die Willensanstrengung, lebensfähig zu bleiben. Man spricht ja auch von der Lebenskraft. Allerdings glaube ich, es helfen weder eine Diät noch ein Wunderheiler oder Arzt, wenn die Lebensuhr abgelaufen ist, bin mir aber gleichzeitig sicher, daß es möglich ist, ein menschenwürdiges Leben zu führen, eventuell sogar ohne schwere Erkrankungen, bis unsere Uhr abgelaufen ist.

Der Schlaf ist am geistigen wie körperlichen Stoffwechsel beteiligt. In der Zeit kurz nach der Dämmerung werden die Selbsterhaltungskräfte gestärkt. Verbringt man die Stunden vor 24 Uhr im Schlaf, bauen sich Depressionen ab und geistige Substanz auf. Daher mein Tip: mit den Hühnern ins Bett und mit dem ersten Schrei des Hahnes wieder aus den Federn. In vielen Krankenhäusern ist dieses alte Wissen im täglichen Krankenhausbetrieb eingebracht.

Legen Sie tagsüber, wenn Sie es sich einrichten können, öfters Ruhepausen ein. In meiner Heimat, im Münsterland, kannte man mittags die sogenannte Unterstunde. Nach dem Essen legte man sich für ein Weilchen hin, weil man am Morgen meistens sehr früh aufstand und abends bis zum Abendbrot arbeitete. Die alten Gebräuche hatten ihren Hintergrund und somit ihren Sinn.

Apropos alte Bräuche: Unsere Vorfahren haben abends Äpfel im Bratkasten gebacken, warum eigentlich? Der neue Trend heißt doch jetzt «Sonnenkost», und die besteht hauptsächlich aus Rohkost. Und das soll besser, natürlicher und gesünder sein! Sind die Alten vor 50 oder 100 Jahren doch dusselig gewesen? Ich entsinne mich, wie mein Vater zur Rohkost sagte: «alles schon mal da gewesen!» Man aß tatsächlich vor tausenden von Jahren häufig Rohkost, aber man starb auch entsprechend früher. Die Wissenschaft mit ihrer Analytik gibt darauf eine präzise Antwort: durch Kochen und Backen der Früchte kommt es nicht zum Fuselalkoholprozeß. Dieser verkürzt ja bekanntlich dem Menschen das Leben, weil er das Immunsystem schädigt. Durch die Back- und Kochkunst werden die Lebensmittel verträglich gemacht. Deshalb wird der Mensch älter als zum Beispiel in der Steinzeit.

Auf die Idee, über die Heilmöglichkeiten durch Lebensmittel zu schreiben, haben mich vor 15 Jahren praktische Ärzte anläßlich einer meiner Vorträge gebracht. Sie baten mich sogar eindringlich, doch konnte ich dieser Bitte bis jetzt nicht nachkommen, weil mir in etlichen Dingen der Überblick fehlte.

Zudem braucht man, um aus dem Herzen schreiben zu können, die fliegende Feder, die Inspiration, das Thema. Und vor 15 Jahren wußte ich beispielsweise nicht, daß das Weißbrot der Franzosen gesünder ist als das Körnerbrot, das man uns als Vollwertbrot preist. Heute erkennen wir, eben durch die Analytik, daß es in der Müllereitechnik ein Fortschritt ist, Mehl ohne Naturschadstoffe in der Umhülsung zu mahlen.

Sie kennen die Aussage: «weißes Mehl ist genauso schädlich wie weißer Zucker.» Wenn das stimmen würde, lebte kein Franzose, Türke, Grieche, Italiener, Araber, Amerikaner, Engländer mehr. Das Gegenteil ist der Fall, die französischen Frauen leben laut Statistik sogar am längsten. Es mag sicher auch am Wein liegen, der aufgrund seiner über tausend Jahre alten Tradition zu den beliebten Getränken zählt. Im richtigen Rahmen und mit Maß genossen darf man ihn ruhig zu den wirklichen Lebensmitteln zählen.

«Das Salz der Suppe»

Ein weiteres Lebensmittel, das wie Brot und Wein fest im Weltbild der Ernährung verankert ist, ist das Salz. Es zeugt von Unwissen, wenn man behauptet, der Mensch bräuchte kein Salz, weil in den Lebensmitteln genügend Salze vorhanden seien. Essen Sie mal Brot ohne Salz, es ist nicht genießbar für Menschen, die noch ein bißchen sensorisch fühlen können. Es gibt eine neuere Studie aus den USA, nach welcher Salzabstinenzler dreimal so viele Herzinfarkte haben wie Normalesser. Es kommt noch besser: Die extremen Salzesser sind sogar wesentlich gesünder als diejenigen, die Salz im Normalmaß zu sich nehmen.

Diese Zusammenhänge erkläre ich so:

1. Man wog früher Salz mit Gold auf. Bekannt waren auch die Salzstraßen. Salz war etwas wert, denn man investierte sehr viel Arbeit, Salz zu gewinnen. Daher glaube ich nicht, daß die Menschen früherer Generationen wesentlich weniger klug waren als wir.
2. Wir sagen: «das ist das Salz der Suppe!» Damit meinen wir, es ist das i-Tüpfelchen, eben das Beste vom Besten.
3. Aus eigener Erfahrung weiß ich, wenn Salz schädlich wäre, würden einige meiner Bekannten gesundheitlich sehr viel schlechter dran sein, von mir ganz zu schweigen. Nie habe ich das Gefühl gehabt, daß das Salz auf dem Ei, auf der Tomate, auf dem Fisch oder dem Steak ungesund sein könnte.

4. Brot und Salz waren früher ein Gastgeschenk, wenn Menschen ein neues Haus bauten. Dieser alte Brauch zeigte die Wertschätzung und damit die Wichtigkeit des Salzes.
5. Man weiß, daß bei der Haltbarmachung von Lebensmitteln durch Salz krankmachende Keime abgehalten werden. Die Milchsäurevergärung gelingt besser, man kann auch sagen: die Lebensmittel sind bekömmlicher. Wohl daher haben wilde Tiere Salzleckstellen, die sie aber geheimhalten und anderen nicht zeigen.

Früher war das Salzfußbad – ebenso wie der Salzwickel – ein Allheilmittel bei Husten, Mandelentzündungen, vielfach sogar bei Krankheiten aller Art. Der Grund dafür liegt bei den Fußreflexzonen, die die entsprechenden Organe günstig beeinflußen. Hier setzten also schon die alten Weisen in der Volksheilkunde an und vertrauten auf diese Anwendungen.

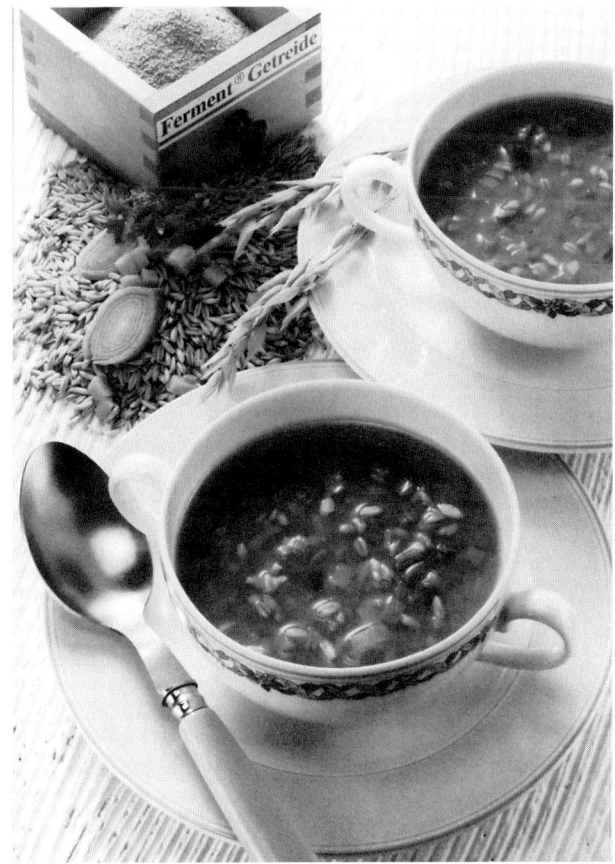

Gemüsesuppe
mit Hafer

Wer das Salzfußbad kennt, weiß, wie wohltuend es ist. Die Anwendung ist einfach: Man nimmt eine Schüssel mit etwa 10 cm Wasser und gibt eine Handvoll oder 1 Eßlöffel ganz normales Salz hinein. Früher goß man hin und wieder etwas Wasser aus dem heißen Kessel vom Holz- oder Kohleofen dazu. Dieses Wissen und die Anwendung habe ich von meiner Großmutter mitbekommen. Salz im Übermaß, wie alles Gute, empfehle ich aber nicht. Jedoch einfach zu sagen oder zu behaupten, Salz sei schädlich, halte ich im Sinne der Volksgesundheit für gefährlich.

Auf der Insel Norderney erzählte mir ein Gast in einem Restaurant, daß er an der Hautkrankheit Rosacea leide, sie aber, sobald er hier sei, ausbleibe. Deswegen verbringt er jedes Jahr drei Wochen im Sommer, zwei Wochen im Herbst und danach nochmals eine Woche auf dieser Insel. Er ißt gerne Seefisch (Salzwasserfisch!) und trinkt dazu etwas Wein. So fühlt er sich wohl und kann damit die Hautkrankheit in Grenzen halten.

In Küstengebieten ist die Luft allgemein sehr feucht und salzig. Ist das der Grund, warum Seeanrainer weniger Allergien und Hautprobleme haben? Wir können nicht alle an der Küste wohnen, aber vielleicht haben die erwähnten amerikanischen Wissenschaftler tatsächlich recht, wenn sie behaupten: «wer mehr Salz ißt, lebt gesünder.»

Genauso wie das Salz in der Sauerkrautherstellung Fäulnisbakterien oder pathogene Keime abhält, wirkt das Salz auch in unserem Verdauungsapparat – es reguliert das Baktierienleben.

Die Kunst des Kochens

Im Kapitel über den entarteten Hefepilz Candida albicans habe ich über das Brot und die Kochkunst geschrieben. Weil das Kochen im Rahmen der Ernährung so bedeutsam ist, greife ich hier das Thema unter anderem Aspekt nochmals auf, um einige Erfahrungen über die Kunst des Kochens weiterzugeben.

Ein Krebskranker muß leicht verdauliche Lebensmittel essen. Ein Gänsebraten liegt beispielsweise lange und schwer im Magen, das Hühnchen aber, mit Weißbrot oder Brötchen gegessen, ist leichter verdaulich. Dabei ist Dünsten natürlich besser als heißes Braten. Und so richtig scharf mit Pfeffer und Peperoni darf es auch nicht sein, das zeigen uns die Magenkrebsraten in Ländern, in denen scharf und heiß gegessen wird, etwa in Ungarn. Es sollten einheimische Kräuter zum Einsatz kommen.

Der entspelzte Hafer ist ein ideales Getreide für eine Gemüsesuppe. Hier das Rezept: Setzen Sie 1 Liter kaltes Wasser auf und geben eine Handvoll Haferkörner, einen Eßlöffel Senfkörner und 1/4 Teelöffel Salz bei, je nach Geschmack. Das lassen Sie ganz langsam eine Stunde köcheln, geben dann Gemüse wie Kohlrabi, Zwiebeln, Knoblauch, Bohnen, Erbsen, Möhren oder was Sie gerade vorrätig haben, kleingeschnitten dazu und lassen alles nochmals leicht kochen. Noch besser ist es, wenn Sie den Ofen so einstellen, daß die Suppe kurz vor dem Kochen ist, sozusagen bis alles gar ist und noch Biß hat. Servieren Sie die Suppe mit einem Löffel geschlagener Sahne und mit etwas Kräutersalz abgeschmeckt.

Eine solche Suppe servierte ich einmal als sogenannte Reitersuppe, allerdings ohne Gemüse. Dafür gab ich zu dem Hafer und den Senfkörnern aus dem Gewürzständer Majoran, Kümmel, Thymian, Koriander, Liebstöckel, Sellerie, Knoblauch, Petersilie und anderes dazu und ließ alles zusammen zwei Stunden heiß ziehen, immer so, daß die Suppe kurz vor dem Kochen war. Aufgetischt habe ich sie mit einer Haube aus milder Currysahne, dazu gab es getoastetes Weißbrot. Das Erstaunliche: Alle Gäste fragten mich, welches Fleisch ich denn mitgekocht hätte. Keiner konnte glauben, daß es ein Rezept ohne Fleisch war.

Den Hafer können Sie ebenso wie Reis mit einigen Senfkörnern kochen, als Beilage zu Gulasch oder zum Ragout. Vom Rest gibt es zum Beispiel feine Bratlinge. Der entspelzte Hafer kann fein gemahlen auch zum Andicken von Saucen und Suppen verwendet werden.

Hafer ist als Heilnahrung bei Krebs nicht wegzudenken. Darüber schrieben auch die Wissenschaftler Prof. Kühnau und Dr. Gansmann in ihrem Buch «Hafer – ein Moment der modernen Ernährung» (Umschau Verlag, Frankfurt a.M.). Alle ihre Aussagen kann ich aus eigener Erfahrung und aus Beobachtungen bei anderen Menschen nur bestätigen. Aus diesen Erkenntnissen empfehle ich allen Kranken, egal, worunter sie leiden, jeden Morgen mit einem Teller gekochter Haferschleimsuppe zu beginnen, nach Möglichkeit mit Hafer aus biologischem Anbau. Das einfache Rezept finden Sie im Kapitel mit den Ratschlägen in diesem Buch.

Dem Hafer widme ich auch deshalb meine besondere Aufmerksamkeit, da ich seit über 20 Jahren grundsätzlich jeden Tag damit mein Frühstück beginne. Warum? Vor längerer Zeit hatte ich eine chronische Magenschleimhautentzündung (Gastritis). Über die Jahre kamen Blutungen mit Schleimabsonderungen dazu, also eine Colitis ulcerosa. Da mußte ich mir etwas einfallen lassen. Es sind Hinweise oder auch «Zufälle», im wahrsten Sinne des Wortes, die uns in solchen Situationen weiterhelfen. Immer wenn ich in Bedrängnis oder Not gekommen bin, habe ich gedacht: «Lieber Gott, hilf mir, ich selbst weiß nicht weiter.» Bis heute ist mir und meiner Familie immer wieder ein Hinweis gegeben worden, wie wir weitermachen und wie wir weiterleben können.

Das gesunde Leben mit Pflanzen

Das Wohlbefinden wieder zu erlangen, ist bei einem Heilungsprozeß eine Grundvoraussetzung, insbesondere bei Krebskranken. Dazu können auch Pflanzen wie Bäume und Blumen beitragen.

Das Wissen um die Heilkraft der Bäume ist tief verwurzelt. Schon im Mittelalter, zur Zeit der Ritterkämpfe, wußte man die Wirkungen der Bäume zu nutzen. Verletzte sich ein Ritter, legte man ihn an den Stamm einer Eiche. Mit Aberglaube hatte das nichts zu tun.

Jeder Baum besitzt eine eigene Kraftausstrahlung. Die Linde war früher ein Baum, unter dem man sich versammelte, und auch unter Kastanien saß man gerne. Die Eiche war seit jeher als sehr kraftspendend angesehen worden. Es gibt einen Ausspruch, der mir im Zusammenhang mit dem Gewitter einfällt: «Den Eichen sollst Du weichen, die Buchen sollst Du suchen.» Sicherlich hat dies damit zu tun, daß die Eiche von besonderer Stärke ist, dem Blitz besser standhalten kann und somit die Naturereignisse auf sich nimmt.

Vor einiger Zeit hörte ich von einem außergewöhnlichen Heilkundigen, der aufgrund der Vielzahl seiner Patienten sehr lange und sehr viel arbeitete. War er abgeschlafft, ging er in den Garten zu seiner Birke, legte für längere Zeit die Hände an den Stamm und fühlte sich danach wesentlich kräftiger. Auch das ist für mich kein Aberglaube, sondern Realität. Übrigens gibt es ein Zitat von Goethe, das lautet: «Wer nicht an Wunder glaubt, ist kein Realist.»

Unsere Vorfahren hatten noch andere Tips im Zusammenhang mit Bäumen und Pflanzen. Bei Rheuma zum Beispiel empfahl man den Menschen, drei Kastanien in der Tasche mitzutragen. Man wundert sich tatsächlich: Hat man drei Kastanien in der Tasche, ist auch die Wasserader an dieser Stelle nicht mehr meßbar. Sie macht sozusagen einen Bogen um denjenigen Menschen. Dies gehört ebenso zu den Phänomenen dieser Erde.

Die gleiche Wirkung erreicht man übrigens mit einer brennenden Kerze. Daher ist sie bei einem Gespräch oder bei einer Mußestunde so beliebt, weil dadurch eine, wie wir sagen, gemütliche Atmosphäre entsteht.

In der Umgebung von schön gepflegten Zimmerpflanzen und Blumen läßt es sich angenehmer wohnen als in einem leblosen Zuhause. Auch ein gut gepflegtes Aquarium bringt eine positive Atmosphäre. Und ein Spaziergang durch einen Wald trägt ebenso zur Aufrüstung der körperlichen und geistigen Kräfte bei. Zu diesem Thema gibt es ein phantastisches Buch: «Das geheime Leben der Pflanzen.» Darin wird sehr gut beschrieben, wie Pflanzen fühlen, ja sogar Menschen erkennen können und deren Regungen genau registrieren.

Ein Phänomen im Zusammenhang mit Pflanzen erlebte ich bei einer Veranstaltung mit 80 Humanmedizinern, welche in einem Kurhaus stattfand. Referenten waren Prof. von Ardenne, der über die Sauerstoff-Mehrschritt-Therapie sprach, und ein amerikanischer Arzt, dessen Name mir leider entfallen ist. Letzterer gab Kostproben seines medizinischens Wirkens. Mit einem Beispiel, wie man mit Körperübungen einen Migräneanfall beheben kann, zeigte er die Wirkungsweisen der Kinesiologie. Er demonstrierte also die Kraft, den Kraftmechanismus und die Kraftstärke.

Ärzte, die sich als Testpersonen zur Verfügung gestellt hatten, streckten infolgedessen die Arme aus. Er drückte sie herunter, um festzustellen, wieviel Kraft die Probanden entgegenzusetzen hatten. Dann ließ er die Testpersonen mit der linken Hand an die Blätter einer Pflanze greifen, um danach ihre Arme wieder herunterzudrücken. Immer wieder zeigte es sich, daß wesentlich mehr Kraft vorhanden war, wenn eine Testperson die Pflanze anfaßte.

Anschließend machte der amerikanische Arzt ein zweites Experiment. Derjenige, der die Pflanze anfaßte, konnte also dem gewissen Druck auf den Arm kraftvoll widerstehen. Als jedoch ein Stück von einem Blatt dieser Pflanze abgerissen wurde, war die Kraft der Testperson sofort gebrochen. Der Arm fiel augenblicklich herunter.

Dieses Experiment zeigte klar und eindeutig, welche direkte Kraft von der gut stimulierten Pflanze ausging, eben eine positive Kraft für den Menschen. In dem Moment, als die Pflanze verletzt wurde, war der «Kraftakku», so könnte man es bezeichnen, abrupt leer.

Das energetische Gleichgewicht

Aber nicht nur Pflanzen, auch beispielsweise ein Bächlein oder ein kleiner Gartenteich mit einem Springbrunnen können einen sehr guten, positiven Einfluß auf den Menschen ausüben. Selbst ein schönes Bild an der Wand, von einem positiven Menschen gemalt oder fotografiert, bringt eine harmonische Stimmung in den Wohnraum. Denn Bilder, als Vermittler von Formen und Farben, tragen zur Harmonisierung von Körper, Seele und Geist bei.

Die Erkenntnis, daß Licht und Farben, Musik und Düfte heilen, ist so alt wie die Menschheit. Man denke beispielsweise an den Sonnenkult, wo die Sonne das Göttliche verkörperte und kranke Menschen der Sonne überlassen wurden, damit sie am Überirdischen gesunden. Ägypter, Griechen, Römer, Inder und Chinesen kannten ebenso die heilsame Wirkung von Farben, von Musik und von Düften.

Was aber macht diese heilende Wirkung aus? Isaac Newton gelang es im 17. Jahrhundert mit Hilfe eines Prismas, das Farbspektrum sichtbar zu machen. Man erkannte nun, daß jede Spektralfarbe eine andere Schwingungsqualität besitzt. Doch Goethe war es vorbehalten, die physiologischen Aspekte der Farbe als Empfindung des Auges zu definieren. Er erforschte im Gegensatz zu Newton nicht die physikalische Seite der Farben, sondern ihre Ordnung, ihr Harmoniegesetz und beurteilte sie vom Gesichtspunkt der Ganzheit her. Er stellte fest, daß aus den drei reinen Farben Gelb, Rot, Blau durch Mischen alle anderen Farben hervorgehen. Goethe setzte die drei reinen Farben an die Ecken eines gleichseitigen Dreiecks, das als harmonische Figur – auf eine andere Ebene übertragen – dem Dreiklang der Musik entspricht.

Daß der Mensch nicht nur aus Materie besteht, sondern einen «Energiekörper» besitzt, wird auch von den neusten Forschungen der Biophysik bestätigt. Dem deutschen Biophysiker Prof. Fritz-Albert Popp gelang es vor wenigen Jahren nachzuweisen, daß die Zellen aller Lebewesen Biophotonen und Mikrowellen ausstrahlen. Diese Strahlung stellt ein reguliertes Kraftfeld des Organismus dar, das die gesamten biochemischen Vorgänge maßgeblich beeinflußt. Nach Popp geht die Wirkung aller Mittel, mit denen der menschliche Organismus beeinflußt werden kann, über den Energiekörper. Das gilt für Medikamente wie für sämtliche Substanzen in Nahrung und Umwelt, die auch in geringsten Mengen noch Wirkungen auf uns ausüben können, weil es die elektromagnetischen Schwingungen sind, die wirksam werden.

Man machte in der Naturheilkunde längst die Erfahrung, daß es die feinsten Reize sind, die – gezielt eingesetzt – die größte Wirkung haben. In der Homöophatie haben sogenannte Hochpotenzen, bei denen im Lösungsmittel keinerlei Materie von der Wirksubstanz mehr vorhanden ist, besonders tiefgreifende Wirkungen.

So wie die moderne Physik auch die Materie letzlich als Energie definiert (Max Planck), so ist dies schon seit Jahrtausenden ein Grundprinzip in den alten Philosophien, zum Beispiel bei den Chinesen und den Indern: Alles Leben beruht auf der harmonischen Schwingung und Zirkulation von Energien. Diese Lebensenergie – das Chi der Chinesen und das Prana der Inder –

verbindet Körper, Geist und Seele miteinander. Jegliches energetisches Ungleichgewicht zieht somit alle Bereiche des Seins in Mitleidenschaft.

Die Folge bioenergetischen Denkens ist also die ganzheitliche Betrachtung des Menschen und all seiner Funktionen. Eine isolierte Krankheit kann es deshalb gar nicht geben. Krankheit umfaßt immer den Menschen in seiner Gesamtheit, das heißt Geist, Seele und Körper sind am Geschehen beteiligt. Jede Zelle weiß von der anderen, sie trägt das Programm des Ganzen in sich. Die angenommenen bioenergetischen Potentiale der Zellen sind zwar nicht sichtbar, halten aber trotzdem die Materie des Menschen im Zustand eines energetischen Systems.

Max Planck sagte einmal sinngemäß, daß es keine Materie an sich gibt. Ein Atom ist nicht als Materie zu begreifen, sondern als Energiefeld. Folglich müssen wir uns mit der Regulation der Energie auseinandersetzen und nicht mit isolierten Symptomen und Krankheiten.

Schon in den siebziger Jahren berichtete der Arzt John Diamond in seinem Buch «Der Körper lügt nicht» über den Einfluß von Bildern auf die Lebensenergie von Menschen. So nahm er zum Beispiel Testpersonen in das New Yorker «Metropolitan Museum of Art» mit und entdeckte dort, daß fast jeder, der das Portrait «Juan de Pareja» von Velazquez betrachtet, in seiner Lebensenergie geschwächt wurde. Umgekehrt wirkte Rembrandts «Christus» stärkend auf die Lebensenergie der Probanden. Auch Fotos in Zeitungen und Zeitschriften zeigten nachweisbare Wirkungen auf die Testpersonen: «Es ist nicht möglich, ein Bild von einem Attentat, einem verstümmelten Körper oder einem Verkehrsunfall anzuschauen, ohne daß die Lebensenergie absinkt», schrieb Diamond im erwähnten Werk.

WASSERADERN, ERNÄHRUNGSGEWOHNHEITEN, AMALGAM & CO.

Wie schützen wir uns vor schädigenden Einflüssen?

Wie wir gesehen haben, üben Wasseradern und Störfelder einen enormen Einfluß auf unsere Gesundheit aus. Vor allem, wenn sie an Orten sind, wo wir uns oft und längere Zeit aufhalten, also am Arbeitsplatz, an der Schlafstelle etc. Weniger bekannt dabei ist, daß Spiegel als Strahlenverstärker wirken, wie es sich immer wieder bestätigt. Spiegel waren in einigen Fällen sogar die Auslöser für Bandscheibenvorfälle. Deshalb sollten sie aus dem Schlafzimmer verbannt werden.

Wie merken Sie, ob sich Ihre Schlafstelle auf einer Wasserader oder einem Störfeld befindet? Am besten ist dies bei Kindern zu beobachten. Sie schlafen unruhig, wechseln dauernd die Schlaflage und schreien manchmal während des Schlafes, als ob sie sich vor etwas fürchten. Oder sie rutschen mit dem ganzen Körper vollständig in den Bereich des Kopfes oder der Füsse. In solchen Fällen Beruhigungsmittel zu geben, damit die Kinder ruhig schlafen können, ist ein schwerer Fehler und mit großer Wahrscheinlichkeit der Anfang schwerster Erkrankungen, weil ja das Gefühlssystem betäubt wird.

Das gilt natürlich auch für uns Erwachsene. Nur durch den Schmerz können wir verhältnismäßig gesund bleiben. Denn er zeigt an, daß wir vorsichtig sein sollen, der Schmerz ist in erster Linie lebensrettend. Bekommt man beispielsweise nachts Krämpfe (Achtung: bei vorheriger Körperanstrengung könnte es auch ein Muskelkater sein), ist es sehr gefährlich, gleich zu Schlaftabletten zu greifen, weil wir so unser Warnsystem ausschalten. Der Körper ist dann macht- und willenlos den schädigenden Strahlen ausgeliefert, es kommt notgedrungen zu Erkrankungen. Ich wende mich nicht gegen Schlaf- und Schmerzmittel. Seien wir froh, daß es sie gibt. Aber sie sind für Sonderfälle da, nicht für jede Kleinigkeit, und sollten vom Arzt verordnet sein.

Wie kommt es bei Strahlung und Störfeldern zur Bildung eines Karzinoms oder zu Metastasen? Das Immunsystem wird geschwächt, der Körper verfügt über immer weniger Widerstandskraft. Je nach Zustand des Immunsystems kann es dennoch einige Jahre dauern, bis sich ein Karzinom bildet. Durch die Schwächung ist ein geordneter Abbau der Schlackenstoffe im

Körper nicht mehr möglich. Die Blutparameter verschlechtern sich, vielleicht auch die Leberwerte, und möglicherweise treten Herzrhythmusstörungen auf. Im Prinzip kann es überall im Körper beginnen, denn es herrscht ein Chaos in der Zelle.

Der Darmtrakt beherbergt nicht mehr Symbionten – also gute Bakterien oder Hefen –, sondern pathogene, krankmachende Bakterien. Jetzt versucht der geistige Organismus oder das Unterbewußtsein, uns vor Vergiftung zu schützen und kapselt den nicht ausgeschiedenen Unrat ein. Es läuft ab wie bei einer Müllhalde, denn auch diese hat Sickersäfte, die giftig sein können – genauso wie das Karzinom. Diesen Zustand nennt man bösartig, weil sich dadurch Metastasen bilden.

Bildlich gesprochen gelangen die Sickersäfte ins Gewebe, unser Selbsterhaltungstrieb aber arbeitet dagegen. So kommt es nicht zur Blutvergiftung, weil unser Gewebe das Gift, den Unrat oder die Schadstoffe wiederum abkapselt. Bei einem Geschwür ist es ähnlich, da sich der Körper so entgiftet. Mein Vater bekam während des Krieges eine Bleivergiftung, hervorgerufen durch verbleites Benzin. Die Folge waren etliche Geschwüre. Diese Reaktion des Körpers war lebensrettend für ihn. So etwa kann man sich Krebs und Metastasen vorstellen.

Krebs ist die Summe der Sauerstoffnot des Organismus

Nach dem neuesten Stand der Medizin ist der Krebs kein Buch mit sieben Siegeln mehr, sondern eine ganz logische, von jedem nachvollziehbare Angelegenheit. Prof. Warburg sagte dazu etwas Wichtiges: «Wenn wir die Sauerstoffnot des Organismus beheben, dann können wir den Krebs besiegen.» Ziehen wir daraus unsere Schlüsse: Sauerstoff reinigt, Sauerstoff gibt Kraft, Sauerstoff bringt Lebendigkeit in den Organismus und ist der wichtigste Stoff für unser Gehirn. Von allen Körperorganen benötigt das Gehirn am meisten Sauerstoff.

Der Sauerstoff-Partialdruck ist eine Meßeinheit, um die Lebenskraft zu dokumentieren. Mit ihm läßt sich eine Diagnose stellen. Niedrige Werte bedeuten wenig Lebenskraft, erhöhte weisen dagegen auf eine Stärkung des Immunsystems hin. Der Sauerstoff-Partialdruck läßt sich beim Menschen gut messen, auch unblutig. Bekannt gemacht hat diese Meßmethode der weltberühmte Wissenschaftler Prof. von Ardenne. Vor zehn Jahren untersuchte er mit einem Ärzteteam die Auswirkungen des Brottrunks auf den Sauerstoff-Partialdruck. Dabei stellte er eine Erhöhung fest.

Sauerstoff ist demnach die Waffe gegen den Krebs. Von Ardenne entwickelte aus diesen Erkenntnissen heraus die heute oft angewandte Sauerstoff-Mehrschritt-Therapie. Bei einem seiner Vorträge bestätigte er mir ehrlicherweise, daß Ernährung und Bewegung in seiner Therapie dennoch vorrangig sind.

Ernährung und Sauerstoff haben viel miteinander zu tun. Über einige Jahre hinweg beobachtete ich Sauerstoff-Partialdruck-Messungen, die bei verschiedenen Menschen gemacht wurden. Ebenso wurden sie nach ihren Eßgewohnheiten befragt. Dabei sind mir gravierende Dinge aufgefallen. Beispielsweise auf einer Heilpraktikertagung, wo ich einen Vortrag über das tägliche Brot hielt und bei 30 der Anwesenden zur gleichen Zeit Sauerstoffpartialdruck-Messungen durchgeführt wurden. Während der Diskussion meinte einer der Heilpraktiker: «Ich will Ihren Vortrag nicht zerreißen, aber der Brottrunk ist schon deshalb nicht gut, weil er aus erhitztem Brot hergestellt wird, außerdem ist Brot in der heutigen Gesellschaft für die Menschen nicht mehr gut.» Ich fragte ihn: «Und warum beten wir: unser täglich Brot gib uns heute?» Er antwortete mir dem Sinne nach, daß das alles Blödsinn sei.

Zu eben dieser Zeit waren die Messungen fertig und auf meine Frage, wie lange er kein Brot mehr esse, gab er mir zur Antwort: «Vier Jahre.» Worauf ich erwiderte: «Danach sehen Sie auch aus», denn der Blick auf die Tabelle zeigte mir sein ungünstiges Meßergebnis, es lag bei 46, was ich ihm mitteilte. Werte im Mittel von 70 bis 80 sind normal. Er war anscheinend ein fanatischer Rohköstler und verachtete das Brot. Als ich schließlich fragte, ob er Atheist sei, verließ er den Raum mit wutverzerrtem Gesicht. Einer seiner Bekannten sagte zu mir: «Sie haben den Nagel genau auf den Kopf getroffen.»

Auch ein Zuviel an rohem Obst ist ungesund, dabei entsteht Fuselalkohol und Essigsäure; beides sind Sauerstoffzehrer. Es ist an sich nichts gegen einige Erdbeeren, Kirschen, einen Apfel oder einen Salatteller einzuwenden, erst recht nicht in Verbindung mit Brot und gekochter Nahrung. Aber den Slogan «Vergiß den Kochtopf» kann ich ganz und gar nicht gelten lassen. Die Sauerstoffzehrer führen früher oder später zu Krankheiten. Gerade als Krebsheilnahrung ist diese Art der Ernährung überhaupt nicht zu empfehlen, weil die Sauerstoffnot ja sowieso schon groß genug ist.

Ernährung und Verdauungsapparat

Bei jeder Krankheit ist die Verdauung gestört. So ist immer der ganze Mensch krank, nie nur der eine Teil. Deshalb muß die Darmsymbiose in Ordnung gebracht werden. Wir kennen den Ausspruch: «Der Tod sitzt im Darm.» Das kann über Jahre schleichend geschehen, wie beim Colitis ulcerosa. Der Darmverschluß ist oft das Stadium, an dem man vor die Tatsache gestellt wird. Im Dickdarm setzen sich immer mehr Kotreste ab, die die Zotten und Darmwände zersetzen und zusetzen.

Aus der Geschichte ist bekannt, daß es im Mittelalter eine grausame Hinrichtungsmethode gab: die Verurteilten erhielten nur Fleisch als Nahrung. Die Folge war ein grauenhafter Tod. Mischkost, wie wir sie kennen, die aus Gemüse, Obst, Milch, Käse, Fleisch und Brot, auch Wasser, vielen Kräutern und Salz besteht, ist äußerst wichtig. Die Aufgabe der Ärzte in der Antike bestand darin, die Nahrung der Herrscher so zusammenzustellen, daß die Verdauung in Ordnung blieb. Daher kommt auch der schon erwähnte bekannte Ausspruch von Hippokrates: «Eure Lebensmittel sollen Eure Heilmittel und Eure Heilmittel sollen Eure Lebensmittel sein.» Das gilt ganz besonders bei Krebs in all seinen Formen.

Kochen ist eine Kunst wie die Kunst der Müller, die Kunst der Konditoren, die Kunst der Bäcker usw. Das Wort Kunst kommt von Können. Da gibt es ebenso den Begriff der entarteten Kunst. Ich frage mich aber: was ist entartet, wer kann sich überhaupt ein Bild machen von richtig oder falsch? Bei Musik sagen wir, daß es Geschmacksache sei. Aber hat Musik eine Kraft? Natürlich, die Musik trägt zum geistigen Stoffwechsel bei. Nicht nur bei Menschen, auch bei Tieren, das haben schon vor Jahren großartige Wissenschaftler wie etwa Prof. Bönke festgestellt. Harmonische Musik, beispielsweise von Mozart oder Strauß, beruhigt Tiere, unharmonische Musik bringt sie in Panik. Zu laute, schrille Klänge in Disharmonien versetzen uns erst in Aufregung, nachher in Schwächezustände. So fein abgestimmt wie die Musik der großen Meister sollte die Kochkunst sein.

Es geht dabei eben nicht nur um die wunderbaren Wirkungsweisen des Meerrettichs, des Knoblauchs, der Zwiebel, der Küchenkräuter, der großen Palette der Gemüsearten oder der Früchte, sondern auch um die richtige Zubereitung. Zwei Beispiele: Apfel-, Kirsch- oder Pflaumenkerne sind zu entfernen, weil sie Blausäure enthalten. Kartoffeln sollten geschält und das Kochwasser weggeschüttet werden, weil die Randschichten oft unverdaulich sind. Das sind keine Ballaststoffe, sondern, das Wort sagt es, diese Stoffe sind entweder schwer verdaulich, unverdaulich oder gar giftig.

Es ist ein Trugschluß zu glauben, die Nahrung müßte roh und mit Schalen zubereitet werden, wie es Anhänger der sogenannten Vollwerternährung oft vertreten. Zwar klappt zuerst die Verdauung besser, weil der Körper sich gegen Naturgiftstoffe und Zellulose, also gegen Holzstoffe, wehren kann. Der Organismus reagiert eine Zeit lang mit Abführen. Dabei werden aber auch lebenswichtige Mineralstoffe ausgeschieden. Im Laufe von vielleicht drei bis sechs Jahren sinken die Abwehrkräfte und es kommt zu Ablagerungen im Dickdarm – im Colonbereich. Der Colon funktioniert wie ein Prüfgerät. Alles, was nicht verdaut werden kann, hält er fest oder versucht es festzuhalten. Deswegen bleibt die Gans länger im Verdauungstrakt als das Hühnchen.

Meine Frau und ich waren vor einiger Zeit bei einer Familie zum Mittagessen eingeladen. Die Leute, sehr nette Menschen, hatten fünf Kinder zwischen drei und zehn Jahren. Das Essen bestand aus Spirelli, das sind weiße Nudeln mit Sahnesauce. Die Kinder aßen mit Heißhunger und die Mutter sagte: «Bei uns gibt es sonst nur Vollkornnudeln, dann essen sie viel weniger, weil sie schneller satt sind, denn da ist ja auch mehr drin.» Damit hatte sie recht, nur sind das keine Lebensstoffe, sondern Schadstoffe. Deshalb aßen die Kinder, die übrigens schon richtiggehend unterernährt waren, von den Vollkornnudeln nur wenig, die weißen aber mit Heißhunger. Die gleiche Meinung herrschte in dieser Familie auch beim Brot. Ich habe der Frau und ihrem Mann die Dinge dargelegt; zuerst waren sie entsetzt, dann aber sehr dankbar für die Aufklärung.

Vollkornbrot sollte man ansehen wie einen guten Kräuterschnaps, ein Glas pro Tag ist Medizin, eine Scheibe Vollkornbrot ist gut, wobei Roggenvollkorn vorgezogen werden sollte. Der Weizen wird in der ganzen Welt fein säuberlich geschält, die Kleie wird entfernt und das seit einigen tausend Jahren. Sicherlich nicht ohne Grund.

Gesund durch Biokost, ...

Vor 20 Jahren hörte man kaum etwas von Biokost, und wenn, fand sie nicht das nötige Interesse, weil man die Auswirkungen im täglichen Leben noch gar nicht recht erkannte. Im Laufe der Jahre hat sich das geändert und wir wissen, daß unsere Gesundheit je nach Ernährungsweise entsprechend beeinflußt wird. Immer mehr Ärzte und Ernährungsphysiologen weisen auf die schwerwiegenden Schäden durch falsche Ernährung hin. Und sogenannte Zivilisationskrankheiten haben, wie ich in vorgängigen Kapiteln bereits schilderte, ihre Ursache oft im Stoffwechsel des Menschen.

Trotz Fehlernährung bei vielen Menschen ist weltweit ein Trend zu reinen, biologisch gezogenen Lebensmitteln wie Gemüse und Obst, aber auch Milcherzeugnissen und Fleisch zu beobachten. In Frankreich wurde das sehr gut erkannt. Man setzt dieses Gedankengut heute in vielen Gegenden um. Pionier in diesem Bereich ist der Arzt Dr. Messegue. In Österreich ist der bekannte Arzt Dr. med. Böhmig erfolgreich tätig. Auch in diesem Land folgte ein ganzer Landstrich dem biologischen Trend, mit sehr großem Erfolg. Das Gleiche strebt man in Italien an.

Die Erscheinungsbilder bei Allergien häufen sich, so daß die behandelnden Ärzte auch hierbei je länger je mehr biologisch rein gezogene Nahrungsmittel empfehlen. Die Misere in der Landwirtschaft veranlaßt Landwirte immer öfters, nach einem Ausweg zu suchen. Dieser Ausweg bedeutet, Qualitätsprodukte mit einem Markenzeichen zu erzeugen, welches absichert, daß es sich tatsächlich um reine Bioprodukte handelt.

... krank durch Vollkornkost

Vor rund 15 Jahren glaubte man – mich dazu gezählt –, Vollwerternährung sei eine reine Vollkornernährung. Diese Annahme, daß das volle Korn ernährungsphysiologisch das beste sei, hat sich als nicht ganz richtig erwiesen. Im Laufe der Jahre zeigte sich nämlich, daß insbesondere die sogenannten Vollwert-Vollkorn-Ernährer im Nachhinein gesundheitliche Schäden bekamen; angefangen von starken Blähungen über Abfall des Sauerstoff-Partialdrucks, Verschlechterung des Blutbildes bis hin zur starken bakteriellen Schädigung des Verdauungstraktes.

Udo Pollmer ist ein sehr kritischer Ernährungsexperte. Aus seiner Feder stammt das Buch «Iß und Stirb.» Er hat schon vor Jahren auf Dinge hingewiesen, die heute alle ärztlich bestätigt werden. Udo Pollmer erklärt hier, nach jahrelangen Forschungen, die Wirkweisen der Vollkornernährung:

«Für die einen ist unser Getreide das Wunderkorn der Menschheit, für die anderen schlicht Vogelfutter. Für Anhänger der Vollwertkost ist das Korn eine Philosophie. Der Anspruch der Vollwertanhänger geht weit über die klassischen Nährwertempfehlungen hinaus. Und ihre Botschaft ist bewußt einfach gehalten: «Laßt unsere Nahrung so natürlich wie möglich.» Vollwertkost enthält danach all die Vitalstoffe, die noch nicht entdeckt oder anerkannt sind. Diese Lehre ist durch ihren pragmatischen Einsatz leicht zu verstehen und vor allem ganzheitlich. Je voller das Korn, je unverarbeiteter, desto gesünder sei die Nahrung. Aus dieser Sicht wäre gebackenes Brot ein «totes» Produkt. Demnach schädigen Bäcker und Köche seit Jahrtausenden weltweit den Vollwert. Selbst die zivilisationsfernsten Völker erhitzen und verarbeiten ihre Nahrung, oftmals recht aufwendig.

Ist gesunde Ernährung wirklich so einfach? Müßten wir nur frische Körner naschen, um 100 Jahre alt zu werden? Und welchen Sinn hat dann noch das Lebensmittelhandwerk? Wir behandeln Getreide wegen der Haltbarkeit, lautet die übliche Antwort. Stimmt das wirklich? Der Bäcker wandelt haltbares Getreide in leichtverderbliches Brot um. Die Bilanz wird noch absurder, wenn man bedenkt, daß in vergangenen Jahrhunderten keine Maschinen zur Verfügung standen und Arbeitskraft immer knapp war.

Es muß also einen anderen Hintergrund geben, warum Korn aufwendig verarbeitet wird. Und der ist heute in seinen Grundzügen entschlüsselt: Kein Lebewesen, sei es Pflanze oder Tier, wird gern gefressen. Bei Gefahr können Tiere davonlaufen, Pflanzen jedoch nicht. Sie müssen sich anders vor einer hungrigen Umwelt schützen. Etwa fünf Prozent ihrer Trockenmasse besteht deshalb aus Abwehrstoffen gegen alles und jeden, egal ob Mikroben, Motten, Mäuse oder Menschen.

Ausgerüstet mit Bitterstoffen, vertreiben Sie Schadenserreger. Mit Giftstoffen, sogenannten Antinutritiva, stören sie unsere Verdauung, indem sie die Aufnahme der Nährstoffe verhindern. Die Pflanzenfresser haben natürlich auch «aufgerüstet»: Mit bis zu vier «Mägen» verdauen, fermentieren und käuen sie wieder, um die Nahrung aufzuschließen. Das Federvieh hat zusätzlich einen Kropf. Dennoch: Verfüttert man zum Beispiel dem Allesfresser Schwein zuviel Getreide, insbesondere Roggen, kommt es zu Wachstumsstörungen. Inzwischen kennen wir eine ganze Reihe von Substanzen, die die Verdauung vieler Tiere und natürlich auch die des Menschen beeinträchtigen.

Zunächst ist hier das Phytin zu nennen. Es bremst die Aufnahme von Mineralstoffen, Spurenelementen und mutmaßlich von Vitamin B_1. Dieses Phytin ist der Energiespeicher der Saatkörner. Bei der Keimung wird es verbraucht. Dabei entsteht aus dem Phytin ein B-Vitamin. Weitere Substanzen, die bei unserem Nutzvieh verdauungs- und wachstumsstörend wirken, sind die Alkylresorcine und Arabinoxylane im Roggen, die Glucane der Gerste und spezielle Pentosane im Weizen. Sie alle sammeln sich in den wertvollsten Schichten des Kornes, im Keimling, und in der das Korn umhüllenden Eiweißschicht, der Aleuronschicht.

Nicht ohne Grund haben unsere Vorfahren ihr Korn schon vor Jahrtausenden mit viel Schmalz oder Öl gekocht. Prähistorische Funde mit Vollkorn enthalten gewöhnlich tierische Fette. Auch heute noch laufen bei den Vollwertbäckern die Kuchen am besten, die mit viel Fett gebacken sind. Weil der

Mensch weder über einen Kropf noch über einen Pansen verfügt, erfand er den Gärbottich. Im Grunde finden dort dieselben Prozesse statt wie im Viehmagen. Die Fermentation baut einige der sogenannten antinutritiven Faktoren ab. Bei einer klassischen zwanzigstündigen Sauerteigführung wird im Prinzip eine Keimung eingeleitet. Das Getreideschrot quillt zwar viel schneller als das ganze Korn im Ackerboden, weil das Wasser nicht erst die Schale durchdringen muß. Die biochemischen Vorgänge sind aber vergleichbar. Die Fermentation leitet den Abbau des Phytins ein, damit der Gehalt an Wertstoffen ausgeschöpft werden kann. Der übliche Backprozeß zerstört dagegen nur wenig Phytin.

Forschungsergebnisse aus aller Welt zeigen, daß das weit verbreitete Phytin gewöhnlich durch die bodenständigen Verarbeitungstechniken verringert wird, aber nicht unbedingt durch die modernen, zeitsparenden Ersatzverfahren. Beim heute in deutschen Bäckereien üblichen «Kunstsauer», einer Mixtur aus Feinchemikalien, unterbleibt der Abbau des Phytin. Vollkornbrote aus Kunstsauer taugen nur noch als Abführmittel, nicht aber für eine vollwertige Ernährung.

Weil der Körper dies über kurz oder lang registriert, hat die «Vollkornwelle» nicht den Erfolg gehabt, den theoretische Ernährungsüberlegungen vorausgesagt hatten. Und es läßt sich erahnen, warum viele Kulturen derart komplizierte Verfahren der Nahrungszubereitung entwickelt haben. Interessant ist auch, daß die heute üblichen schnell wirksamen Hefen Weizen-Phytin nicht abbauen können. Während einer Fermentation entstehen beachtliche Mengen an antibiotisch wirksamen Photoalexinen.

Das muß so sein: Wenn Saatgut keimt, quillt es in nassem Erdreich. Eigentlich müßte es dabei verschimmeln. Um einen Verderb zu verhindern, bildet das Korn Abwehrstoffe gegen unerwünschte Pilze und Bakterien. Heute sind etliche solcher Substanzen bekannt, wie Gramine, Momilactone, Benzoxazolinone, Triticene oder Hordatine. Bei der klassischen Sauerteigbereitung, die letztlich nichts anderes ist als eine ungerichtete Keimung, laufen vergleichbare Prozesse viel schneller ab. Phytoalexine werden gerade im Sauerteig fabriziert, da das Korn ja von Mikroorganismen verdaut wird. Da man letztere in Überzahl einsetzt und sie sofort auf die Innenflächen des geschroteten oder gemahlenen Korns gelangen, gewinnen sie den Wettlauf gegen die Abwehrstoffe. Wirkungen auf unsere Darmflora liegen auf der Hand. Verzehren wir Vollkornbrot aus den handelsüblichen Vollkorn-Backmischungen oder Flockenmüsli, fehlt diese Fermentation.

Natürlich ist die Wirkung des Sauerteigs weitreichender: Auch die Milchsäurebakterien im Teig stehen im Wettbewerb mit Verderbnis-Erregern. Auch sie produzieren antibiotisch wirksame Stoffe, sogenannte Bakteriozine.

Letztere werden inzwischen als Konservierungsmittel eingesetzt. Die anti-
biotische Wirkung von Sauerteig ist seit langem bekannt. Zur Desinfektion
wurden früher sogar Krankenzimmer mit Brotkrümeln ausgefegt.
Auch das Backen im Ofen baut Stoffe ab, die unsere Verdauung behindern.
Es bleibt ein Nettonutzen für den Menschen. Dazu zählt unter anderem die
Bildung von Alkaloiden, die die Stimmung des Essers positiv beeinflussen.
Das erklärt, warum frisches Brot Freßattacken auslösen kann.
Unsere Küchentechnik hat also einen biologischen Sinn. Es ist an der Zeit,
Ideologien aufzugeben und ein wenig Pragmatismus einkehren zu lassen.
Offenbar ist es nicht so entscheidend, ob etwas Vollkorn ist, sondern wie es
verarbeitet wurde. Denn nur die richtigen Techniken – meist klassische, in
unserer Kultur lange erprobte Verfahren – gewährleisten gesunde und
schmackhafte Lebensmittel.»

Diese Ansicht von Udo Pollmer teilen etliche international tätige Mediziner
und Ernährungswissenschaftler.
Trotz dieser einleuchtenden Ausführungen muß auf Vollkornbrot nicht verzichtet werden, vorausgesetzt, dem Backprozeß geht ein langer Fermentie-
rungs-, also Säuerungsprozeß voraus. Denn während dieser langen Versäue-
rungszeit werden die hauptsächlichen Naturgiftstoffe, mit denen sich das
Getreidekorn schützt, abgebaut, so daß das Vollkornbrot bekömmlicher
wird. Es ist also die Kunst des Bäckers gefragt, um ein wirklich gesundes
Vollkornbrot anzubieten.
Zentraler Punkt ist natürlich die Aufklärung der Konsumenten. In der heutigen Zeit des weltweiten Handels ist es ihnen meist nicht möglich, nachzu-
vollziehen, woher die Lebensmittel kommen. Das ist meiner Ansicht nach
eine Schwachstelle im Welthandelskonzept. Der Käufer oder die Käuferin
müssen wissen, woher die Grundnahrungsmittel kommen und wie sie
behandelt wurden. Es gibt ja nicht wenige Herstellungsverfahren, die
umstritten sind.

Allergien

Immer mehr Kinder leiden unter Allergien, Asthma, Bronchitis, Hautaus-
schlägen und Neurodermitis. Bis zu 30 % der 12-16jährigen haben psycho-
somatische Beschwerden dieser Art. Das hat eine Untersuchung der Universität Bielefeld ergeben.
Das geht bis zum Heuschnupfen und eben Allergien aller Art. Die Ursachen
wären, daß Kinder im direkten Lebensumfeld durch Beziehungskrisen der

Eltern leiden. Sie würden an Streß und massiver Reizüberflutung leiden. Die Schuld wird also im psychologischen Umfeld gesucht.

Wenn ich an meine Kindheit denke, dann fällt mir ein, daß unser Klassenlehrer fast jeden Morgen sicherlich sechs bis acht Kinder zwischen acht und zehn Jahren grausamst mit dem Rohrstock geschlagen hat. Die gesamte Klasse ging jeden Morgen mit Angst zur Schule.

Dann haben die Bombenangriffe angefangen, so daß es am Tag zwei- bis dreimal zu wirklichen Streßsituationen kam, weil alle in den Bunker gelaufen sind.

Die Nahrungsmittel waren knapp, die Schularbeiten mußten von den Kindern gemacht werden, sonst gab es wieder Prügel, aber im Garten und bei den Bauern mußten wir auch noch mithelfen. Wir mußten Rüben verziehen, Kartoffeln auflesen, eben alle Arbeiten erledigen, die dringend notwendig waren.

Die Kinder der damaligen Zeit haben tatsächlich im Streß gelebt. Ich selbst habe erlebt, daß Tiefflieger die Straßenbahnen angegriffen haben, in denen die Kinder zur Schule gefahren sind.

Der wirkliche Streß, diese Lebensangst, hat weder zu asthmatischen Erkrankungen noch zu Neurodermitis oder zu Psoriasis geführt. Diese Krankheiten waren vor gut fünfzig Jahren ja fast unbekannt. Erst nach dem Krieg kamen die sogenannten Bläschenerkrankungen auf. Das war die Folge von Zusätzen in den Nahrungsmitteln.

Hiermit möchte ich nur davor warnen, Eltern oder Ehepartnern, die angeblich an den Allergien schuld sind, eine Schuldzuweisung zu machen.

Diese Schuldzuweisung habe ich in einem Vortrag erlebt, den ein Arzt und Psychologe gehalten hat, der die Ursache immer in der Familie gesucht hat, z.B. bei der Neurodermitis. Er hat sogar in verschiedenen Fällen dazu geraten, den Ehepartner zu wechseln. Er hat auch Jugendlichen geraten, aus dem Elternhaus zu gehen.

Tatsache ist, daß alle Allergien auf Ursachen zurückzuführen sind, die durch klassische Medizin und Forschungsmethoden ermittelt werden können, nämlich durch Stuhluntersuchungen, Blutuntersuchungen und eventuell Hautanalytik.

Es gibt auch Untersuchungsmethoden, auf die ich hier nicht näher eingehen möchte, die aber auch deutlich die Ursachen erkennen lassen. Es sind die Diagnosemethoden, die bei Allergologen, Heilpraktikern und Naturärzten angewandt werden.

Es gibt etliche Autoren, die Zusätze in Lebensmitteln beschrieben haben, wie z.B. der weltweit anerkannte Lebensmittelchemiker Udo Pollmer, der das Buch geschrieben hat: «Iß und Stirb.» Andere Autoren weisen auf die verheerenden Umweltschäden und deren Folgen auf den menschlichen

Organismus hin. Das wird das Thema der Zukunft sein, die Menschen vor Stoffen zu bewahren, die nachweislich zu Allergien und Krankheiten führen. Die Psychologie hat sicherlich auch ihre Bedeutung, aber hier sind klassische medizinische Forschung und Analytik gefragt. Es geht nicht um Vermutungen oder Glaubensbekenntnisse. In unserem Archiv liegen einige tausend Berichte aus dem Bereich der Allergien. Bei allen waren es Stoffwechselprobleme und Vergiftungen aller Art, die zur Krankheit geführt haben. Das heißt, Kinder und Menschen mit völlig falschen und vergifteten Darmbakterien können weder lernen noch richtig arbeiten. Es kommt zu Streitigkeiten innerhalb der Familien.

Natürlich ist die Psyche nach überstandener Krankheit wieder gesund. Natürlich kann man Streßsituationen dann auch wieder besser bewältigen. Ist erst der Körper gesund, dann ist auch der Geist gesund, nicht umgekehrt.

Gift macht giftig

Zahnbehandlungen mit Amalgam und anderen nicht verträglichen Stoffen können laut vieler anerkannter Ärzte zu schwersten Erkrankungen führen, auch zu Krebs. Das Quecksilber spielt dabei die entscheidende Rolle. Führt man sich die These von Prof. Kötschau, die auf den Nenner gebracht «Gift macht giftig» lautet, vor Augen, ist das durchaus glaubhaft. Es greift ja eins ins andere. Toxische Gewebesäuren bilden sich durch den Stoffwechsel der wiederum vergifteten Verdauungsbakterien und Hefen oder Pilze.

Zu diesem Thema habe ich folgenschwere Erfahrungen gemacht. Meine Zähne, oben und unten, wurden mit Gold überkront – nach entsprechenden Verträglichkeitstests. Die neuen «Gebisse» waren eingesetzt, ich empfand das aber als sehr unangenehm. Es ging nicht lange, da bekam ich Schmerzen im rechten Daumen, Zeige- und Mittelfinger. Im Verlauf von rund einem halben Jahr wurden die Finger immer bewegungsunfähiger, bis ich keine Tasse mehr anfassen und auch nicht mehr schreiben konnte. Ich meldete mich also wieder beim Zahnarzt. Es stellte sich heraus, daß die Kronen in zwei verschiedenen Labors hergestellt wurden – mit unterschiedlichen Goldlegierungen. Vier Naturheilkundler stellten die gleichen Auswirkungen fest: Schädigung des Dickdarms, der Darm-Meridian war betroffen, Schädigung der Lunge sowie des Nervensystems. So kam es zur Blockade. Das untere Gebiß begann trotz einwandfreiem Zähneputzen schon nach kurzer Zeit stark zu stinken, das obere dagegen nicht. Das Ansiedeln von Fäulnisbakterien ist übrigens ebenso ein Beweis für eine Unverträglichkeit.

Der Zahnarzt wollte eine Behandlung durch seine Frau veranlassen, mit der Begründung, jeder Mensch hätte ein Kindheitstrauma gehabt, auch ich. «So, und deshalb stinkt das untere Gebiß» erwiderte ich, stand vom Behandlungsstuhl auf und suchte mir einen anderen Zahnarzt. Dieser entfernte sofort die alten Kronen und setzte ein Provisorium ein. Kaum zu glauben, aber als ich nach der ersten Behandlung in mein Auto stieg, konnte ich die Finger schon wesentlich besser gebrauchen. Und auch der komische trockene Husten war wie weggeblasen.

Die Naturheilkundler, die mich behandelten, verdienen großes Lob. Sie stellten mit verschiedenen Methoden gleiche Ursachen und Auswirkungen fest. Einer von ihnen schilderte mir einige grauenhafte Fälle, bei denen falsche Materialien beim Zahnersatz zu schweren Komplikationen führten. Ein anderer Arzt machte bei mir übrigens Speichel- und Blutuntersuchungen mit dem Ergebnis, daß ich dreißigmal den Normalwert von Gold im Speichel hatte, außerdem zuviel Blei und Palladium. Das braucht Ihnen alles nicht zu passieren, es kann aber mit ein Faktor sein, um schwer krank zu werden.

So hoffe ich, daß dieses Buch auch in die Hände von Zahnärzten und Dentisten gelangt. Aber ebenso an Fachärzte, denn wer sucht bei Lähmungserscheinungen in den Fingern die Gründe beim Zahnersatz. Wenn man solche Dinge erlebt, gehen einem die Augen auf. Ich kann wieder schreiben und meine Hand gebrauchen, deshalb habe ich im Urlaub dieses Kapitel begonnen – aus Dankbarkeit. Selbst ich wäre also, trotz Brottrunk, Fermentgetreide und meiner, wie ich glaube, richtigen Ernährung schwer krank geworden. Die Erkenntnis: Das Umfeld muß ebenso stimmen.

Was ich Ihnen ans Herz legen möchte: Seien Sie kritisch bei sensationellen neuen Ernährungsformen. Die Menschen lernten in einigen tausend Jahren sich zu ernähren bzw. die Lebensmittel als Heilmittel zu betrachten – sicher nicht ohne Grund. Übrigens ist die im vorangegangenen Kapitel beschriebene Kinesiologie, deren Wert immer mehr Ärzte anerkennen, eine gute Möglichkeit, verträgliche Ernährung, Medikamente oder eben Zahnersatz zu prüfen.

Zähne – ein sehr wichtiger Krankheits- und Gesundheitsfaktor!

Die Zähne sind ja unsere Zerkleinerungswerkzeuge, damit wir die Nahrung besser verdauen können. Je müheloser und intensiver wir kauen, desto besser ist die Nahrung für unseren Stoffwechsel vorbereitet. Man sagt nicht umsonst

«Gut gekaut ist halb verdaut.»

Die Zähne spielen bei der Krebsvorsorge und auch bei der Heilung eine sehr große Rolle. Sie können die Stoffwechselprobleme grundlegend beeinflussen.

Ein ganz wichtiger Punkt in der Gesundheitsvorsorge ist daher die regelmäßige Untersuchung der Zähne. Ich bin schon darauf eingegangen, aber durch ein Eigenerlebnis möchte ich nochmals auf die Problematik der kranken Zähne hinweisen. Schwierigkeiten mit verschiedenen Goldlegierungen haben bei mir zu Lähmungserscheinungen in der rechten Hand und zur Belastung des Dickdarm- sowie des Lungenmeridians geführt.

Das wurde von untereinander unabhängigen Naturheilkundlern, einem Allergologen und drei Heilpraktikern, festgestellt. Alle stellten die gleiche Diagnose, aber mit verschiedenen Diagnosemöglichkeiten. Der Allergologe untersuchte nach der Methode von Voll mit der Akupunktur-Diagnostik, ein Heilpraktiker arbeitete nach der Kinesiologie mit dem Arm-Muskeltest, zwei Heilpraktiker arbeiteten nach der Radiästhenie mit einem Schwingungstensor. Es ist schon erstaunlich, wie diese vier Naturheilkundler unabhängig voneinander zu dem gleichen Ergebnis gekommen sind. Das spricht auch für diese drei verschiedenen Untersuchungsmethoden.

Nun hatte ich aber trotz der Unterkiefersanierung mit der gleichen Goldlegierung wie im Oberkiefer Beschwerden, und zwar starke rheumatische Beschwerden mit stechenden Schmerzen in der Herzgegend, aber nicht am Herzen, sondern am Brustfell. Ich war der Meinung, daß ich dieses ausgetestete und für gut befundene Goldteleskop nicht vertragen könne. Der Besuch beim Zahnarzt brachte die Lösung. Er stellte durch eine Röntgenaufnahme fest, daß oben links zwei Backenzähne die Ursache für die starken rheumatischen Beschwerden sein könnten. Er hat mir geraten, die Zähne zu ziehen. Das wurde auch gemacht und die beiden gezogenen Zähne verbreiteten sofort einen stark stinkenden Geruch. Der Zahnarzt erklärte mir dann, daß er gerade bei Rheumapatienten die Zahnsanierung betrieben habe und die rheumatischen Beschwerden innerhalb kurzer Zeit verschwunden seien. Darauf war ich natürlich gespannt, denn in den letzten Tagen vor der Behandlung konnte ich mich kaum noch sportlich betätigen, weil mir beim Laufen und beim Reiten die linke Herzgegend enorme Schmerzen bereitete, als ob man einen Hexenschuß hat.

Aber schon 24 Stunden später spürte ich dann eine unwahrscheinliche Verbesserung des Bewegungsapparates. Das Aufsteigen auf mein Pferd fiel mir auch wieder leichter. Die Schmerzen in der linken Brusthälfte waren bestimmt um 80 % zurückgegangen. Ich spüre zwar noch etwas, was sich aber sicherlich noch verbessern wird, so daß ich ganz beschwerdefrei werde. Der Zahnarzt hat mir von etlichen Fällen berichtet, bei denen faule Zahnwurzeln zu schweren körperlichen Schäden geführt haben. Einen Tag nach der Zahnbehandlung war ich bei einem Allergologen zur Untersuchung. Er hat wieder die Akupunktur-Meßmethode angewandt und konnte keine Fehlerquelle mehr feststellen, keine Spannung. Auch er betonte die Wichtigkeit der Zahnsanierung, nicht nur bei rheumatischen Beschwerden, sondern auch bei Parkinson- und MS-Erkrankungen.

Die Schmerzen konnte ich mit Brottrunk und Fermentgetreide wohl in Schach halten und auch den Körper in gewisser Weise entgiften. Die Ursache konnte ich aber damit nicht beseitigen, denn es war ja ein ständiger Entzündungsherd vorhanden, von dem Leichengifte vom Oberkörper in das zentrale Nervensystem eingeschleust wurden. So lauteten die Auskünfte des Allergologen und des Zahnarztes.

Nach dem Zähneziehen habe ich natürlich die Wunde mit Brottrunk gespült und vermehrt Brottrunk getrunken. Es haben sich keine Komplikationen ergeben, ich hatte auch keine Schmerzen, die Wunde verheilte sehr schnell und gut. Brottrunk kann also durch seine Funktion als Lebensmittel den gesamten Organismus über den Stoffwechsel entgiften. Mit diesem Bericht wollte ich nur darauf hinweisen, daß bei solchen Beschwerden unbedingt Fachleute zu Rate gezogen werden sollten, eben entsprechend ausgebildete Mediziner, die richtige Diagnosen erstellen und entsprechende Maßnahmen ergreifen. So gut der Brottrunk in vielen Bereichen unterstützend wirkt, er ersetzt keinen Allergologen, auch keinen Zahnarzt und auch keinen Chirurgen. Diese Erkenntnisse zeigen, daß in solchen Situationen Fachleute gefragt sind. Oft muß man, wie ich es getan habe, auch zwei oder drei Zahnärzte aufsuchen – Sie müssen eben einen guten Mediziner konsultieren.

Verbesserung des Raumklimas

Frische Luft trägt bei Mensch und Tier mit zur Gesundheit bei. Um unsere Atemluft ist es jedoch schlecht bestellt. Das wissen wir alle. Doch nicht nur durch die bekannten Luftverschmutzer wie Industrie, motorisierter Verkehr etc. wird die Raumluft beeinflußt, sondern auch durch elektronische und elektrische Geräte oder durch Elektrokabel. 1996 hörte ich die Ausführungen eines Professors, der sich mit diesem Phänomen beschäftigte. Er behauptete unter anderem, daß Elektromotoren in unmittelbarer Nähe des Menschen zu schweren Erkrankungen führen.

Kürzlich vernahm ich in diesem Zusammenhang eine weitere beunruhigende Nachricht: Wenn Zentralheizungen nicht nach einem bestimmten Schema geerdet seien, käme es zu Störungen in der Raumluft. Die Folgen wären Müdigkeit sowie eine Verschlechterung des Immunsystems, woraus sich wiederum alle möglichen Krankheiten, zu denen der einzelne Mensch neigt, entwickeln könnten. Im weiteren wurden Gliederschmerzen, Gefühle von Abgeschlagenheit, schmerzende frühere Bruchstellen als Folge falscher Erdung von Heizungen genannt.

Da mir das selbst völlig fremd war, machte ich gleich die Probe aufs Exempel. Tatsächlich war die Heizung in unseren Arbeitsräumen überhaupt nicht geerdet. Mit Kupferdraht verbanden wir sogleich den Zulauf vor der Umlaufpumpe mit der Wasserleitung, und ebenso, aber getrennt, den Rücklauf – wie es empfohlen worden war. In meinem Privathaus bestand wohl eine Erdung, jedoch vom Vorlauf zum Rücklauf und von dort zur Wasserleitung. Also habe ich das geändert und den Vorlauf wie den Rücklauf gesondert zur Wasserleitung geführt.

Das Ergebnis: Ich konnte schon in der ersten Nacht besser schlafen und bin am Morgen ohne Schmerzen in den Armen oder im Handgelenk aufgewacht. Die seit 25 Jahren andauernden Schmerzen in den Oberarmen und Schultergelenken führte ich auf den übertriebenen Leistungssport zurück, den ich in jungen Jahren ausübte, und das Handgelenk, das ich mir im Alter von 16 Jahren brach, bereitete mir in letzter Zeit ebenfalls Schwierigkeiten und Schmerzen. Da scheint also tatsächlich etwas daran zu sein.

Interessant dabei ist, daß ich diese Erfahrungen von einem Berater, der im Rahmen des Spitzensports für die Gesundheit der Athleten verantwortlich ist, übernommen habe. Auch dort macht man sich anscheinend Gedanken, wie sich technische Umwelteinflüsse auf die Leistungsfähigkeit auswirken.

Beim Schreiben dieser Zeilen fällt mir eine Kirche in Österreich ein, die mir ein Bekannter zeigte. Diese Kirche wurde alle drei Jahre laut einem Gelübde von der Gemeinde mit Brotkrümeln geputzt. Mein Bekannter fragte sich, wozu das gut sein solle. Vor etwa 15 Jahren hätte ich keine Erklärung dafür gehabt. In der Zwischenzeit aber erfuhr ich davon, daß Prof. Hoffmann in Berlin typhus- und cholerainfizierte Krankenzimmer mit Brotkrümeln desinfizierte. So ist für mich auch die Kirchensäuberung mit Brot erklärlich: Es hat mit dem Abbau von Fäulnisbakterien zu tun.

Wo Fäulnisbakterien sind, halten sich auch Fliegen auf. Brot sorgt also für Reinheit und Sauberkeit, nicht nur im Darm des Menschen. Ein Kunstkenner erklärte mir, daß es heute noch Bildrestauratoren gibt, die Bilder mit Brot säubern.

Das Wissen dieser Zusammenhänge hat mich veranlaßt, Versuche in unseren Pferdeställen durchzuführen, indem wir die Ställe und Wände mit Brottrunk einspritzten. Als Ergebnis waren keine oder nur ganz wenige Fliegen zu verzeichnen. Auch die Fliege hat ja ihre Aufgabe im Rahmen der göttlichen Weltordnung. Wo allerdings keine pathogenen, also krankmachenden Keime mehr vorzufinden sind, ist die Fliege als Regulator nicht mehr notwendig.

Diese Erkenntnisse können Sie auf ihre Wohnung übertragen. Dazu geben Sie auf drei Liter Wischwasser dreiviertel Liter Brottrunk und reiben damit Möbel und Wände ab. Da Wände und Fußböden maßgeblich am Raumklima beteiligt sind und der Diffusionseffekt in den ersten Millimetern der Oberfläche stattfindet, sollten Sie vor jedem Renovieren die Wandoberfläche mit dieser Brottrunkmischung einsprühen.

Haben Sie durch Holzschutzmittel oder andere Negativstoffe ein schlechtes Raumklima, können Sie mit einem kleinen Springbrunnen, dem Sie jeden Tag 100 ml Brottrunk zum Wasser dazugeben, zur Verbesserung des Raumklimas beitragen.

Die Problematik der UV-Strahlung

Besonders in der heutigen Zeit gilt eine intensiv gebräunte Haut für die meisten Menschen als gesund und ist noch immer ein Zeichen für Jugend und sportliche Aktivität. Braungebrannte Haut stellt für viele ein erstrebenswertes Schönheitsideal und Statussymbol dar.

Daß die Sonne auch Auslöser von allergischen Erkrankungen sein kann, wird in der Regel zu wenig bedacht. Nach zu langem Sonnenbaden kommt es auf der Haut plötzlich zu Rötungen, Schwellungen und Bläschenbildung, meistens verbunden mit starkem Juckreiz. An der sogenannten «Sonnenallergie» leiden etwa 20 Prozent aller Sonnenanbeter. Wird die Haut zu lange oder zu stark von der Sonne bestrahlt, reagiert sie mit einer übermäßigen Abwehrreaktion.

Das Sonnenlicht teilt sich auf in Infrarot- und Ultraviolettlicht. Das UV-Licht wiederum kann man einteilen in UVA-, UVB- und UVC-Licht. Die Wirkung der verschiedenen UV-Strahlen ist unterschiedlich: Das UVC-Licht, das normalerweise in der Atmosphäre durch die Ozonschicht unschädlich gemacht wird und daher die Erde nicht erreicht, könnte beim Menschen gefährliche Hautkrankheiten auslösen. Die sehr energiereiche UVB-Strahlung gelangt nur zu einem geringen Teil (0,4 Prozent des Sonnenlichtes) auf die Erde und damit auf die Haut des Menschen. UVB ist für die Hautbräune und bei ungeschützter bzw. empfindlicher Haut für die Entstehung eines Sonnenbrandes verantwortlich. UVA bewirkt eine Hautbräunung ohne Sonnenbrand und wird deshalb meist in Solarien eingesetzt.

Die UVA-Strahlung ist normalerweise harmlos. Wer sich allerdings zu oft und zu lange der Sonne oder dem Solarium aussetzt, muß irgendwann mit Hautschäden rechnen.

Die Haut reagiert unterschiedlich auf das Sonnenlicht. Man unterscheidet im europäischen Raum vier verschiedene Hauttypen, die unterschiedlich lichtempfindlich sind:

Typ 1: helle Haut, meist rötlich, blonde Haare, sehr häufig Sommersprossen. Menschen dieses Hauttyps sollten sich ungeschützt nicht länger als 5 bis 10 Minuten in der Sonne aufhalten.

Typ 2: hellhäutig, blonde Haare, ungeschützt nicht länger als 20 Minuten in der Sonne.

Typ 3: mäßig getönte Haut, mittelblondes bis brünettes Haar, keine Sommersprossen, ungeschützt nicht länger als 30 Minuten in der Sonne.

Typ 4: dunkelgebräunte Haut, dunkelbraune bis schwarze Haare, ungeschützt bis zu 40 Minuten in der Sonne.

Die Sonnenallergie wird durch verschiedene Faktoren ausgelöst bzw. beeinflußt: Das UV-Licht wandelt eine Substanz – bestimmte Kosmetika, Deosprays, Sonnenschutzmittel oder Medikamente – in einen allergieauslösenden Stoff um, der zu einem stark juckenden Hautausschlag führt. Ist die Allergie erst ausgebrochen, darf man sich auf gar keinen Fall weiterhin in der Sonne aufhalten. Gegen den quälenden Juckreiz stehen wirksame Arzneimittel, wie beispielsweise Kalziumpräparate, Antihistaminika und Salben zur Verfügung.

Besonders bei Allergikern hat sich in meiner Praxis das Einreiben mit Brottrunk bewährt. Das Wirkprinzip ist allerdings noch nicht wissenschaftlich geklärt, jedoch könnten der physikalische Effekt (Feuchtigkeit, Kühlung) wie der physiologische (Bakterien, Vitamine, Mineralien, Fermente) dafür verantwortlich sein. Mir sind etliche Fälle von Sonnenallergie bekannt – Pusteln, starke Rötungen und Anschwellungen im Gesicht, an den Armen, teils auch am ganzen Körper – bei denen die Sonne nach Ganzkörperabreibungen mit Brottrunk wieder vertragen werden konnte.

Sehr gut hat sich der Brottrunk als After-Sun bewährt, wobei der physikalische Effekt eine entscheidende Rolle zu spielen scheint. Auch bei Sonnenbrand konnte der Brottrunk Linderung verschaffen. Diese Beobachtung machten meine Frau und ich an uns selbst. Meine Frau hatte über Jahre hinweg, kaum setzte sie sich einige Minuten der Sonne aus, angeschwollene Arme und Pusteln. Auch Ärzte in unserem Bekanntenkreis beobachteten dieses Phänomen. Was lag also näher, als mit dem Brottrunk eine klassische Sonnenschutzuntersuchung unter Laborbedingungen und unter der Leitung eines Arztes durchzuführen.

Zu unserem Entsetzen wurde aber kein Sonnenschutzfaktor gefunden. Ich ließ mir die Filterwirkung der Sonnenschutzmittel erklären. Obwohl der Brottrunk nicht über diese Wirkung verfügt, wird man trotzdem verhältnismäßig schnell braun und die Sonnenallergien verschwinden – warum? Diese Frage habe ich ziemlich erregt an die beiden Mediziner gerichtet, die an der Studie mitwirkten, denn ich hatte ja einige zigtausend Mark ausgegeben. Wie ich nun glaubte, ohne Nutzen.

Die Mediziner kamen zu folgendem Schluß: Der Brottrunk stabilisiert die Haut durch die physiologischen Effekte der Bakterien, Vitamine, Mineralien und Enzyme. Die schnelle Entzündbarkeit wird gebremst, der Hautmechanismus nimmt die an sich guten Sonnenstrahlen besser auf, die Haut reagiert also mit weniger Entzündungen, aber mit Bräunung.

Wir alle wissen, daß der Mensch Sonne braucht, nicht zuletzt zur Bildung von Vitaminen. Die Sonne steht aber auch im Ruf, Hautkrebs zu verursachen. Dazu fällt mir die Äußerung eines Chefarztes ein, der sagte: «Ich lasse meine Frau nicht mehr eine Minute an die Sonne gehen, der Hautkrebs, der durch die Sonne verursacht wird, nimmt immer mehr zu.» In seiner Klinik hatte er das ganze Ausmaß der falsch verstandenen Sonnennutzung gesehen. Doch Licht, Luft und Sonne können, richtig dosiert, auch helfen, den Gesundheitszustand zu verbessern. Und stellen wir uns einmal vor, die Schadhaftigkeit der Sonnenstrahlen würde durch die Brotsäureenzyme und -bakterien abgehalten, durch die Stabilisierung des Hautmechanismus würden die positiven Wirkungen der Sonne aber besser aufgenommen, dann könnte man doch die Sonne wieder besser nutzen...

Helicobakter – Bakterium mit Fragezeichen

Zunehmend werden kranke und gesunde Menschen auf den sogenannten Helicobakter aufmerksam gemacht. Er ist ein Bakterium oder Kleinlebewesen, das sich im Magenbereich ansiedelt. Der Helicobakter kann durch die Atemluft diagnostiziert werden. Man trifft ihn bei etwa 50 Prozent der Menschen an, bei drei Prozent soll er für Magenkrebs verantwortlich sein. So fragt man sich unweigerlich: Ist der Helicobakter generell schädlich? Bei einer Magenkrebsrate von drei Prozent kann man sicher nicht von einer allgemeinen Schädlichkeit sprechen. Bei Krebskranken findet man sehr häufig den entarteten Hefepilz Candida albicans, ebenso bei Haut-, Rheuma-

und Stoffwechselkranken. Wir wissen aber auch, daß der normale Hefepilz im Darm des Menschen gesunderhaltend ist, ja sogar Vitamine erzeugt. Die moderne Wissenschaft hat nachgewiesen, daß das Verhalten der Hefepilze (gut- oder bösartig) abhängig von seinem Vorkommen im Stuhl ist. Je mehr Hefepilze, umso gefährlicher sind sie.

Könnte es sich nicht genauso mit dem Helicobakter verhalten? Natürlich gibt es krankmachende Bakterien, Viren und Pilze. Die Medizin ist ja voll von Beweisen für deren Schädlichkeit, die oft lebensbedrohend ist. In diesen Fällen kann der Einsatz von Medikamenten lebensrettend sein. Zu überlegen ist aber vor allem: wie kam oder wie kommt es zu diesen «vergiftenden» Kleinlebewesen?

Ich weise in diesem Zusammenhang auf uraltes Medizinerwissen hin: Bei allen Magenbeschwerden ist eine mit Wasser gekochte Haferschleimsuppe eine Neutral-Heilnahrung für die Bakterien. Mir sind Menschen bekannt, die in ihrer Jugend Magenprobleme mit Geschwüren und Entzündungen hatten, auf Anraten ihres Arztes über Jahre hinweg morgens Haferschleimsuppe gegessen haben und dabei gesund und alt wurden... Aus empfindlichen Menschen sind im Laufe der Jahre richtig gesunde Menschen geworden, geistig wie körperlich.

Ich bin überzeugt, daß in uns zuerst die Bakterien krank werden. Dies geschieht durch nicht menschengemäße Nahrung, Chemikalien, Umweltgifte, falschen Zahnersatz, Drogen aller Arten, ja sogar durch Disharmonien in der Musik, Neid und Mißgunst, Völlerei wie Unterernährung, unharmonisches Leben, zu wenig körperliche Bewegung, Hektik, vielleicht auch durch Lieblosigkeit, mit Sicherheit auch durch die Mißachtung unserer göttlichen Schöpfung. Die großen Seuchen und Krankheiten hatten immer einen Grund.

Bakterien sind es, die uns bevölkern, gesunderhalten oder krank machen. Unser Stuhlgang, unsere Ausscheidung besteht aus Milliarden von Kleinlebewesen, der überwiegende Teil ist reine Bakterienmasse. Unser Wohlbefinden ist demnach verknüpft mit unseren Einwohnern. Bekommen diese eine gute Nahrung, bereiten sie in unserem Verdauungstrakt die Inhaltsstoffe auf und führen sie unserem Gefäßsystem zu. So bekommen wir genügend Kalzium, Eisen, Magnesium, Selen, Aminosäuren, Vitamine, Spurenelemente, Eiweiß, Kohlenhydrate und einiges mehr.

Diese unsere Mitbewohner sind für uns lebensnotwendig, ganz nach den unumstößlichen Gesetzen des Mikrokosmos. Unter diesen Mikroorganismen gibt es Vorarbeiter, Sortierer, Schlepper, Träger; und es gibt aufsichtsführende, ordnende und sogar streitbare, mit Waffen ausgerüstete Bakterien – wie Polizisten, die für Ordnung sorgen.

Solche Ordnungskräfte sind zum Beispiel die Laktobakterien, also die Milchsäurebakterien. Man kann sie mit Recht als Bodenpolizei im Mutterboden bezeichnen, ebenso erfüllen sie ihre Aufgabe im Dickdarm, aber auch auf der Haut des Menschen, auf dem Säureschutzmantel. Ein gleicher Schutzmantel schützt die Darmwände vor Eindringlingen wie Viren und schädlichen Pilzen.

Um den Gesundheitszustand eines Menschen zu erkennen, ist es wichtig, Stuhluntersuchungen zu machen – für mich eine der wichtigsten Untersuchungen: Denn erstens muß man lediglich den Kot untersuchen, zweitens ist die Untersuchung preiswert und sie gibt drittens Auskunft über unsere Einwohner.

Ich bin überzeugt, daß die Bakteriologen maßgeblich an den Fortschritten in der Medizin beteiligt sind. Wir müssen lernen, in den Bakterien, Viren und Pilzen unsere Lehrmeister zu sehen, denn alles hat seinen Grund. Das Bakterium Helicobakter braucht bei uns keine Panik hervorzurufen. Auch diese Art des Bakteriums hat seinen Sinn im Rahmen der Verdauungssymbionten.

KREBS IST VERMEIDBAR! KREBS IST HEILBAR!

Auch Ärzte brauchen Hilfe!

Vor etwa 15 Jahren hielt Herr Dr. Kempe, ein Arzt aus Hahnenklee, in Dortmund einen Vortrag mit dem Titel: «Behandlung bei Krebs.» Dr. Kempe war ein Verfechter natürlicher und biologischer Lebensmittel. Er erkannte auch die gute Wirkung von milchsauer vergorenem Gemüse und des Sauerteigbrotes.

Es galt nach seinen Worten, die Sauerstoffnot des Organismus aufzuheben, nach der These von Herrn Professor Warburg. Diese These lautete: «Wenn wir die Sauerstoffnot des Organismus aufheben, dann können wir den Krebs besiegen.» Die Frage lautet: Wie entsteht diese Sauerstoffnot? Das versuche ich zu beantworten.

Herr Dr. Kempe war auch ein Verfechter der Zahn- und Kiefersanierung sowie der Darmsanierung. Auch Störfelder, die früher oder später zu Erkrankungen bei Mensch und Tier führen, waren ihm bekannt. Im Prinzip wußte er schon sehr viel. Er war ein guter und bekannter Arzt. Am Schluß seines verständlichen und guten Vortrages sagte er allerdings:

«Wir Ärzte allein sind nicht in der Lage, die Geißel Krebs zu besiegen.»

Alle Menschen sind aufgefordert, diesem Rätsel auf die Spur zu kommen und den Krebs zu bekämpfen. Dieser Aufforderung sind in den letzten 50 Jahren Wissenschaftler aller Richtungen gefolgt. Biologen, Chemiker, Apotheker, Ärzte, Radiologen, Heilpraktiker, Wunderheiler, eben Menschen aus allen Richtungen und Schichten, alle mit dem Ziel, dem Nächsten in seiner Not zu helfen.

Die Ratschläge sowie Anwendungen gehen über Chemotherapie, Bestrahlungen, Operationen, Ernährungsempfehlungen wie Rohkost, Saftfasten, Frischkornbrei, grünen Tee, Apfelessig, nur noch Vollkornbrot aus Roggen, Weizen und Dinkel, Vitamine und Spurenelemente in Tablettenform und Pulvern ohne Ende, Wundermittel von Indianern und Chinesen oder Japanern werden angepriesen, geheimnisvolle Injektionen werden angeboten, zum Beispiel aus einer fleischfressenden Pflanze, und noch andere Wundermittel. Sauerstofftherapien werden angeboten, Überwärmungs- und Magnetfeldtherapien, Misteltherapien sowie die Bioresonanztherapie, aus alter Zeit Wassertherapien nach Kneipp und Prießnitz sowie Dr. Bilz.

Nun kommen noch die Aussagen gesundheitsbezogener Lebensmittel hinzu. Als Beispiel: Die Werbung über Margarine, Joghurt, Yakult, Kombucha und Vitamindrinks aller Art. Dann gibt es auch noch Brottrunk. Den hat ein Bäcker erfunden, also noch nicht einmal ein Fachmann, wie man sagt. Damit sollen auch gute Erfolge zu erzielen sein. Genaues wissen jedoch die wenigsten Menschen in Deutschland, denn medizinische Untersuchungen und Ergebnisse von Lebensmitteln dürfen nach § 18 des Lebensmittelgesetzes nur an Angehörige der Heilberufe weitergegeben werden.

Die fatalen Folgen des § 18 LMBG

Einige Gerichte haben diesen § 18 schon bestätigt. Die Begründung eines Richters am Oberlandesgericht, mündlich vorgetragen, lautete: Die Menschen würden den Informationen folgen und Brottrunk kaufen. Dadurch würden pharmazeutische Firmen, die Kosmetikindustrie sowie Ärzte und Apotheker geschädigt, da der Brottrunk ja Auswirkungen haben könnte, die medizinische Anwendungen überflüssig machen könnten.
Den Wahrheitsgehalt wolle man nicht in Frage stellen, also die Aussage über die Wirkungsweisen des Brottrunks sollte nicht durch einen Sachverständigen überprüft werden, so der Richter am Oberlandesgericht.
Laut Auskunft der Verbraucherzentrale NRW in Düsseldorf war dieser § 18 angeblich mal ins Leben gerufen worden, weil man den Verbraucher vor Betrügern schützen wollte. Jetzt stellt sich natürlich die Frage «Hat man den Verbraucher geschützt oder lässt man ihn dumm sterben?»
In diesem Buch geht es aber in erster Linie um das Thema Krebs und ob dieser vermeidbar ist. Und da ist der Gesetzgeber aufgefordert, allen Dingen nachzugehen, die zur Krebskrankheit führen können. Denn es gibt viele Stoffe, die toxisch und krebserregend wirken.
Udo Pollmer hat drei Bücher mit spektakulären Beispielen über krankmachende Ernährung geschrieben: «Iss und Stirb», «Prost Mahlzeit – Krank durch gesunde Ernährung» und «Liebe geht durch die Nase.» Ein Buch von Professor Daunderer mit dem Titel «Umweltgifte» gibt Auskunft über Chemikalien, die krank machen, zum Beispiel im Zahnersatz. Auch die Bücher des ehemaligen Präsidenten der Bundesärztekammer in Berlin, Dr. Ellis Huber zeigen auf, welche fatalen Nebenwirkungen zum Beispiel Psychopharmaka haben können. Die Titel seiner Bücher lauten: «Handeln statt Schlucken» und «Liebe statt Valium.» Diese Beispiele zeigen, daß es Autoren gibt, die ehrlich bemüht sind, Grundlagen für ein gesünderes Leben zu schaffen. Auch das ist ein Teil der Erkenntnis zu einem Leben ohne Krebs.

Ernährung, Bewegung, Lebensstil, Lebenseinstellung, Luftverhältnisse, Wohnumfeld – alles ist maßgebend beteiligt an einem Umfeld, das keinen Krebs zuläßt. All das ist aber nur ein Teil der Wahrheit.

Störfelder machen krank

Frau Dr. Carstens, die Frau des ehemaligen Bundespräsidenten, hat in einem Vortrag an der Universität Heidelberg wortwörtlich gesagt:

«Man kann keinen Krebs behandeln, wenn man nicht vorher nach geopathischen Feldern gesucht hat.»

Daß Wasseradern und Störfelder Auswirkungen auf Krebs und andere Krankheiten haben, wurde schon von etlichen Autoren beschrieben: zum Beispiel von Freiherr von Pohl, von dem Mediziner Dr. Hartmann, der das sogenannte Hartmanngitter gefunden hat und von dem katholischen Pfarrer Häberle in dem Buch «Helfen und Heilen.»
Zwei Allgemein-Ärzte aus Plochingen in der Nähe von Stuttgart, Frau Dr. und Herr Dr. Banis, haben in jahrzehntelanger Tätigkeit in Zusammenarbeit mit einem erfahrenen Rutengänger dokumentiert, daß praktisch bei jedem krebskranken Patienten auch eine Schlafplatz-Belastung durch Wasseradern und Störfelder vorlag.
Dazu nahm das Ärztehepaar wie folgt Stellung: «Ein krebskranker Patient hat in jedem Fall ein maximal belastetes Regulationssystem und kann es sich nicht erlauben, zusätzliche, vermeidbare Belastungsfaktoren hinzunehmen.»
Die Existenz von Störfeldern wird von ernstzunehmenden Medizinern nicht mehr bestritten. Aber trotzdem hört man immer noch: «Das ist Ansichtssache oder alles Blödsinn, Hokuspokus, Scharlatanerie oder wissenschaftlich nicht nachgewiesen.» Diese Sprüche sind in Wirklichkeit der Ausdruck einer Verständnislosigkeit der Natur gegenüber.

In meiner Heimatstadt Lünen wurden nachweislich von den Bürgern über 400 Jahre lang Wunschelrutengänger bezahlt, die nur die Aufgabe hatten, Wasseradern und Störfelder festzustellen.
Ein anderes Beispiel ist der Kirchenbau. Jahrhundertelang wurden Kirchen in romanischem und gotischem Stil gebaut. Dort hat man die Gläubigen auf unbestrahlte Plätze gesetzt. Auf besondere Strahlenfelder hat man Kanzeln gebaut.

Kamine mußten früher störfeldfrei sein. Denn es war bekannt, daß auf Störfeldkreuzungen der Blitz einschlug. Ein Ofen, der auf einem Störfeld steht, zieht nicht richtig. Diese Zusammenhänge kannte man schon vor Jahrhunderten und und die Menschen haben sich danach gerichtet. Auch sollte der Schlafplatz mit dem Kopf nach Norden ausgerichtet sein. Dann durchströmt den Menschen im Schlaf eine positive Energie. Dies ist auch aus der chinesischen Lehre bekannt. Mein Onkel, Ernst Rittinghaus, Schlossermeister und Heilpraktiker, hat darauf schon vor 60 Jahren hingewiesen. Auch dass bei Flut die Menschen geboren werden. Das ist an der Küste eine alte Regel und fast allen bewußt. Bauholz schlägt man bei abnehmendem Mond im Januar. Es hält sich besser, braucht nicht imprägniert zu werden und bleibt oft über Jahrhunderte stabil. Wir müssen trotz allem technischen Wissen die Grundgesetze der Natur berücksichtigen, wenn wir in Zufriedenheit leben wollen und gesund bleiben wollen.

«Es geht nur miteinander, nie gegeneinander.»

Diesen Spruch hat mein Sohn in unserem Aufenthaltsraum aufgehängt.
Heute werden zur Bekämpfung von Krankheiten verstärkt Antibiotika eingesetzt. Sicherlich handelt man dabei in dem Glauben, etwas Gutes erfunden zu haben. Es gibt ja auch Beweise für deren Wirkung bei verschiedenen Infektionen. Mittlerweile gibt es aber auch bei Antibiotika genug Unverträglichkeitsmerkmale und man kennt Nebenwirkungen, die die positive Wirkung oft wieder aufheben.
Neu ist das alles nicht, nur hatte man bislang nichts Besseres. Um Leben zu retten, versucht man eben alles. Der Arzt handelt ja oft nach bestem Wissen und Gewissen. Woher soll er wissen,

• daß Brot eine desinfizierende Wirkung hat, wenn er es nicht gelernt hat,

• daß bereits 1882 Professor Dr. Hoffmann in Berlin cholera- und typhusinfizierte Krankenzimmer mit Brotkrümelabreibungen desinfiziert hat,

• Bilderrestauratoren Gemälde mit Brot putzen?

Aus welchem Grund wohl?

Das Brotphänomen

Kirchen in Österreich werden laut Gelübde alle paar Jahre mit Brot geputzt. Der Grund ist eine desinfizierende Wirkung, die über lange Zeit die Kirchen und Bilder keimfrei hält. Nebenbei, die so behandelten Flächen werden nicht von Fliegen beschmutzt. Die Fliege hält sich gerne im Gammelmilieu auf und will so für Ordnung sorgen. Auf ihre Art ist sie eine göttliche Ordnungskraft und -säule und dient auf ihre Art und Weise in unserer Weltordnung. Sie säubert auf ihre Art und Weise. Wo eine Brotordnungsweise herrscht, also Sauberkeit in gewissem Sinne, haben Fliegen keine Arbeit.
Versuche dieser Art haben wir bei uns in den Pferdeställen durchgeführt, indem wir die Wände der Ställe mit Brottrunk abgespritzt haben. Einer Pferdepflegerin hatte ich den Auftrag gegeben alle Ställe so zu behandeln, nachdem ich ihr gezeigt hatte, wie man das macht. Am anderen Tag beantwortete sie meine Frage, ob sie alle Ställe so behandelt habe, mit ja. Daraufhin ging ich mit ihr die Ställe ab, im hinteren Bereich, in drei Ställen saßen etliche Fliegen. Auf meine Frage, warum sie mich angelogen hätte, entschuldigte sie sich und sagte, sie wolle die drei Ställe am gleichen Tag noch behandeln.

Eigentlich ist dieses Phänomen medizinisch weltbewegend, wenn man es richtig zu deuten vermag. Der Mikrobiologe und Arzt Dr. Ionescu hat festgestellt, daß der Brottrunk alle pathogenen, also krankmachenden Keime abtötet, aber nicht die Symbionten, also nicht die Bakterien, die wir dringend brauchen. Antibiotika tötete in diesem Versuch ebenfalls die pathogenen Keime ab, allerdings auch die Symbionten.

Damit ist und war der Beweis erbracht, daß die Brotsäurebakterien und -enzyme eine gewisse geistige Struktur haben. Ganz einfach, weil sie zwischen krank- und gesundmachenden Bakterien und Keimen unterscheiden können.
Die beim Krebs oft überhandnehmenden Hefepilze, die man Candida albicans getauft hat und zum Beispiel oft als Todesursache beim Non Hodgkin gesehen werden, werden nachweislich in ihre ursprüngliche, für den Körper arbeitende Funktion zurückgeführt. Sie vermehren sich wieder normal. Bei der anomalen Vermehrung entstehen Pilzkrankheiten wie der Nagelpilz, Scheidenpilz und Fußpilz. Bei normaler Funktion der Hefepilze entstehen Vitamine im Dickdarm, unter anderem auch das Vitamin B12. Pilzerkrankungen im Darm führen zu Darmerkrankungen aller Art, von der Colitis ulcerosa über Morbus crohn bis hin zum Darmkrebs. Womit wir wieder beim Thema Krebs wären.

Eine Colitis ulcerosa hatte ich selbst auch. Die Ursache war ein Störfeld oder eine Wasserader, die schräg unter Oberschenkel und Bauch verlief. Nachts hatte ich Krämpfe in den Oberschenkeln und Schmerzen zwischen den Beinen, tagsüber starke Blutungen aus dem Darm und Schleimabsonderungen.

Meine Frau stand meistens mit Kopfschmerzen auf, bei ihr ging das Störfeld schräg unter dem Kopf her. Die Beschwerden haben sofort nachgelassen, nachdem wir die Betten umgestellt haben. Das heißt, meine Krämpfe waren sofort weg. Die Blutungen wurden im Laufe von drei Jahren immer weniger. Die Kopfschmerzen meiner Frau haben auch ganz nachgelassen. Das war vor ca. 19 Jahren. Zu der Zeit haben wir mit der Brottrunk-Produktion begonnen. Er hat mitgeholfen, unseren Gesundheitszustand zu verbessern, aber ausschlaggebend war der störungsfreie Schlafplatz.

Es ist sehr wichtig zu erwähnen, daß uns ein Wünschelrutengänger einen Entstörungsgegenstand im Schlafzimmer eingebaut hatte. Demnach sollte alles entstrahlt sein. Daß dem nicht so war, haben wir am eigenen Leibe erfahren.

Auf einer Krebstagung der gisunt-Klinik in Wilhelmshaven wurde auf Gerätschaften hingewiesen, die angeblich störfrei machen. Nach Meinung etlicher Mediziner geht das aber nur, wenn man den Schlafplatz wechselt. Wir hatten sogar das Gefühl, als ob das Entstrahlungsgerät die Strahlung noch verstärkt hätte. Jedenfalls sagte eine Wünschelrutengängerin, die in unser Schlafzimmer kam, sofort: «Das ist ja ein Todeszimmer (trotz Entstrahlungsgerät), wer schläft denn hier?»

Nun möchte ich Ihnen noch ein paar Fälle, aber vorher noch einige kleine Dinge schildern, die zu denken geben, man kann sie auch mit Volkswissen oder überlieferten Bräuchen betiteln.

Mein Freund Heinrich Dirks aus unserer Nachbarschaft besuchte mich. Er war, man kann sagen, ehrenamtlicher Wünschelrutengänger. Er suchte aber nur nach Wasseradern, keinen anderen Störfeldern. Wir machten ein Experiment, von dem er aber nichts wußte. Denn ich hatte gehört, daß zwei bis drei Kastanien Störfelder unwirksam werden lassen. Ich sagte mir, das werden wir sehen.

Heinrich stellte das Störfeld in unserem Wohnzimmer fest. Er sagte: «Hier geht die Wasserader her, praktisch quer durch das Wohnzimmer.» Wir gingen in einen anderen Raum, zwischenzeitlich legte ich im Wohnzimmer drei Kastanien unter den Sessel, wo die Ader herging. Mein Freund wußte davon aber nichts. Auf meinen Wunsch, nochmal nachzusehen, wo die Ader nun genau hergehe, sagte er: «Nun paß auf.» Dort, wo er vorher die Haselnußrute fast zerbrochen hatte, tat sich gar nichts mehr. Heinrich sagte: «Das gibt es nicht,» denn die Ader war nun ca. 2 m weiter zu finden. «Das habe ich noch nicht erlebt,» meinte er sichtlich betroffen. Darauf habe ich die drei Kastanien unter dem Sessel hervorgeholt und sie ihm gezeigt. Ich habe die Kastanien dann in einen anderen Raum gebracht und siehe da, an der alten Stelle fand er das Störfeld wieder.

Die Alten sagten früher, bei Rheuma muß man zwei oder drei Kastanien in die Tasche stecken. Tatsächlich umgehen einen dann die Störfelder. Das gleiche Phänomen erlebt man, wenn man eine Kerze anzündet. Auch dann ist das Störfeld um ca. 2 m ausgelagert. Geht die Kerze aus, ist es wieder da. Das habe ich auch selbst einige Male ausprobiert.

Es gibt viele Phänomene, die man sich nicht erklären kann, aber beweisbar sind sie, sehr gut sogar und zwar durch die Kinesiologie, den Delta-Arm-Muskeltest. Dieser Test ist in dem Kapitel «Der Delta-Arm-Muskeltest» ausführlich beschrieben.

Es gibt auch noch andere Beweise:

- den Bluttest, Feststellung aller Parameter
- die 1. Untersuchung, wenn festgestellt wird, daß
- der Mensch auf einem Störfeld liegt und
- die 2. Untersuchung, wenn der Schlafplatz gewechselt
  wurde, etwa nach vier Wochen

Dann zeigen sich sicherlich positive Veränderungen. Die bessere Schlafmöglichkeit bei einem Wechsel des Schlafplatzes zeigt sich dabei fast immer gleich in der ersten Nacht. Dazu ein praktisches Beispiel:
Eine unserer Angestellten klagt über Schmerzen im Rücken und einen Bandscheibenvorfall, die Schmerzen treten schon während der Nacht auf. Sie kann schlecht schlafen und ist nervös. Ihr Mann hat bereits mit 40 Jahren einen Herzinfarkt bekommen. Beide haben kein großes Übergewicht, sie leben, wie man sagt, gut bürgerlich und gesund. Der Mann hat außerdem noch Schilddrüsen-Beschwerden.

Der Kinesiologie- und Wünschelrutentest hat ergeben, daß ein Störfeld von 40 cm Breite quer durch die Betten ging. Beide Eheleute haben also mit dem Rücken, der Brust und dem Herzen auf dem Störfeld gelegen, mit dem Kopf nach Osten. Nach diesen Tests sind sie dann sofort in das Schlafzimmer der Großeltern gezogen, das noch bereitstand und und unbestrahlt war.

Das Ergebnis war überzeugend: Sofort besserer Schlaf, keine Rücken-schmerzen mehr, die Bandscheibe wieder normal, keine Schwierigkeiten mehr mit der Schilddrüse. Beiden Eheleuten ging es sofort besser. Mögli-cherweise hätte die Frau je nach Veranlagung durch das Störfeld Brustkrebs oder der Mann Lungenkrebs bekommen.

Ein Verwandter von mir bekam ein Lungenkarzinom. Er hatte einige Jahre auf einem Störfeld gelegen, das quer unter der Lunge herging. Die Schräge ging unter dem Kopf seiner Frau her. Kopfschmerzen und Beschwerden waren die Folge.
Es setzte eine normale Behandlung mit Operation, Chemotherapie und Bestrahlung ein. Der Mann starb nach ca. einem Jahr mit 52 Jahren.
Dieser Fall hat nicht nur mir sehr zu denken gegeben, sondern auch seinem Hausarzt, Herrn Dr. Happe, den ich gut kannte. Nach diesem Schock nahm Dr. Happe Kontakt zu einem Wünschelrutengänger auf und schickte ihn zu den Kranken, bei denen er Krebs vermutete. Immer mehr Ärzte bedienen sich dieser Möglichkeiten.

Mir steht es nicht zu, über die Behandlung mit Operation, Chemotherapie und Bestrahlung zu urteilen. Das müssen und sollen in erster Linie die Betroffene und in zweiter Linie die Fachleute tun. Vielleicht auch die gewählten Volksvertreter, weil es leicht zu einer Behandlung kommen kann, die von finanzieller Bedeutung ist. Es ist ja Volksvermögen, das verbraucht wird und die Volksgesundheit. Ganz sicher bin ich mir nicht, ob nicht zumin-dest ein Teil der Ausführungen von Professor Hackethal, Dr. Kuhl, Professor Eichholtz, Professor Warburg, Professor von Ardenne, Professor Dr. Pirlet, Dr. Issells, Frau Dr. Carstens, um nur ein paar Altmeister der Medizin zu nen-nen, richtig ist. Stellen Sie sich einmal vor: Krebs kommt durch bestimmte Umstände, kann aber auch durch bestimmte Umstände vermieden werden. Durch bestimmte Umstände geht er auch wieder weg, so wie er gekommen ist. Der Kettenraucher mit dem vorprogrammierten Lungenkrebs ist ein Bei-spiel. Wenn er nicht mehr raucht, hat er auch eine Chance zu überleben.
Auch ich habe gerne geraucht, Zigaretten, Zigarren, auch Pfeife. Mit 38 Jah-ren habe ich gemerkt, die Lunge macht nicht mehr mit. Ich hatte also die Wahl: Entweder gesund zu werden oder krank zu bleiben. Die Entscheidung fiel mir verhältnismäßig leicht.
Ein anderes Beispiel: Neben meiner Colitis ulcerosa hatte ich sehr viel Last mit Magenschmerzen. Ich hatte auch Schmerzen im Oberbauch, also nicht nur Probleme mit dem Magen. Ein altes Hausmittel ist hierfür die Hafer-schleimsuppe, die ich seitdem jeden Morgen vor dem Frühstück esse. Dazu

werden 3 Eßlöffel Haferflocken in 2 Gläser kaltem Wasser ganz langsam aufgekocht. Das mache ich seit nunmehr 25 Jahren so. Der Magen und die Bauchspeicheldrüse sind seitdem wieder in Ordnung, jedenfalls sind die Schmerzen weg und ich fühle mich heute wesentlich gesünder als vor 30 Jahren.

Brotsäurebakterien und Enzyme wirken Wunder

Natürlich trinke ich seit ca. 20 Jahren jeden Tag dreimal circa 0,2 l Brottrunk, also 3 Wassergläser. Aber nur vom Brottrunk und dem Fermentgetreide allein bleibt man auch nicht gesund. Es gehört eben noch einiges Andere dazu. Persönlich halte ich sehr viel von gut gekochtem Gemüse in allen Variationen, auch Kartoffeln zähle ich übrigens zu den guten Gemüsen. Bei Fleisch bevorzuge ich Lammfleisch, aber auch Geflügel, möglichst aus biologischem Anbau. Fisch ist auch gesund!
Dagegen ist der Fleischverzehr ist in Deutschland sehr hoch, man sollte ihn schon etwas einschränken.
Merken Sie sich: Man muß nicht auf alles verzichten, aber wenn Sie Rind- und Schweinefleisch essen, sollten Sie immer Misch- oder Weißbrot dazu essen. Brot desinfiziert nicht nur, es baut auch Schadstoffe ab. Es senkt zum Beispiel den schädigenden LDL-Cholesterinwert ab und baut den lebensnotwendigen HDL-Cholesterinwert auf. Also:

«Brot gegen den Herzinfarkt!»

Brotsäurebakterien und -enzyme bewirken tatsächlich Wunder. So jedenfalls sieht es bei einer Untersuchung mit Schweinen aus, die mit 50 g Fermentgetreide flüssig je Tier und Tag auf dem Bauernhof der Familie Nolle-Buschmann in Ostbevern bei Münster gefüttert wurden.
Schweinefleisch ist unter anderem deshalb verpönt, weil so viel Purin darin enthalten ist, das zur Gicht führen kann und auch für Rheumakranke nicht so gut zu empfehlen ist.
Die Untersuchung bei den mit Fermentgetreide flüssig gefütterten Schweinen zeigte eine 2 1/2 fache Verminderung des Puringehaltes im Schweinefleisch. Ist das auch wieder als ein Wunder zu werten? Meine Antwort: nein. Die Erklärung ist ganz einfach. In 1 ml Fermentgetreide flüssig sind ca. 10 000 000 koloniebildende Brotsäurebakterien enthalten. Diese sind in der Lage, alle Krankheitserreger abzutöten, dabei aber die nützlichen Symbionten zu stärken. So wird das Tierfutter giftfrei verwertet. Der Sauerstoffpar-

tialdruck der Schweine wird angehoben, die Blutwerte verbessern sich und der ph-Wert im Blut und im Fleisch neutralisiert sich. Außerdem kann der Bauer durch die Verwendung von Fermentgetreide flüssig beim Schwein auf Antibiotika und auf Masthilfen ganz verzichten.

Durch den Einsatz von Fermentgetreide flüssig in der Schweinezucht kommt die Familie Nolle-Buschmann zu folgendem Ergebnis: Die Tiere haben keine Mortalitätsrate von 3 bis 6 % mehr, sie sind einfach gesünder. Das Fleisch ist nicht nur schmackhafter, es ist auch wesentlich verträglicher.

Ein wesentlicher Punkt entsteht nebenbei, denn die Gülle oder Jauche, der Mist ist nicht mehr geruchsbelästigend. Auch die Fäkalien der Tiere weisen weitaus ungiftigere Stoffe oder Parameter auf. Ein weiterer Vorteil ist, daß das Land, das mit diesen Fäkalien gedüngt wird, nachweislich fruchtbarer wird. Das ist erklärlich, weil die Brotsäurebakterien als Schutzpolizei im Mutterboden fungieren, genauso wie im Dickdarm der Menschen und Tiere. Übertragen Sie mal diese Zeilen vom Schwein auf den menschlichen Organismus. Die Funktionen sind dort genauso. Gesundheit und Krankheit ist folglich eine Sache des Stoffwechsels.

Die Meinung, daß Krankheiten auf die Psyche zurückzuführen sind, gilt für Krebs sicherlich am allerwenigsten. Diese Krankheit erschüttert fast in jedem Fall die Psyche oder die Seele. Wenn Krebs diagnostiziert wird, ist in keinem Fall die Psyche die Ursache. Krebs hat immer einen erkennbaren Grund.

Beispiel: Eine 40jährige Bekannte bekommt Brustkrebs, es folgt eine sofortige Operation, ohne Überlegung, als ob jede Minute der Tod eintreten könnte. Die Ursache war jedoch ein Spiegel, der in einem Schrank angebracht war, genau gegenüber dem Bett der Frau, am Fußende.

Spiegel im Schlafzimmer sind oft die Ursache für Krebserkrankungen, weil der Spiegel wie eine Art Lupe Erdstrahlen konzentrieren kann, in diesem Fall auf die Brust der Frau. In einem anderen Fall führte ein Spiegel in Verbindung mit einem Störfeld zu einem Nierenkarzinom bei einem 23jährigen jungen Mann.

Mit Sicherheit würden beide innerhalb von fünf Jahren sterben, wenn sie weiterhin auf den unveränderten Schlafplätzen liegen würden. Daher auch die hohe Sterberate bei Krebskrankheiten. Denken Sie an den Ausspruch von Frau Dr. Carstens:

«Man kann keinen Krebs behandeln, ohne
nach geopathischen Feldern zu sehen!»

95

Bedenken Sie: In Deutschland erkranken jedes Jahr allein über 40 000 Frauen neu an Brustkrebs. Es sterben jedes Jahr an dieser Krankheit und den Behandlungsfolgen 30.000 Frauen. Diese Zahlen hören Sie auf allen Krebskongressen.

Meiner Ansicht nach müßte sich das Gesundheitsministerium vordringlich mit diesen Zusammenhängen beschäftigen. Es gibt nachweisbare Wege, der Seuche Krebs vorbeugend und heilend zu begegnen. Die Wege der normal anzuwendenden Krebsbehandlung wurden schon vor ca. 15 Jahren von namhaften Medizinern nicht nur in Frage gestellt. Die Mortalitätsraten zeigen ja auch, daß sehr geringe Überlebensraten zu verzeichnen sind.
Dieses Kapitel soll Ihnen Hoffnung geben. Vieles, das ich schreibe, ist ja nicht neu. Schließlich lautet ein Sprichwort «Alles schon mal dagewesen.» Ein anderer Spruch sagt: «Der Glaube versetzt Berge.»

Wunderheiler kennen wir bereits aus der Bibel. Mancher Mensch ist durch seine Gebete wieder gesund geworden. Es gibt auch Ärzte, die allein durch ihren Willen und vor allen Dingen durch ihr Mitgefühl den Menschen eine große Hilfe sind.
Aus dem Jahre 1880 habe ich zwei dicke Bücher von einem Dr. Bilz. Dieser Arzt hatte eine Klinik in Radebeul. Damals hat man mit Wasser in Form von Güssen, Abreibungen, Einläufen und Trinkkuren unglaublich viele Krankheiten geheilt. Wasser galt als Lebenselixier. Bei Erkrankungen setzte man aber auch fast immer die Haferschleimsuppe ein. Das ist auch heute noch so.

Trinken Sie einfach mehr Wasser. Das einfache Leitungswasser ist in Deutschland oft besser als Sie glauben. Wenn Sie sich etwas besonders Gutes tun wollen, dann nehmen Sie 1/3 oder 1/4 Glas Brottrunk und füllen es einfach mit Wasser auf.
Trinken Sie am Tag 5 - 7 große Gläser, sie entwässern den Körper und bringen Ihnen gleichzeitig die notwendigen Bakterien in den Verdauungstrakt. Dadurch entschlacken Sie auch das Grundgewebe. Am besten wäre es, wenn Sie vor einer solchen Trinkkur, und dann nochmals nach ca. 7 Wochen, das Blut und den Stuhl von ihrem Arzt untersuchen lassen würden

An dieser Stelle möchte ich Ihnen meine Philosophie oder meinen Glauben darlegen. Unser Herrgott bürdet uns keine Strafe in Form von Krankheit auf. Jesus hat ja die Kranken geheilt, er hat Liebe, Güte und Verständnis gepredigt. Der Mensch hat daher für sich und andere eine Verpflichtung. Er kann und soll Erfahrung sammeln und sie auch anderen mitteilen, wenn er etwas Gutes zu berichten weiß. In der Bibel steht:

«Herrgott, der du die Menschen lässest sterben
und sprichst: Kommet wieder Menschenkinder.»

Psalm 90, Vers 3

Es ist ja möglich, daß der Mensch auf dieser Erde wiedergeboren wird. Das jedenfalls haben die Christen im ersten Jahrtausend geglaubt, wie auch andere Religionen. Aber das überlasse ich unserem Herrgott. Es wäre jedenfalls logisch und schön. Wir könnten ja aus unseren Fehlern lernen.

Diesem Glauben, dem ja auch der Geisteswissenschaftler und Lehrer Rudolf Steiner angehört hat, gehört eigentlich die Zukunft, egal, ob er evangelisch oder katholisch ist. Was man früher über tausend Jahre hinweg geglaubt hat, ist übrigens einleuchtender als das, was mit dem sogenannten Mittelalter eingeläutet wurde. Man spricht nicht umsonst vom finsteren Mittelalter. Ich glaube, daß wir zum Jahr 2000 hin diese Zeit verlassen.

Stellen Sie sich vor, wir würden alle diesen Glauben haben, damit wir uns für das nächste Leben auf dieser Erde wappnen können. Sicherlich hat aus diesem Grunde auch Martin Luther gesagt:

«Wenn ich morgen sterben würde, würde ich
heute noch ein Apfelbäumchen pflanzen.»

Damit wollte ich nur einen Hinweis geben und Sie ermutigen, zukunftsbezogen zu denken und zu handeln, denn wir bekommen ja alles wieder, das Gute und das Schlechte. Umweltprobleme, die oft für schwerste Erkrankungen mit verantwortlich gemacht werden, wären ja vermeidbar, wenn wir uns danach richten würden.

Krebs und Umweltverschmutzung

Ein praktisches Beispiel: Vor über 25 Jahren habe ich mal vor einer Gruppe von Lehrern über unsere Arbeitsweise in der Bäckerei und die Wichtigkeit eines Reinheitsgebotes für Brot und Backwaren gesprochen. In dem Vortrag bin ich auch darauf eingegangen, wie unsinnig es ist, wenn man Brot, Milch und Bier von Norddeutschland nach Süddeutschland und umgekehrt hin- und herschickt und dadurch die Umwelt belastet.
Ich habe darauf hingewiesen, wieviele Verkehrstote es durch Millionen von vermeidbaren LKW-Kilometern geben kann. Weiter habe ich darauf hinge-wiesen, welcher Wahnsinn durch die unsinnigen Transportwege in Form von hochgiftigen Auspuffgasen vollzogen wird. Schon damals habe ich auf die zunehmenden Erkrankungen hingewiesen, die durch eine Fehlinterpretation in der «freien und sozialen Marktwirtschaft» entstehen. Schon damals stellte ich die Worte «frei» und «sozial» in der Marktwirtschaft in Frage.

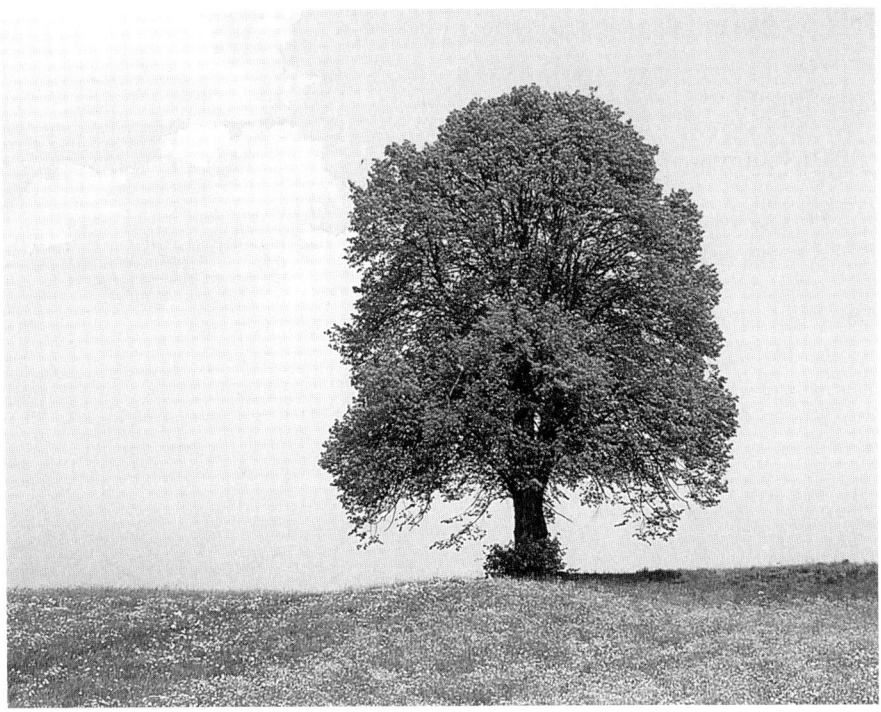

Wir brauchen eine gesunde Umwelt

Es ist ja unsozial, wenn aus dem Süden über 800 Kilometer hinweg der Norden mit Bier überschwemmt wird und der Norden den Süden über die gleichen Kilometer mit Brot versorgt. Die Freiheit bleibt dabei auf der Strecke. Dabei herausgekommen ist eine Marktwirtschaft, die Existenzen zerstört, die Atemluft verpestet und die Produkte durch Haltbarkeitszusätze und -methoden verschlechtert.

Der Spruch: «Was in dieser Gegend gewachsen ist, sollst du essen.» wurde von mir auch damals schon gebraucht, auch der Satz: «Der Herrgott läßt uns die Heilkräuter ins Krankenzimmer wachsen.» Diese Ausführungen führten natürlich zur Diskussion. Eine Lehrerin fragte: «Herr Kanne, was treibt Sie eigentlich, daß Sie sich so für die Umwelt einsetzen?» Meine Antwort war: «Ich glaube, daß der Mensch hier auf der Erde wiedergeboren wird und wenn ich das nächste Mal eventuell wieder nach Lünen kommen sollte, dann möchte ich ganz gerne in der Lippe angeln können und auch die Fische daraus essen, ohne daß sie krank sind und voll Chemikalien stecken.»

Ich habe immer so gedacht und meine auch, das wäre ein reeller und richtiger Egoismus. Wenn es nicht so ist, dann kann ich auch nichts daran ändern. Ohnehin glaube ich, daß unser Herrgott alles zum Guten wenden wird. Nicht umsonst gibt es Menschen, die bestimmte Begabungen haben. Diese Begabung muß man allerdings in Zukunft mehr fördern. Wir brauchen praktisches Wissen, um uns hier auf der Erde bewegen und ernähren zu können. Wir müssen unsere Nahrungsmittel hier, in nächster Nähe, anbauen können. Früchte, Getreide, Gemüse, Milch, Butter, Eier, Käse, sicherlich auch Fleisch und Wurst sind die Grundlagen des menschlichen Lebens überhaupt. Je mehr die Technik in den Vordergrund gerückt ist, desto mehr entfernen wir uns von den Möglichkeiten, die uns vom Herrgott gegeben sind.

Der Verhaltensforscher Dr. Konrad Lorenz hat nicht umsonst den Satz geprägt:

«Wir merken viel zu spät, daß wir nur von den paar Quadratmetern Land leben, auf denen wir herumlaufen.»

Der alte Kernspruch «Essen und Trinken hält Leib und Seele zusammen» sagt eigentlich alles.

Der Titel dieses Kapitels heißt: Krebs ist vermeidbar! – Krebs ist heilbar! Im Frühjahr 1999 hat der Theologe und Journalist Dr. Franz Alt in Heidelberg einen Vortrag gehalten mit dem Titel «Krebs und Umwelt.» Logischer kann man dieses Thema nicht beschreiben. In seinem Buch «Der ökologische Jesus» geht Dr. Alt auf die Problematik unserer Erde ein.

Er schreibt, daß

- täglich 20.000 Hektar Wüste auf unserer Welt entstehen
- pro Tag 100 Millionen Tonnen Treibhausgase produziert werden
- pro Tag 31.000 Hektar Wald vernichtet werden
- jeden Tag einige 100 Tier- und Pflanzenarten ausgerottet werden, die nicht mehr wiederkommen

Er beschreibt, wie in der deutschen Landwirtschaft neue Arbeitsplätze entstehen könnten, wenn man eine Öko-Landwirtschaft einführen würde, die dieser Welt angepaßt ist.
Weil ich Bäcker bin und auch zu seinen Worten stehe, möchte ich Herrn Dr. Alt zitieren. Er fragt, müssen wir beten lernen

«Unser kläglich Brot gibt uns heute»

oder können wir mit gutem Gewissen wieder beten

«Unser täglich Brot gibt uns heute»

Es gibt Nachweise genug, den reinen, natürlichen Weg in allen Bereichen auf unserer Erde zu beschreiten. Man kann trotzdem ein anständiges zufriedenes Leben führen.
Dr. Alt macht auch den Vorschlag, daß nur erneuerbare Energien produziert werden müssen – in Form von Windrädern, Solaranlagen, Biomasse-Energieträgern. Sicherlich wird es noch andere erneuerbare biologische Energien geben, die mit dazu beitragen, daß wir eine Zukunft haben.

Allergieerkrankungen sind auf dem Vormarsch, mittlerweile leidet jeder Dritte darunter. Krebserkrankungen sind ebenfalls auf dem Vormarsch – in allen Variationen. Es gibt aber auch Ergebnisse, die uns wieder Mut machen, denn in Österreich, in Frankreich sowie in der Schweiz gibt es immer mehr landwirtschaftliche Betriebe, die rein biologisch arbeiten. In Deutschland zeichnet sich ein Trend zu einer natürlichen Lebensweise ab. Windkraftwerke, Solarenergien und andere ökologische Projekte werden vom Staat gefördert und in steigender Tendenz eingesetzt.
In den ganzen positiven Zuschriften, die bei uns archiviert sind, sehe ich die Bestätigung unserer Arbeit. Deswegen habe ich auch das Buch neu gestaltet und mit Ergebnissen bestückt, die wir seit 18 Jahren gesammelt haben. Es liegen ja einige tausend Berichte zu Grunde, die der Geißel Krebs den

Schrecken nehmen. Es sind Filme von Menschen gedreht worden, die ihre Erfahrungen wiedergegeben haben und gesund geworden sind, beispielsweise der Film der Universität Heidelberg, der in unserer Naturakademie aufgenommen wurde. Wir arbeiten mit einigen Kliniken zusammen, auch mit der Universitätsfrauenklinik Heidelberg unter der Leitung von Frau Professor Dr. Gerhard und Frau Dr. Blank, mit der Biologischen Krebsabwehr Heidelberg mit dem Vorsitzenden Herrn Dr. Irmey sowie mit dem Bundesverband Neurodermitiskranker in Boppard und seinem Vorsitzenden, Jürgen Pfeifer. An dieser Stelle sei auch all denen gedankt, die an unseren bisherigen Forschungsprogrammen mitgewirkt haben und an neuen noch mitwirken. Die Ergebnisse dieser Forschungsarbeiten geben uns Hoffnung. Sie zeigen:

Krebs ist vermeidbar! Krebs ist heilbar!

In den nächsten Kapiteln sind Empfehlungen beschrieben, die zum Erfolg geführt haben.

Als der Mond im Jahr 1969 das erste Mal von Menschen betreten wurde und die Menschheit teilweise euphorisch in Jubelschreie ausgebrochen ist, habe ich in einem Vortrag kommentiert: Der Mensch mit seinem Fortschrittswahn ist so dumm geworden, daß er gar nicht merkt, wie er sich in Wirklichkeit von seiner Mutter Erde weitgehend entfernt, durch das Betreten des Mondes! Ich habe die Frage gestellt: Was wollen wir denn dort?

Letztlich hat der Verhaltensforscher Konrad Lorenz mit dem bereits zitierten Satz «Wir merken viel zu spät, daß wir nur von den paar Quadratmetern Land leben, auf denen wir herumlaufen» völlig recht gehabt.

Ich jedenfalls danke unserem Herrgott, daß er uns immer wieder Schaffenskraft gibt und bitte ihn, uns beizustehen, die Erde zum Schutz unseres Körpers und der Seele zu bewahren und zu schützen.

101

Ein Wunder? – Heilung ist möglich!

Vor kurzem bekam ich eine erneute Bestätigung, welch wichtige Rolle der Brottrunk bei einer Darmbehandlung spielt. In einem Sanatorium hatte der leitende Arzt bei einem Patienten mit einem Tumor im Kopf für vier Wochen tägliche Einläufe mit 100 ml Brottrunk verordnet. Der Patient rief mich zwei Tage nach der Operation an und berichtete, die Operation sei wider Erwarten gut verlaufen. Er hatte mit dem Brottrunk ebenso Packungen gemacht und ihn getrunken. Trifft hier die Meinung von Prof. Hackethal zu, daß man aus dem Raubtier Krebs ein Haustier machen könne? Es sieht fast so aus.

Bei der Firma Kanne liegen Berichte von über 10.000 Menschen vor, die ihre Erfahrungen mitteilten. Jeder Brief ist interessant und immer mit einem Schicksal verbunden. Und es gehen ständig neue Hinweise ein.

Ein ganz besonderer Fall – er ist mit ärztlichen Untersuchungsberichten bestens abgesichert – ist der eines 64jährigen Mannes. Der Befund des Spezialisten lautete: Blasenkarzinom, nicht operabel, weil das Herz zu schwach und angegriffen ist. Mit den Worten, «ich kann es nicht verantworten, Sie sterben auf dem Operationstisch», entließ ihn der Arzt nach Hause. Von dem Urologie-Professor, wie ich meine, eine ehrliche und richtige Entscheidung. Aufgrund seines Gesundheitszustandes sagte man ihm und seiner Frau, er habe vielleicht noch ein Vierteljahr zu leben.

Erst einmal herrschte große Betroffenheit, dann sagte die Frau wörtlich: «Ich lasse dich nicht sterben, du trinkst jetzt jeden Tag eine Flasche Brottrunk.» So begann der Mann, jeden Tag eine Flasche Brottrunk einzunehmen. Nach 24 Uhr konnte er jeweils nicht mehr einschlafen, daher stand er auf und trank bis 1.30 Uhr zum Fernsehen nochmals eine ganze Flasche. Eine hohe Dosis also, und das jede Nacht, ein Jahr lang. Jedoch erst nach anderthalb Jahren meldete er sich beim gleichen Professor. Dieser stellte nach eingehender Untersuchung nichts mehr fest.

Die Unterlagen stellte mir die Familie mit der Bitte zur Verfügung, sie zu veröffentlichen. Sie wollten dafür nichts haben. Es sind einfache, ehrliche Leute, die lediglich möchten, daß anderen auch geholfen werden kann.

Wie ist so eine Veränderung im Organismus möglich? Das Herz war ja auch in Mitleidenschaft gezogen. Was wie ein Wunder klingt, läßt sich bei näherer Betrachtung teilweise erklären. Erstens hatte der Mann einen guten Lebenswillen und seine Frau unterstützte ihn dabei. Der Wille zum Überleben war bei beiden sehr stark ausgeprägt. Zweitens erwachte er instinktiv in jeder Nacht um 24 Uhr, um jeweils 750 ml Brottrunk zu sich nehmen zu können. So konnten Magen, Dünn- und Dickdarm sowie die Nieren in den frühen Morgenstunden – als der Mann wieder schlief – in Ruhe arbeiten und die

Energien aufnehmen. Und drittens überflutete der Mann seinen Körper über Nacht mit einem Lebensmittel, welches krankmachende Keime abbaut, Sauerstoff in die Zellen bringt, den Körper mit Enzymen überschwemmt und ihm auch Mineralstoffe und Vitamine in aufgeschlossener Form zuführt, was bedeutet, daß der Körper keine Energie braucht, um diesen flüssigen Kraftstoff im Organismus zu verarbeiten.

Schließlich ein weiterer Fakt: Nach der Menge von 750 ml Brottrunk in 90 Minuten überfällt den Menschen ein ganz natürliches Schlafbedürfnis. Selbst starke Schmerzen werden eingedämmt, es kommt also zum Heilschlaf.

Dieses Phänomen habe ich selbst nach einem Schlüsselbeinbruch entdeckt. Die Schmerzen waren so stark, daß Packungen mit Brottrunk nicht halfen. Und Schmerzmittel wollte ich keine nehmen. Da kam ich auf die Idee der Hochdosierung. Mehrmals in der Nacht nahm ich in einem Zug ein großes Glas Brottrunk zu mir und fiel dann gleich wieder in einen tiefen Schlaf.

Man kann in diesem Fall von einer Schlafstärkung sprechen. Genauer gesagt, es kommt zu einer Entgiftung der Leber und dadurch zu einem besseren Wohlbefinden. Das Phänomen der sehr schnellen Besserung des Wohlbefindens erlebte ich auch bei einer zwei Tage andauernden und von sehr hohem Fieber begleiteten Salmonellenvergiftung. In dieser Zeit trank ich sechs bis acht Flaschen Brottrunk à 750 ml. Ein Bekannter, er ist Professor der Medizin, bestätigte mir die gleiche Erfahrung.

Kann diese Hochdosierung auch auf Krebskranke übertragen werden? Entscheidend dabei ist die Verträglichkeit, die Art des Krebses und wie weit der Verdauungstrakt befallen ist. Doch dies weiß nur ein Arzt, der den Patienten oder die Patientin sowie den Brottrunk gut kennt.

Da ich sehr viele Vorträge halte, weiß ich um die vielen Fragen, die in diesem Zusammenhang gestellt werden. Ich staune oft, wie einfach diese Fragen sind. Die Hilflosigkeit von Menschen, mit dem praktischen Leben fertig zu werden, ist oft erschreckend: Wie koche ich eine Haferschleimsuppe? Was ist ein warmer Wickel mit Brottrunk? Was ist ein Einlauf? So will ich im nächsten Kapitel dafür Hilfestellung geben.

ERDSTRAHLEN BEEINFLUSSEN UNSERE GESUNDHEIT

Der Forschungsring für Erdstrahlen, Umwelt und Ernährung e.V.

Neben falscher Ernährung und schädlichen Umwelteinflüssen sind es hauptsächlich Erdstrahlen, die zu den Hauptursachen von Krebserkrankungen zählen. Diese Erdstrahlen bilden Störfelder. Von ihnen gehen schädigende Einflüsse aus, die besonders heimtückisch sind, da sich ihre Folgen erst im Laufe der Zeit einstellen. So ist z.B. bekannt, daß Elektrosmog und starke elektromagnetische Felder unsere Gesundheit schädigen. Sie können das Zellwachstum beeinflussen, das Verhalten der Zellen und sogar unseren Stoffwechsel verändern. Auch zeigen sich Störungen im Nervensystem. Wasseradern und insbesondere die Kreuzungen von Wasseradern können starke gesundheitliche Schäden verursachen.
Der bekannte Mediziner Prof. Dr. Ferdinand Sauerbruch war bereits von der Schädlichkeit der geopathogenen Strahlen überzeugt. Gustav Freiherr von Pohl und seine Mitarbeiter haben bereits vor 70 Jahren anhand von mehreren tausend Untersuchungen bewiesen, daß die meisten Krebsfälle auf geopathogene Strahlen zurückzuführen sind.
Mit den Auswirkungen der Erdstrahlen beschäftigt sich auch der Forschungsring für Erdstrahlen, Umwelt und Ernährung e.V. (F.E.U.ER.) in Lünen. Er hat es sich zur Aufgabe gemacht, die Zusammenhänge zu erforschen, die zwischen diesen Strahlen und unserer Gesundheit bestehen. Weiter beschäftigt er sich mit der Erforschung der gesunden Ernährung sowie des umweltbewußten Verhaltens. Dadurch will man den Ursachen vieler Krebserkrankungen schneller auf die Spur kommen. Der Forschungsring für Erdstrahlen, Umwelt und Ernährung e.V. ist ein unabhängiger Verein. Ratsuchende werden objektiv informiert und beraten, ohne daß ihnen irgendetwas verkauft wird.
Was aber versteht man unter Störfeldern und welche Störfelder gibt es?
Heinrich W. Meyer vom Forschungsring für Erdstrahlen, Umwelt und Ernährung e.V. hat uns die Erlaubnis zum Abdruck des folgenden Beitrags gegeben. Darin werden die verschiedensten Störfelder und ihre gesundheitsschädigenden Eigenschaften beschrieben.

Erdstrahlen und Elektrosmog können Ihre Gesundheit gefährden!
Von Heinrich W. Meyer

Erdstrahlen sind der Menschheit schon seit vier Jahrtausenden bekannt. Chinesen, Etrusker, Römer und auch unsere Vorfahren im Mittelalter wußten von der Existenz der Erdstrahlen und ihren Auswirkungen und nutzten diese Kenntnisse für ihre Zwecke. Heute können wir zwischen den verschiedenen Strahlen die aus der Erde kommen unterscheiden, und wir wissen auch welche Strahlen uns nützen und welche Konstellationen von Strahlen uns beeinträchtigen können. Daß Erdstrahlen zu Krebserkrankungen führen, hat Frau Dr. Carstens an der Universität Heidelberg in einer Vorlesung vor Ärzten und Patienten deutlich gemacht. Sie sagte wörtlich: «Kein Arzt kann Krebs erfolgreich behandeln, wenn nicht die Störfelder, also Wasseradern, Currynetz, Hartmanngitter ausgeschlossen werden.»
Der Mediziner Claus Wittenczek von der Biologischen Krebsabwehr in Heidelberg geht soweit, daß er sagt, er behandele keinen Krebskranken, wenn nicht vorher ein Wünschelrutengänger einen unbestrahlten Schlafplatz ausgesucht hat, denn schwere Krankheiten entstehen immer auf Störfeldern. Wissenschaft beinhaltet auch das uralte Wissen um Dinge, die uns umgeben und Einfluß auf uns haben, ohne daß man heute – wie auch früher – noch nicht genau weiß, warum dies so ist. Eine aufgeklärte Gesellschaft, wie wir es heute sein wollen, kann es sich meines Erachtens nicht erlauben, solch ein Wissen aus uralter Überlieferung mit Ignoranz zu begegnen.
Um für die nachfolgenden Ausführungen eine einheitliche Sprachregelung zu haben, wollen wir als Oberbegriff für die Arbeit des Wünschelrutengängers den Begriff Radiästhesie (das kommt von radio = strahlen und ästhesie = fühlen) verwenden. Der Radiästhet mutet (das ist der Begriff für suchen) geopathische Felder und wenn sie störend sind, nennt man sie geopathische Reizzonen. Unter geopathischen Zonen ist zu verstehen, daß Strahlen von Wasseradern, Gesteinsbrüchen, Gesteinsverwerfungen und von magnetischen Feldern wie dem Globalgitternetz und dem Diagonalgitternetz ausgehen. Diese Strahlungserscheinungen werden noch näher erläutert, denn seit längerer Zeit wird die Radiästhesie von ernstzunehmenden Leuten untersucht. Heute weiß man schon eine ganze Menge über die verschiedensten Erdstrahlen.
Der Mensch ist eine Antenne, er nimmt Strahlen auf und kann sie weiterleiten. Das haben Sie schon selbst erfahren, wenn Sie eine Antenne eines Radios berührt haben und der Empfang sich dadurch deutlich verbesserte. Genauso nimmt der Mensch auch die geopathischen Strahlen auf.

Was passiert mit diesen Strahlen, die der Mensch aufnimmt? Unser Körper steuert über das Nervensystem durch Impulse viele Organe. Jeder weiß z. B., daß man Hirnströme messen kann.

Wenn die äußere Strahlung auf der gleichen Frequenz liegt, so kann es in unserem Körper zu Fehlinformationen durch falsche Steuerungsbefehle kommen. Dies kann zu Krankheiten und Fehlentwicklungen führen.

Durch Änderungen des Magnetfeldes wird beispielsweise das Orientierungs-verhalten von Tieren gestört. Wale und Delphine werden in falsche Gewässer geleitet oder schwimmen immer wieder an Land, selbst wenn hilfreiche Tier-freunde sie wieder zurück ins Wasser bringen. Das hat jeder von uns schon einmal in Fernsehberichten gesehen. Genauso passiert es bei Zugvögeln, die in falsche Richtungen fliegen. Ihr Orientierungsvermögen ist gestört. Es kann dem Menschen ebenso passieren, daß durch Strahlen auf gleicher oder ähnlicher Frequenz falsche Informationen und Störungen im Organismus entstehen.

Der Mensch verbringt den größten Teil seiner Zeit im Bett zum Schlafen, denn in dieser Zeit soll der Körper regenerieren. Paracelsus hat einmal gesagt:

«Ein krankes Bett ist ein sicheres Mittel, die Gesundheit zu ruinieren.»

Der gesunde Schlaf ist eine sehr wichtige Sache für den menschlichen Kör-per. Wenn er gestört wird, kann es Probleme geben.

Der Mensch muß in der Nacht in mehreren Schlafphasen Kraft schöpfen und Energie aufladen. Das geschieht u. a. in richtiger Lage durch das Magnet-feld. Dabei sollte der Körper mit dem Kopf nach Norden in Nord-Süd-Rich-tung liegen. Die magnetische Energie durchfließt den Körper und lädt neue Energie auf. Das funktioniert nur, wenn wir einen gesunden Schlaf haben, darum merke:

«Schlechter Schlaf macht krank»

Während des Schlafes schaltet der Körper viele Funktionen auf Sparflamme, damit die Energieaufnahme erfolgen kann. Das geht aber nur, wenn der Schlaf nicht gestört wird. Ist der Schlaf durch überstarke Strahlung, zum Beispiel durch Einwirkung einer geopathischen Kreuzung (Zusammentref-fen von verschiedenen Erdstrahlen) gestört, so läßt es das Immunsystem nicht zu, daß der Körper zur Ruhe kommt. Die überstarke Strahlung nimmt sogar dem Körper Energie statt ihm welche zur Verfügung zu stellen. Das kann man ganz einfach durch einen Kinesiologietest überprüfen. Wenn nicht genügend Energie aufgenommen werden kann, fehlt uns am anderen Tag diese Energie und wir fühlen uns müde und schlapp. Der Nobelpreisträger Professor Werner Heisenberg hat dazu einmal gesagt :

«Wir geraten aus dem energetischen Gleichgewicht»

Wir dürfen aber nicht das Kind mit dem Bade ausschütten und behaupten, unser Umfeld sei «verstrahlt.» Wir brauchen die Strahlen aus unserem Umfeld, denn wir können nicht in einem neutralen Umfeld leben. Diese Erkenntnisse stammen aus der Raumfahrt, aus der zu Anfang kranke Raumfahrer zurückgekommen sind, denen die Energie aus dem magnetischen Umfeld fehlte. Diese Strahlen sind lebensnotwendig wie z.B. die Sonnenstrahlen, aber bei beiden ist ein Zuviel schädlich, wie wir wissen. Bei Sonnenstrahlen z. B. kommt es zu verschieden schweren Schäden je nach Hauttyp, Strahlungsintensität und Bestrahlungsdauer. Erst kommen Hautrötungen, dann ein Sonnenbrand und schließlich kann es sogar zu Hautkrebs kommen. Ich glaube, dieses Beispiel zeigt sehr deutlich auf, was ich sagen will, nämlich daß ein Übermaß an schädlichen Strahlen zu organischen Erkrankungen der verschiedensten Art führen kann, wobei wir heute schon einen Teil der Erkrankungen auch den verschiedenen Strahlungsarten zuweisen können. Freiherr von Pohl, der sich sehr intensiv mit Radiästhesie befaßt hat, erkannte:

«Kein Krebs ohne Erdstrahlen»

Auch Professor Sauerbruch war von der Schädlichkeit der geopathogenen Zonen überzeugt und schloß ein solch belastetes Krankenzimmer. Er verpflichtete aber seine Mitarbeiter zum Schweigen darüber; er wagte es damals nicht, sich vor seinen Kollegen dazu in der Öffentlichkeit zu bekennen.
Heute haben schon viele Ärzte, Naturärzte und Heilpraktiker diese Erfahrungen erkannt und machen es so wie Frau Dr.Veronica Carstens, die jedem Krebspatienten empfiehlt, den Schlafplatz untersuchen zu lassen.
Lassen Sie ihren Schlafplatz von einem unabhängigen Radiästheten untersuchen und gehen Sie zu einem Arzt ihres Vertrauens. Beide zusammen können Ihnen helfen, wenn die Ursache erkannt worden ist.
Daß viele – um nicht zu sagen fast alle – Krebskranke auf geopathogenen Reizzonen (dazu gehören insbesondere Kreuzungen der verschiedenen Strahlungsfelder) schlafen, bestätigen mir meine Erfahrungen bei vielen Schlafplatzuntersuchungen. Selbst erfolgreich behandelte Patienten werden

durch den Schlafplatz wieder vom Krebs heimgesucht, wenn nicht der Schlafplatz in ein neutrales Umfeld verlegt wurde.

Hierzu möchte ich noch bemerken, daß es für mich unverständlich ist, daß im Krebsregister diese Tatsache nicht berücksichtigt wird und der Schlafplatz nicht hinterfragt wird. So könnte die Aufnahme dieser Frage in den Fragenkatalog des Krebsregisters in Zukunft eine Antwort bringen, die viele heute schon kennen: Krebs ist vermeidbar.

Die verschiedensten Arten von Erdstrahlen

1. Wasseradern
   Regenwasser versickert und sammelt sich über wasserundurchlässigen Untergrund und fließt dann durch Gesteinsschichten wie ein Bach, der immer größer wird. Da es sich überall durchzwängen muß, wird es energetisch aufgeladen. Je mehr Energie es aufnimmt, je mehr Kraft hat es z.B. um aus der Erde an die Oberfläche aufzusteigen. Deshalb kann Wasser sogar auf Bergen als Quellwasser austreten. Das unterirdisch fließende Wasser gibt seine Strahlungsenergie auch nach oben ab. Diese Strahlungsenergie ist so stark, daß sie mühelos durch Betondecken hindurchdringt, in Hochhäusern sogar immer an der gleichen Stelle bis zum obersten Stockwerk.

2. Strahlen aus Gesteinsbrüchen und Gesteinsverwerfungen
   Gesteinsformationen, die sich verwerfen oder brechen geben Strahlen ab, wenn z.B. verschiedene Materialien aufeinanderstoßen.

3. Globalgitternetz nach Dr. Hartmann
   Das Globalgitternetz verläuft von Nord nach Süd und von Ost nach West in einem Abstand von 2 bis 2,5 Metern. Diese Erdgitter werden nur auf der Erdoberfläche gefunden. Es ist in seiner Wirkung ein Magnetfeld.
   Eine solche Strahlung ist im Grunde nicht schädlich, sie wirkt schädlich, wenn sie andere Strahlen verstärkt, insbesondere die Strahlung der Wasseradern. Damit der Mensch nicht als Hindernis im Bereich des Globalgitternetz liegt, sollte er mit dem Kopf nach Norden liegen, denn dann kann die Energie durch ihn hindurchfließen und ihn aufladen und regenerieren.

4. Diagonalgitternetz nach Dr. Curry

Neben dem Globalgitternetz gibt es noch ein zweites Netz, das diagonal zu dem Hartmanngitternetz verläuft. Nach seinem Erforscher – dem Mediziner Dr. Manfred Curry – heißt es Curry-Netz. Es entsteht aus der diagonalen Abstrahlung des Hartmanngitternetzes und hat die gleichen Eigenschaften.

5. Elektrosmog

Das ist ein ganz umfangreiches Gebiet, das hier nur kurz angerissen werden kann. Der elektrische Strom ist in den letzten 50 Jahren Hauptbestandteil unseres Umfeldes geworden. Alle elektrischen und elektronischen Geräte senden elektrische und elektromagnetische Strahlen aus. Zu den Verursachern gehören Hausstromleitungen, Hochspannungsstromleitungen, Eisenbahn- und Straßenbahnstromleitungen, Transformatoren, Fernsehsender, Telefonleitungen, TV-Geräte, Telefone, schnurlose Telefone, Handys, jegliche elektrische Haushaltsgeräte, insbesondere Mikrowellengeräte, Lichtquellen etc. Diese Strahlen können eine erhebliche Belastung darstellen. Wir können bei diesen Feldern zwar die Feldstärke messen, aber die Schädlichkeit der Strahlen wird dabei vollkommen unterschätzt. Die Industrie verweist immer darauf, daß die Grenzwerte nicht überschritten werden. Aber haben wir nicht schon oft genug feststellen müssen, daß diese Grenzwerte korrigiert wurden, wenn es der Industrie nutzte, wobei oft die Gesundheit nicht oder nur unvollkommen berücksichtigt wird.

Auf diesem Gebiet gibt es eine Reihe von Möglichkeiten zur Verminderung der Belastung. So zum Beispiel durch Einbau eines Netzfreischaltungsgerätes. Auch kann man leichte Störungen durch Rosenquarz harmonisieren. Dies hat besonders bei Computerarbeitsplätzen und bei Lampen, die gedimmt oder über einen Trafo betrieben werden, einen guten Erfolg. Rosenquarz auf dem Nachtisch ist ein guter Energielieferant. Die Harmonisierung beim Handy ist ebenfalls wichtig und auch möglich.

Alle diese Maßnahmen kennt der Radiästhet und er sollte mit Ihnen zusammen diese festlegen und durchführen, denn er kann am besten prüfen was erforderlich ist und ob es zu der gewünschten Harmonisierung kommt.
In diesem Zusammenhang möchte ich noch ganz besonders darauf hinweisen, daß bei Abschirmmaßnahmen im Schlafbereich grundsätzlich die Regel gilt, das Verlegen des Schlafplatzes auf einen neutralen Platz hat immer Vorrang vor allen Abschirmmaßnahmen.

Zum Schluß möchte ich Ihnen noch kurz schildern, was ein Radiästhet macht, wenn er zu Ihnen zur Schlafplatzuntersuchung kommt. Ich mute mit Rute und Pendel die verschiedenen Strahlenbereiche, die ich als geopathogene Reizzonen zusammenfasse und Ihnen durch Auslegen von Markierungen sichtbar mache. Unterstützt durch das Pendel zeige ich Ihnen die Stärke der einzelnen Reizfelder. Ich verfolge den Verlauf der Reizfelder und mache Ihnen einen Vorschlag für einen strahlungsfreien Schlafplatz. Die Elektrosmoguntersuchung wird unterstützt durch ein Meßgerät, wobei die Feldstärke für Sie sichtbar ist. Dazu sage ich Ihnen dann, welche Felder unter Berücksichtigung Ihrer persönlichen Sensibilität gesundheitsschädlich sind. Das Gesamtuntersuchungsergebnis wird Ihnen auf Wunsch schriftlich zur Verfügung gestellt. Bei der Untersuchung weise ich auch auf andere Störfaktoren wie Spiegel, Metallbettgestell. Metallbettrahmen oder Federkernmatratzen hin, die es ebenfalls zu berücksichtigen gilt. Das Ergebnis dieser Untersuchung mit den Empfehlungen, die Sie befolgen und die weitere Betreuung durch den Arzt ihres Vertrauens werden Ihnen helfen, die Probleme zu lösen und ihr Leben wieder lebenswert zu machen.

SELBSTHILFE
BEI DER SCHLAFSTELLEN-AUFSTELLUNG!
UND
WO STEHT DER SCHREIBTISCHSTUHL RICHTIG?

Die Wirkung von Störfeldern wird häufig verkannt

Jeder Mensch kann nicht mit der Wünschelrute umgehen, jeder Mensch unterliegt aber den sogenannten Störfeldern. Das können Wasseradern, die sogenannten Curry-Felder oder Hartmanngitter sein, aber auch Verwerfungen, Stromkabel oder Spiegel. Es kann sein, daß man ganz einfach einen falschen Platz erwischt hat, oder man schläft mit dem Kopf zur falschen Richtung hin. Diese falschen Schlaf-, Sitz- oder Arbeitsplätze führen oft zu schweren Krankheitserscheinungen.

Die Ursachen sind von sehr bekannten Wissenschaftlern und Ärzten entdeckt und bestätigt worden. Es ist aber auch seit Jahrhunderten bekannt. Das Hartmanngitter wurde zum Beispiel von dem Arzt Dr. Hartmann entdeckt, der darüber ein sehr gutes Buch geschrieben hat. Das Curry-Netz wurde von dem Mediziner Professor Curry entdeckt. Bekannt ist auch, daß Wünschelrutengänger über Jahrhunderte bei der Suche nach Brunnen und der richtigen Findung von Schlafplätzen mitgewirkt haben. In meiner Heimatstadt Lünen wurden nachweislich über mehrere hundert Jahre Wünschelrutengänger von der Bevölkerung bezahlt. Sie haben nur diesen einen Beruf ausgeübt. Das ist in Archiven verbrieft. Auf diesen Beruf wird man sich in Zukunft wieder besinnen müssen, denn es ist ja wirklich eine Berufung, die nicht jeder besitzt und auch nicht jeder erlernen kann. Man sagt immer so schön, dazu braucht man eine Gabe.

Der Delta-Arm-Muskeltest

Den Delta-Arm-Muskeltest kann aber jeder durchführen, der ehrlich bemüht ist. Dieser Test ist auch unter der Bezeichnung Kinesiologie bekannt und wird mit Erfolg von praktischen Ärzten, Zahnärzten, Heilpraktikern, Naturheilkundlern, Ernährungsspezialisten, aber eben auch von ganz normalen Menschen ausgeführt. Es ist ganz einfach.

Vor etwa 15 Jahren lernte ich diese Art der Testung in einer Klinik von einem amerikanischen Arzt kennen. Die Vorführung fand vor 80 Ärzten und Wissenschaftlern statt. Diese Lehrstunde werde ich nicht vergessen. Im Prinzip hat dieser Arzt gezeigt

- wie etwas Positives Kraft abgibt, also dem Menschen Kraft gibt,
- etwas Negatives aber weniger Kraft gibt oder sogar Kraft nimmt

Wie geht das? Ganz einfach. Sie strecken den Arm, in dem Sie die meiste Kraft haben, waagerecht zur Seite aus und machen eine Faust. Den Arm, in dem Sie weniger Kraft haben, legen Sie mit der Faust waagerecht auf die Mitte der Brust. Was Sie nun testen wollen, nehmen Sie in die Hand, die auf der Brust liegt. So können Sie Obst, Gemüse, Brot, Getränke aller Art, Kleider, Stoffe, Zahnersatz, Medikamente, eben alle zum Leben notwendigen Dinge austesten.

Gute positive Produkte geben Ihnen Kraft, der ausgestreckte Arm kann stärker belastet werden. Das heißt, Sie brauchen jemanden, der Ihnen vorsichtig den ausgestreckten Arm belastet. Dinge, die für Sie gut sind, geben Ihnen wesentlich mehr Kraft.

So können Sie feststellen, ob zum Beispiel Rohkost oder gut gekochte Kost für Sie besser ist. Oder welcher Zahnersatz verträglich ist oder nicht. Die Auswirkungen von Zahnersatz können für Krankheiten ausschlaggebend sein. Genauso ist es mit Textilien. Für den behandelnden Arzt ist es sehr wichtig, welches Medikament für Sie richtig ist. Der Test zeigt eben, was gut für Sie ist und was nicht.

Die Übertragung dieser positiven Dinge auf die Kraft des Menschen läßt sich auf den Schlafplatz übertragen, aber auch auf den Sitzplatz am Schreibtisch. Denken Sie an das Hartmanngitter, das Curry-Netz, an die Wasseradern oder Verwerfungen. Diese Stellen nehmen Ihnen nachweislich Kraft, Sie werden krank.

So finden Sie den richtigen Schlaf- und Arbeitsplatz

Nun liegt die Konsequenz nahe, daß Sie den Delta-Arm-Muskeltest durchführen! Auch ganz einfach. Sie legen, wie vorher schon beschrieben, die Nichtkrafthand auf die Brust und gehen neben das Bett. Sie strecken den

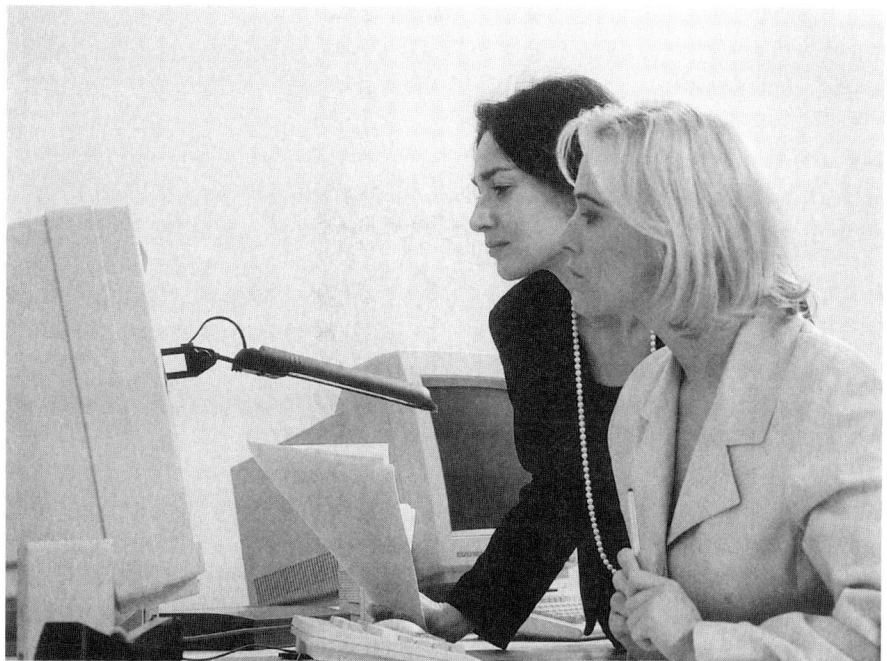

Überprüfen sie auch den Arbeitsplatz auf Störfelder

anderen Arm mit der Faust über dem Bett aus. Sie beginnen mit dem Test am Fußende. Ihr Partner versucht nun, die ausgestreckte Faust über dem Bett vorsichtig herunterzudrücken. So gehen Sie jeweils etwa 10 cm weiter und lassen jeweils auf den Arm drücken. Mit dem Delta-Armmuskel-Test können Sie auch Ihren Arbeitsplatz überprüfen. Trotzdem ist es ratsam, Schlafstelle, Arbeitsplatz und auch den Standort des Fernsehsessels von einem erfahrenen Rutengänger überprüfen zu lassen.

Störfelder machen krank

Wenn Sie auf einmal weniger Kraft spüren, dann geht eine Negativstrahlung durch Ihr Bett. Sie sollten das Bett nun verrücken, entweder vor oder zurück oder zur Seite. Dazu einige Beispiele, die mir bekannt geworden sind:

Fall 1: Ein achtjähriges Kind hatte Multiple Sklerose (MS) im Anfangsstadium, durch den Hausarzt und im Krankenhaus festgestellt.

Das Bett ist in einen anderen Raum gestellt worden, störungsfrei, das Kind hat sich innerhalb acht Wochen gesundgeschlafen und mit einer Ernährung, die ich auch empfohlen habe, gesundgegessen. Dieselben Ärzte, die MS festgestellt haben, erklärten das Kind nach etwa acht Wochen für gesund. War hier ein Wunder geschehen? Nein, es ist altes Wissen aus der Erfahrungsheilkunde. Schon Professor Sauerbruch hat auf schwere Krankheiten hingewiesen, die durch sogenannte Erdstrahlen hervorgerufen worden sind.

Fall 2: Bei einem 12jährigen Mädchen wurde Krebs und Metastasen festgestellt – von der Lunge bis in den Unterbauch. Man hatte wenig Hoffnung. Die Mutter hatte schon eine Totaloperation hinter sich und fühlte sich ständig krank. Der Mann war hingegen gesund. Die Tochter hätte noch nie ruhig geschlafen, sie sei oft krank gewesen.

Auch hier wurden die Betten umgestellt. Nach der Umstellung ergab sich folgendes Bild: Die Tochter, die Mutter und der Vater liegen jetzt unbestrahlt mit dem Kopf nach Norden. Das Mädchen hat nebenher eine medizinische Behandlung bekommen. Die behandelnden Ärzte sprechen von einem Wunder. Es sind vier Monate vergangen, die Tochter ist laut Untersuchung frei vom Tumor und frei von Metastasen. Auch ein Wunder? Ja oder nein? Für Eingeweihte nicht, weil die Natur immer nach gleichem Prinzip wirkt. Die Tochter wurde nach der alten Ernährungslehre ernährt, die ich vertrete. Sie bekommt auch die Anwendungen mit Brottrunk.

Fall 3: Eine interessante Feststellung habe ich bei einem ganz schwer Rheumakranken, der 38 Jahre alt war, gemacht. Er hatte einen völlig verzogenen und deformierten Knochenapparat. Die Hände waren völlig verdreht, ebenso der untere Bewegungsapparat, die Beine. Er wurde als Postbeamter vorzeitig pensioniert.
In seiner Jugend hatte er Fußball gespielt. Er hatte einen Gesundheitszustand, den man als völlig normal bezeichnen kann. Morgens sei er allerdings des öfteren mit Kopfschmerzen aufgewacht. Die schwere rheumatische Erkrankung sei erst Jahre später aufgetreten. Auf die Frage, wann, sagte er: «Ziemlich genau seit meiner Heirat.»

Des Rätsels Lösung war: Als Junge hatte er in einem kleinen Nachbarraum geschlafen. Auch diese Schlafstelle habe ich untersucht. Ein Störfeld ging unter seinem Kopf her, daher die Schlafstörungen und die Kopfschmerzen morgens, wenn er aufstand. Nach der Heirat war er mit seiner Frau in ein größeres Schlafzimmer gezogen. Hier hat er direkt auf einem großem Störfeld, das über einen Meter groß war und schräg durch sein Bett ging, gelegen. Keine einzige Stelle seines Körpers war nicht von den schrägen Erdstrahlen betroffen. Die Schräge ging auch unter den Füßen seiner Frau her. Auf meine Frage, ob sie Schwierigkeiten mit ihren Beinen habe, sagte Sie wörtlich: «Seitdem ich zwei Kinder bekommen habe, habe ich kaputte Beine.» Leider hat Sie die Ursache auf die Geburt ihrer Kinder zurückgeführt und hat die wirkliche Ursache nicht erkannt. Sie sagte noch: «Ich bin früher immer gesund gewesen, war Tag und Nacht auf den Beinen, war Nachtschwester im Krankenhaus und habe nie Schwierigkeiten mit meinen Beinen gehabt.» Das war natürlich eine absolute Fehlinterpretation. Es hat sicherlich dazu beigetragen, daß sie ihren Kindern die Schuld an ihrer Krankheit gegeben hat.

Für Mediziner wie Herrn Dr. Hartmann und etliche hochkarätige Naturheiler ist es kein Problem, die alleinige Ursache dieser Krankheit bei den Störfeldern zu suchen.

Auf die Frage, ob der Mann Schmerzen gehabt habe, kam die Antwort: «Jawohl ständig, aber ich habe antirheumatische Schmerzmittel genommen.» Die Ursache war also nicht behoben. Der Schmerz, den ich als Freund der Menschen bezeichne, wurde unterdrückt. Erst dadurch konnte der Organismus sich nicht gegen die verheerende Kraft der Wasseradern wehren. Erst dadurch ist es möglich gewesen, daß das Knochengerüst sich so verheerend deformieren konnte.

Fall 4: Hier handelt es sich um einen MS-Kranken. Dort liefen die Wasseradern auch etwas schräg unter dem Organismus her. Ein Kreuzungspunkt war in der Mitte des Körpers auch vorhanden. Die Ärzte haben diese Multiple Sklerose speziell als MS mit rheumatischem Einschlag bezeichnet. Es wird dann Zeit, darüber nachzudenken und zu erforschen, woran es im einzelnen liegen kann.

Der praktische Arzt sagte, daß er immer schon gesagt hätte, daß MS eine rheumatische Erkrankung wäre. Diese Beobachtung, daß eine rheumatische Veränderung bei dem MS-Kranken vorhanden war, war sicherlich richtig. Allerdings hatte er die Ursache nicht in Augenschein genommen. Jede Erkrankung hat eine spezielle Ursache und diese Ursache gilt es zu suchen.

Zusammenfassend können wir feststellen:

- Wasseradern und Störfelder lassen eine Regenerationsphase während des Schlafes im Körper fast nicht zu.
- Ein Störfeld unter dem Kopf führt zu Kopfschmerzen und Migräne oder der Krankheit Bechterew. Dadurch können auch Schilddrüsenerkrankungen entstehen. Auch solch ein Fall ist mir bekannt.
- Der ungestörte Schlaf ist die Grundlage einer gesunden Regeneration. Man kann auch sagen, daß der Mensch über Nacht energiemäßig auf- oder entladen wird.
- Unter unglücklichen Umständen, wenn sich Erdstrahlen, Hartmanngitter oder Verwerfungen kreuzen, entsteht an diesen Stellen im Körper des Menschen nach einiger Zeit ein Karzinom.
- Wenn der Kreuzungspunkt in der Mitte des Bettes auftritt, kann MS entstehen. Auch diese Fälle habe ich erlebt.
- Ein Kreuzungspunkt unter dem Lungenbereich führte in diesem Fall zum Lungenkrebs.

All das kann man anzweifeln, wenn man nicht an die Wirkung der Wünschelrute glaubt. Jetzt allerdings, wo wir mit der Kraft der Kinesiologie, dem Delta-Arm-Muskeltest, erleben können, wie man mehr oder weniger Power oder Kraft testen und messen kann, leuchtet so manches ein. Es erscheint zum Beispiel nicht mehr dubios, wenn ein Schlafplatz ausgependelt wird und der Rutengänger seine Vermutungen ausspricht. Der Beweis kann auch mit dem Muskeltest gegeben werden.

Die Kinesiologie oder der Delta-Arm-Muskeltest ist von jedem Menschen durchzuführen, der ehrlich bemüht ist, die Wahrheit zu erfahren. Es gehört auch zur Neuzeit, Dinge zu durchschauen. Besser gesagt, diese Hilfe ist uns als natürlicher Gegenpol gegeben worden, die alles erdrückende Werbung zu durchschauen. Was Ihnen nach dieser Methode Kraft gibt, ist gut für Sie, den Rest können Sie sich denken. Mit der Kinesiologie kann man auch Weltklasse-Leistungen im Sport erzielen, das habe ich erleben dürfen.

So überprüfen Sie ihre Lebensmittel

Immer wieder höre ich in Vorträgen: «Aber Herr Kanne, ich habe doch gelesen, daß Brot dick macht und verschleimt, daß erhitzte Nahrung keine Vitamine und Enzyme mehr enthält.» Die Menschen, die diese Einwände machen, sehen in der Regel sehr kraftlos aus, das heißt, sie sind blaß, haben oft eine etwas rote Nase und die Ohrenpartie meistens gelblich weiß. Diese Leute haben die Literatur bestimmter selbsternannter Naturwissenschaftler gelesen, nach dem Motto: «Was erhitzt ist, ist denaturiert und kein Lebensmittel mehr, also sehr viel minderwertiger.»

Brot ist demnach ja auch kein Lebensmittel, weil es eben denaturiert ist. Aber reine Körner sind demnach sehr viel bessere Lebensmittel. Nehmen Sie Weizen-, Roggen- oder Dinkelkörner in die Hand und machen Sie den Armdruck-Versuch. Den gleichen Test machen Sie nachher oder vorher mit einer Scheibe Misch- oder Weißbrot oder einem weißen Brötchen.
Genauso machen Sie es mit einem rohen Apfel und auf der anderen Seite mit gekochtem Apfelmus. Bei diesen Versuchen werden Sie merken und erkennen, was für Sie richtig ist: Bearbeitet oder unbearbeitet, roh oder gekocht.

Es gibt eine Erfahrungsheilkunde, die einige tausend Jahre alt ist. Genauso gibt es eine Ernährungserfahrung, die auch ganz eng mit der Heilkunde verbunden ist. In diesem Zusammenhang fällt mir der Satz von Paracelsus ein, der dem Sinne nach vor 500 Jahren gesagt hat: «Köche und Bäcker sind die besten Alchimisten, sie können aus unverträglichen, oft giftigen Stoffen und Pflanzen gutverträgliche Lebensmittel herstellen.»
Hiermit will ich sagen, nicht alles, was an Literatur angeboten wird und einen angeblichen wissenschaftlichen Charakter hat, ist von der Wahrheit durchzogen. Prüfen Sie selbst und lassen Sie sich nicht hinters Licht führen. Dieser Ausspruch ist typisch für die heutige Zeit. Es hat was mit Erleuchtung zu tun, wenn wir auf einmal mehr Kraft spüren.

Die rein körperliche Kraft überträgt sich ja auch auf unsere geistige Ebene. Die Erkenntnisse, die durch Wünschelrute und Pendel erfragt werden können und konnten, war im Mittelalter und vorher nur den sogenannten Eingeweihten vorbehalten. In der Regel waren es Priester, sogenannte Druiden. Die Bevölkerung durfte diese Möglichkeiten nicht wissen. Es wurde geheimgehalten. Menschen, die ihren Zeitgenossen von Ihrem Wissen etwas ab-geben wollten, wurden daraufhin oft zum Tode verurteilt, daher auch der Ausspruch: Das finstere Mittelalter.

117

Helfen und heilen

Gott sei Dank leben wir jetzt in einer Zeit, die wesentlich mehr Freiheit gibt. Wir sind scheinbar aus dem finsteren Mittelalter fast heraus. Sehr gut wird von dem Benediktiner-Pater Thomas Häberle in dem Buch «Helfen und Heilen» beschrieben, daß mit Wünschelrute und Pendel sowie Gottes Hilfe dem Menschen geholfen werden kann. Pater Häberle hat viele Beispiele ganz genau aufgeführt. Das heißt, es sind natürliche Diagnostik-Methoden, die dazu dienen, Krankheitsursachen zu erkennen, die Behandlung danach ist dann wesentlich erfolgversprechender. Das Immunsystem heilt den Körper, sagt Professor Dr. Umlauf von der Universität Brünn. Gerade das Immunsystem wird stärkstens geschädigt durch eine nicht menschengemäße Nahrung, durch Giftstoffe gleich welcher Art, durch Krach, durch Disharmonie, durch Störfelder, wie zuvor beschrieben.

Nach diesen Ausführungen möchte ich Ihnen frohen Mut geben, eine Hoffnung auf gute Gesundheit und schließlich Zufriedenheit und Wohlbefinden. Einen ehrlichen Wunsch habe ich noch: Gehen Sie zu einem Arzt, der Ihnen sympathisch ist und der Zeit für Sie hat. Es gibt gute Ärzte genug. Wichtig ist nur, die Anfangssituation des Körpers zu erkennen und zu dokumentieren:

Möglichkeiten der Untersuchung

1. Stuhluntersuchung auf alle Bakterien
2. Blutuntersuchung auf alle Inhaltsstoffe
3. Gesichtsdiagnose, wenn es eben geht, mit Bilddokumentation
4. Irisdiagnose und Bild, wenn es geht
5. Dunkelfeldmikroskopie und Bild
6. Messung des Sauerstoffpartialdrucks
7. Feststellung des Allgemeinzustandes durch den Arzt, also eine Bestandsaufnahme bekannter Art

Nach Schlaf- und Arbeitsplatzkontrolle sowie Regulierung folgt die Ernährungskorrektur und die Heilmittelanwendung. Alle vier Wochen sollten spätestens Kontrolluntersuchungen stattfinden, um den Zustand des Stoffwechsels durch die Ergebnisse von Stuhl, Blut, und Sauerstoff zu überprüfen. Dies alles nach dem Motto: Was ist innerhalb der vier Wochen geschehen, wie sieht das Irisbild aus, wie fühlt sich der Patient? Wenn die Anwendungen richtig waren, muß sich meßbar und fühlbar etwas zeigen. Wenn nicht, dann hat man etwas übersehen oder nicht befolgt.

Es kann auch sein, daß Unvorhergesehenes eingetreten ist. Das kann im Urlaub passieren, oder durch einen wohlgemeinten Rat, zum Beispiel: «Nimm doch mal die Tablette, die hat mir auch so gut geholfen.» Oder der Spruch: «Ein Apfel pro Tag ersetzt den Arzt!» Dieser Spruch kommt aus dem Englischen, mit Sicherheit stimmt er nicht. Aber hier sind Praktiker gefragt, denn Sie können selbst feststellen, was Ihnen gut tut und Ihnen Kraft gibt.

Noch einen weiteren Wunsch habe ich: Bitte schreiben Sie mir, wenn Sie Erfahrungen gemacht haben, auch wenn Sie noch nicht richtig am Ziel Ihrer Wünsche sind.

Bei uns sind einige tausend Zuschriften archiviert. Nur aus der Fülle der Erfahrungen kann man generell Schlüsse ziehen, Einzelfälle sind zwar gut und interessant, auch aufschlußreich, der Beweis aber liegt in der Masse der gleichen Erfahrungen. Wenn zwei oder drei Menschen schreiben, nach der Ernährungsverbesserung sind die Prostatabeschwerden nicht mehr vorhanden, dann ist das schön, es kann aber auch Zufall sein. Bei 128 Männern über 50 Jahre allerdings ist es kein Zufall mehr, diese Aussage hat Gewicht. Es wird dann Zeit, darüber nachzudenken und zu erforschen, woran es im einzelnen liegen kann.

All das sind keine leichten Aufgaben. Dafür aber haben wir einen Forschungsring mit einem wissenschaftlichen Beirat, der mit Fachwissen ausgerüstet ist, der, wie man so sagt, öffentlichen Glauben hat, weil es sich dabei um gut ausgebildete Fachärzte handelt und um Wissenschaftler anderer Spezialgebiete. Beim heutigen Stand der Erfahrungsheilkunde ist eine Verbesserung aller zur Zeit grassierenden Erkrankungen, auch der chronischen, sehr gut möglich. Daß das so ist, beweisen mir einige tausend Zuschriften von sicherlich dankbaren Menschen.

RATSCHLÄGE FÜR GESUNDE UND KRANKE

Empfehlungen für das tägliche Leben

Aufgrund der viele Fragen, die in Vorträgen und in schriftlicher Form an mich herangetragen werden, gebe ich hier zusammenfassend gerne eine Anzahl von Tips und Anwendungen für das tägliche Leben, für die Ernährung und für den Umgang mit Brottrunk weiter, in der Hoffnung, daß sie bei Ihnen wie in vielen anderen Fällen zum Erfolg führen.

Wir beginnen mit dem Grundlegenden, dem Schlafplatz, der frei von schädlicher Bestrahlung sein muß. Ein Rutengänger stellt fest, ob oder wo die Schlafstelle strahlenfrei ist. Sie müssen also Ihr Bett unter Umständen an einen anderen Platz stellen. Entstrahlungsgeräte irgendwelcher Art sind nach Aussage etlicher Experten nicht empfehlenswert.

Gehen Sie mit den «Hühnern ins Bett», wie man so sagt. Im Herbst und Winter bei Anfang der Dämmerung, im Sommer möglichst vor 22 Uhr. Bevor Sie ins Bett steigen, trinken Sie etwa 100 bis 200 ml Brottrunk. Dann stellen Sie den Wecker und trinken zwischen 24 und 1 Uhr nochmals 100 bis 200 ml. Das Gleiche wiederholen Sie morgens gegen 5 Uhr. Ab Mitternacht kann die Leber durch die Enzyme des Brottrunks ungestört entgiften. Es kommt durch den gesteigerten Sauerstoff-Partialdruck zu einem Kraftzuwachs. Der Mensch nimmt während der Nacht Kräfte auf, um tagsüber leistungsfähig zu bleiben. Auch wenn Sie nicht schlafen können, trinken Sie ruhig einen großen Schluck. Es kann sein, daß Sie einige Nächte länger wach sind, nach einiger Zeit aber überkommt Sie ein guter Schlaf. Am Morgen nach dem Aufstehen waschen oder duschen Sie sich oder nehmen ein Bad. Dafür geben Sie 100 ml Brottrunk ins Badewasser. Nach der Reinigung reiben Sie den ganzen Körper mit Brottrunk ab, der dann über die Haut einzieht.

Beginnen Sie das Frühstück mit einem Teller gekochter Haferschleimsuppe. Dazu mischen Sie 3 bis 5 Eßlöffel Haferflocken mit 2 Gläsern kaltem Wasser. Lassen Sie das langsam aufkochen bzw. 1 Minute ganz leicht köcheln. Diese Suppe essen Sie gemächlich im abgekühlten Zustand. Im Anschluß daran können Sie einen Getreidekaffee (Malzkaffee) mit etwas Milch trinken und dann Misch- oder Weißbrot, weiße Brötchen oder Baguettes mit Butter, Zuckerrübensirup, wenig Käse oder Wurst essen. Danach oder auch zwischendurch – so wie es Ihnen am besten bekommt – trinken Sie 200 ml Brottrunk.

Wenn Sie nach einigen Stunden wieder Appetit haben, sollten Sie 2 bis 3 Teelöffel Fermentgetreide ganz langsam einspeicheln, davon aber nur jeweils ⅓ Teelöffel in den Mund nehmen. Das ist sehr wichtig, weil die Enzyme im Rachenraum eine Entgiftung hervorrufen. Die Säure, die Sie spüren und schmecken, überträgt sich aktiver auf den Körper. Das ist besonders gut für die Stirnhöhle, den Nasenraum, die Mandeln, den Kehlkopf und die Speiseröhre. Diesem Einspeicheln des Fermentgetreides müssen Sie ganz besondere Aufmerksamkeit widmen.

Zum Mittagessen können Sie alle Arten von Gemüse essen, natürlich aus einem Garten oder einer Gärtnerei, die so biologisch wie möglich arbeitet. Das Gemüse sollte gekocht (nicht zu heiß) oder gedünstet sein. Sie sollten sich dazu viel Zeit nehmen. Durch das Überhitzen, auch bei der Zubereitung von Fleisch, wird das Essen unverträglicher. Geben Sie in jede Suppe, Sauce oder auch ins Gemüse 1 bis 2 Teelöffel Fermentgetreide. Sie können auch mit heimischen Kräutern wie Liebstöckel, Majoran, Knoblauch, Zwiebeln, Thymian und ebenso Salz würzen. Ausreichend Salz gehört zu einer guten Ernährung und trägt zu einer guten Gesundheit bei. Salzloses Essen führt laut einer Studie der Albert Einstein-Universität, New York, dazu, daß die Menschen wesentlich kränker werden.

Reduzieren Sie den Fleischverzehr. Ich halte sehr viel von Lammfleisch, insbesondere bei kranken Menschen. Aber auch gegen etwas Geflügel oder Rindfleisch ist nichts einzuwenden. Essen Sie zu jeder Mahlzeit Weiß- oder Mischbrot, das auch abgelagert sein kann, möglichst getoastet oder geröstet. Sie können etwas Salat essen, aber eben mit Weißbrot, wie es die Franzosen tun. Rohes Obst sollten Sie wenig zu sich nehmen, weil sich durch dessen Verzehr leicht Blähungen, Fuselalkohole und Essigsäure bilden können. Rohkost ist daher für Krebskranke nicht zu empfehlen.

Nach dem Mittagessen sollten Sie eine Stunde oder auch etwas länger ruhen. Trinken Sie zu den Mahlzeiten 100 bis 200 ml Brottrunk. Sie können auch entspelzte Haferkörner in allen Variationen verarbeiten (s. auch das oben erwähnte Rezept für die Hafersuppe). Haben Sie nachmittags Appetit auf etwas Süßes, verzehren Sie ruhig ein Stück Kuchen mit Früchten (Äpfel, Birnen, Kirschen, Himbeeren, Aprikosen usw.). Dazu sollten Sie 2 bis 3 Tassen Malzkaffee trinken. Sie können aus einer Mischung von Haferflocken, Weizenmehl, Zuckerrübensirup, Honig, Butter und Marzipan auch Plätzchen backen. Zur Geschmacksabrundung nehmen Sie Salz und Eier dazu.

Nehmen Sie das Abendessen früh ein, möglichst schon um 18 Uhr. Auch jetzt gibt es nichts besseres als eine Haferschleimsuppe, wenn sie Ihnen bekommt. Sie können aber auch Haferkörner mit Gemüse aller Art kochen. Dazu gibt es aber immer Brot. Zum Abschluß der Mahlzeit ist Weißbrot mit etwas Käse ideal. Auch zur Abendmahlzeit trinken Sie 100 bis 200 ml Brottrunk.

Um genügend Flüssigkeit aufzunehmen, trinken Sie tagsüber Mineralwasser mit etwas Apfelsaft, Kräuter- oder Früchtetee vermischt, immer im Wechsel. Es gibt Menschen, die den Brottrunk wesentlich besser vertragen, wenn Sie ihn mit Wasser, halb und halb, verdünnen. Sie können für den besseren Geschmack aber auch einen Schuß Apfelsaft oder Traubensaft dazu geben, oder auch Zuckerrübensirup, der ernährungsphysiologisch sehr gut ist. Fermentgetreide kann zwischendurch ganz langsam eingespeichelt werden (½ TL mindestens 5 Minuten mit Speichel zergehen lassen, pro Tag ca. 5 TL). Die Enzyme und Wirkstoffe reinigen das Hals- und Mandelsystem und helfen mit, die Schleimhäute zu verbessern.

Besondere Empfehlungen für Kranke

Beim Schreiben dieses Buches ging ich davon aus, daß auch Kranke und Schwerkranke diese Zeilen lesen. So rate ich bei jeder Krebsart, am Morgen eine Packung oder einen Wickel oder ganz einfach ein mit Brottrunk (warm) angefeuchtetes Handtuch auf den Oberkörper zu legen, mit einem Tuch abzudecken und unter der Bettdecke einziehen zu lassen (jeden Tag für ca. 2 Stunden). Wenn Sie möchten, wiederholen Sie das auch nachmittags nochmals für 1 bis 2 Stunden. Anschließend sollten Sie den ganzen Körper mit Brottrunk abreiben. Sie können, während die Packung wirkt, nochmals 2 bis 3 Teelöffel Fermentgetreide einspeicheln.

Da Sie für eine geregelte Verdauung sorgen müssen, empfiehlt sich, je nach Schwere der Erkrankung 2 bis 3 Mal die Woche, vielleicht sogar jeden Tag, ein Einlauf mit 100 ml Brottrunk (lauwarm). Dafür brauchen Sie ein Klistier aus der Drogerie oder Apotheke. Bewährt hat sich dabei folgendes Vorgehen: Nach dem Einlauf legen Sie sich je eine Viertelstunde auf die linke Seite, auf den Bauch, auf den Rücken und schließlich auf die rechte Seite.

Ein Arzt, der sich auf Krebserkrankungen spezialisiert hat, rät seinen Patientinnen und Patienten 1 bis 2 Mal wöchentlich zu einer Spülung mit der sogenannten Klysopumpe. Bei jeder Spülung, die etwa 1 bis 2 Stunden nach dem Frühstück erfolgt, sollte ½ Flasche Brottrunk eingesetzt werden.

Unterstützend wirkt eine leichte Körpermassage mit Brottrunk (2 bis 3 Mal die Woche). Der Masseur nimmt also keine Massageöle oder sonstigen Dinge, sondern nur Brottrunk und massiert ihn ganz leicht, mit weichen Bewegungen in den Körper ein. Hierbei sind die Fußreflexzonen zu beachten. Dadurch werden die Organe auch beim Fußbad stimuliert. Anstelle von

Salz, wie im Kapitel «Wege zu einer gesünderen Lebensweise» beschrieben, können Sie 100 ml Brottrunk in eine Schüssel mit warmem Wasser geben. Sobald das Wasser kälter wird, gießen Sie wieder heißes nach, so daß Sie immer ein wohliges Gefühl haben. Während des Fußbades können Sie die Füße und Zehen mehrmals massieren. Dadurch wird die Durchblutung angeregt.

Ein anderes altbewährtes Mittel ist das Sitzbad, für das Sie ein großes Gefäß, noch besser eine Sitzbadewanne benötigen. Geben Sie verträglich warmem Wasser ½ Flasche Brottrunk hinzu und verweilen Sie rund ¼ bis ½ Stunde darin. Diese Sitzbäder sind vor allem bei Infektionen, Hämorrhoiden und Pilzerkrankungen wertvoll.

Wenn Sie von Candida albicans befallen sind, empfehle ich Ihnen, jeden Morgen die oben beschriebene Ganzkörperabreibung zu machen, damit die Enzyme und Wirkstoffe in die Haut einziehen können. Zum Frühstück nehmen Sie am besten einen Teller der bereits erwähnten Haferschleimsuppe (4 Eßlöffel Haferflocken mit Wasser aufgekocht), ein oder zwei weiße Brötchen, Baguette, Weiß- oder Mischbrot mit Butter, evtl. mit etwas Zuckerrübensirup oder Käse. Der Mittagstisch besteht bei Ihnen – wie in alter Zeit – aus Gemüse mit zwei, drei Schnitten Misch- und Weißbrot. Als Getränk empfiehlt sich Früchte- oder Kräutertee, möglichst ungesüßt, höchstens mit Zuckerrübensirup. Am Nachmittag steht ein Butterbrot auf Ihrem Speisezettel. Abends – ebenfalls nach «alter Väter Sitte» – darf es eine Milchsuppe mit Nudeln oder Klünterken sein, aber wiederum mit zwei bis drei Schnitten Weiß- oder Mischbrot oder auch Pumpernickel. Allgemein sollte der Fleischverzehr reduziert werden.

Allgemeine Hinweise und Tips

Nach einem Fest, oder wenn Sie in fröhlicher Runde gezecht haben, trinken Sie vor dem Zubettgehen 200 ml Brottrunk. Wenn die Leber – sie arbeitet ab 0.30 Uhr auf Hochtouren – den Brottrunk zur Verfügung hat, kommt es sehr schnell zur Regeneration und zum Abbau von Alkohol. Für Kranke gilt diese Erkenntnis ganz besonders.

Wenn Sie ein Buch lesen, fernsehen oder Ihre Mahlzeiten einnehmen, sollten Sie eine Kerze anzünden. Die offene Flamme der Kerze hat eine enorm beruhigende Wirkung und trägt tatsächlich meßbar zum besseren Wohlbefinden bei. Sie schirmt schädliche Strahlen ab. Genauso ist es mit den Kastanien, die man in der Tasche trägt und die schon in früheren Zeiten bei rheumatischen Erkrankungen empfohlen wurden.

Glauben Sie nicht, daß das «Hokuspokus» ist. Bei der Fülle der medizinisch unheilbaren Erkrankungen ist es angebracht, sich Gedanken zu machen, welche bedeutende Wirkungen von den uralten Volksbräuchen ausgehen. In diesem Rahmen ist auch die Teezubereitung oder das Salzfußbad zu sehen. Als erste Maßnahmen kamen bei uns früher zum Einsatz: Salzfußbad, Kamillen- oder Pfefferminztee, Halswickel, Bettruhe und Schwitzen.

Abschließend wünsche ich Ihnen viel Mut. Sehen Sie jede Krankheit als Herausforderung an und besinnen Sie sich dabei auf Ihre Naturkräfte.

Man lernt nie aus !

Bei allen Erlebnissen ist es wichtig, was wir daraus lernen können. Vor gut 20 Jahren hielt ich einen Vortrag über Ernährung und Herzinfarkt und meinte: das war's.

Unter den Zuhörern war eine Dame, die meinte, woher will der Bäcker das wissen? Schon damals ging es um das Brotphänomen. Brot senkt ja das gefäßbelastende LDL-Cholesterin und stärkt den HDL-Wert.

Mit dem Wissen allein hat man aber nur ein Mosaiksteinchen gefunden. Es fehlen ja noch einige Steinchen mehr. Herzfehler können, so sagte mir mein Zahnarzt, auch von faulen Zähnen herrühren. Also, Sie können so viel Brot essen wie Sie wollen, wenn die faulen Wurzeln nicht entfernt werden, nützt Ihnen weder das Brot noch der Brottrunk etwas.

Durch Schaden wird man klug! Mir ging es jedenfalls so.

Sie haben ja schon gelesen, daß bei mir die Zähne saniert worden sind mit Goldkronen, mit Goldteleskopen, mit viel Aufwand, aber leider paßten die Legierungen nicht. Oben und unten im Gebiß waren verschiedene Goldlegierungen eingebaut, die wiederum zu schweren Gesundheitsstörungen führten, mit Lähmungen in der Hand, mit Schädigung des Lungen- und des Dickdarmmeridians, die Nerven liegen bei solchen Spannungen, die ja gemessen worden sind, auch blank. Nur ganz nebenbei: Wenn der Dickdarmmeridian betroffen ist, kann Darmkrebs die Folge sein.

Iridium war im unteren Gebiß in der Goldlegierung enthalten, nach Professor Daunderer ist Iridium krebsbildend! Aber das untere Gebiß kam ja bei mir raus, das neue rein. Es war auf Anhieb gut, so war auch die Messung des Allergologen.

Trotzdem stimmte etwas nicht, meine Gelenke schmerzten, die Muskeln taten weh beim Treppensteigen, trotz Brottrunk, trotz meiner, wie ich glaube, guten Ernährung. Fast habe ich geglaubt, ich bin 64, also ein bißchen alt, ein bißchen abgearbeitet, ein bißchen müde. In so einem Erkenntniszwang zweifelt man schon mal an sich selbst.

Aber der neue Zahnarzt hat bei mir zwei Backenzähne gezogen, die im Wurzelbereich in Fäulnis übergegangen waren. Schmerzen hatte ich kaum gespürt, die beiden vorigen Zahnärzte sahen ja auch keine Veranlassung, diese Gefahr auszuräumen. Heute weiß ich, diese beiden Giftproduzenten in mir haben über vier Jahre meinem Immunsystem stark zugesetzt.

Vor 14 Jahren hörte ich einen Vortrag von Herrn Dr. Issels und Herrn Dr. Kempe, beide Ärzte waren anerkannte Krebsspezialisten, beide haben ausdrücklich auf die Wichtigkeit der Zahnsanierung hingewiesen.

Wenn nun aber wie bei mir die Gifte im Körper sind und sich rheumatische Schmerzen zeigen, was soll man machen? Der Zahnarzt hatte mir ja gesagt, durch diese Gifte, die man auch als Leichengifte bezeichnen kann, entstehen Rheuma und Herzkrankheiten.

Für mich stellte sich die Frage, woher kommt auf einmal der Schmerz in der äußeren Herzgegend beim Bewegen? Der Zufall kam mir zu Hilfe.

Ein Amerikaner kam extra aus Kalifornien und wollte mich sprechen. Er hatte Schwierigkeiten zu gehen und sagte mir, er habe in letzter Zeit noch Rheuma dazubekommen, zu seinem Darmkrebs. Er wurde von mir zu einem Naturheilarzt vermittelt, dieser stellte Metastasen fest. Daher die Schmerzen im Bewegungsapparat.

Nun stellt sich doch die Frage, könnte man die Metastasen genauso empfinden wie Rheumaschmerzen? Wie ich meine, gleichen die Gifte, die aus dem Karzinom gesickert sind und von den Geweben aufgenommen und eingekapselt werden, den Giften, die rheumatische Schmerzen verursachen. Die Frage ist, wie wird man diese Gifte aus dem Gewebe los? Bei diesen Überlegungen dachte ich an einen Zufall mit Salmonellen.

Vor etwa 6 Jahren bekam ich im Urlaub durch Kartoffelsalat eine Salmonellenvergiftung, mit sehr hohem Fieber und Durchfall. Was ähnliches hatte ich noch nicht erlebt. So könnte das Ende aussehen, dachte ich mir. Wir lagen im Hafen von Wangerooge, an einen Arzt war nicht zu denken.

Meine Frau gab mir fast jede Stunde ein Wasserglas Brottrunk zu trinken, jedesmal hatte ich so viel Kraft, um auf die Toilette zu gehen. Es kam also alles raus, 24 Stunden lang. Immer wieder fiel ich in einen tiefen Schlaf, In der Zeit habe ich sicherlich sechs Flaschen Brottrunk getrunken. Als erstes hatte meine Frau mir nach 1½ Tagen, das Fieber war weg, eine Haferschleimsuppe gekocht. Abends sind wir dann wieder zum Fischessen gegangen, ohne Kartoffelsalat, aber mit Brot, auch in einer anderen Gaststätte.

Diese Story habe ich einem bekannten Wissenschaftler erzählt. Zwei Jahre später berichtete er mir, er habe mit zwei Kollegen gut gespeist, allerdings lagen er und die Kollegen am anderen Morgen mit Salmonellenvergiftung im Krankenhaus. Antibiotika haben bei den beiden gut angeschlagen, nach zwei Tagen war die Gefahr gebannt.

Bei ihm habe aber nichts geholfen, er hatte schon 90 % der Sehkraft des linken Auges verloren, nach vier Tagen auf der Intensivstation, ziemlich aussichtslos habe er an meine Story gedacht. Sofort habe er seine Frau nach Hause geschickt, um einen Karton mit 6 Flaschen Brottrunk zu holen. Diese sechs Flaschen habe er nach meinem Muster getrunken und sei dann nach zwei Tagen wieder zu Hause gewesen. Das Augenlicht habe sich auch wieder eingestellt. Dieses Ereignis haben wir natürlich besprochen.

Auf meine Frage, haben Sie bei dem Essen Brot verzehrt, sagte er nein. Mir ging es ja genauso. Wir besprachen diese Dinge auch wieder beim Essen, allerdings mit hervorragend frischen Salzbrezeln, das sollte uns nicht noch mal passieren.

Es hat schon einen Grund, wenn die Südländer zu jedem Essen Brot servieren. Wenn sich schon pathogene Bakterien oder Salmonellen eingeschlichen haben, dann verlaufen in der Regel die Erkrankungen harmloser.

Nach diesen zufälligen Erkenntnissen habe ich dann auch bei meinen Schmerzen Brottrunk überdosiert, drei Flaschen in 24 Stunden. Die Beweglichkeit ist deutlich besser geworden, meine vermeintlichen Altersbeschwerden sind fast weg. Ähnliches berichtete mir auch der 72jährige Amerikaner. Er arbeitet wieder täglich zwei Stunden im Garten und fährt wieder Fahrrad. Ist das ein Wunder ? Goethe sagt: «Wer nicht an Wunder glaubt, ist kein Realist!»

Die Realität sehen wir in den wissenschaftlichen Untersuchungen, z.B. beim Abbau der aliphatischen Kohlenwasserstoffe und anderer hochgiftiger Substanzen wie selbst Cäsium 137 durch Brotsäurebakterien und die dazugehörigen Enzyme.

Einfluß der Ernährung auf den Organismus

SPRÜCHE AUS DER WELTGESCHICHTE:

Der Arzt und Philosoph Paracelsus hat zur Ernährung Stellung genommen und den beachtenswerten Satz geprägt:

Der Bäcker ist ein Alchemist: «Aus dem Unedleren macht er das Edlere»

Dieser Satz verkörpert die Weisheit des Paracelsus, daß Backen und Kochen die Nahrung bekömmlich macht.

Ein weiterer Spruch von Paracelsus lautet:

«Gott hat die Welt nicht zu Ende geschaffen. Die Vollendung seiner Schöpfung hat er dem Menschen überlassen.»

Also hat Paracelsus darauf hingewiesen, daß wir durch unseren Geist unser Leben und Wirken weiter gestalten müssen und können.

Ein Spruch von Franz Xaver Mayr ist auch bezeichnend:

«Was den Schmied ernährt, zerreißt den Schneider.»

Also: jede körperliche Betätigung braucht auch seine körperliche Nahrung.

Schon Angelus Silesius hat gesagt:

«Was uns im Brote speist, ist Gottes ew'ges Wort, ist Leben und ist Geist.»

ERKLÄRUNG ZU DEN SÄUREN UND BASEN IM MENSCHLICHEN ORGANISMUS

Zu dieser Stellungnahme sehe ich mich veranlaßt, weil ich innerhalb kurzer Zeit mehrmals angesprochen worden bin, ob der Brottrunk den Organismus versäuern kann.

Das Gespräch mit einer Anwenderin möchte ich kurz aufführen: «Herr Kanne, ich war vor einem Jahr schwerkrank und habe alle möglichen Medikamente bekommen. Es hat so ausgesehen, als wenn ich davon noch kränker geworden wäre. Dann habe ich durch Zufall, durch das Buch von Gisela Friebel, den Brottrunk und das Fermentgetreide kennengelernt. Seitdem habe ich beide Produkte regelmäßig eingenommen. Kurze Zeit darauf ging es mir schon sehr gut. Bekannte stellten mir immer wieder die Frage: Wie hast Du das nur gemacht?
Aber bei einer Veranstaltung hörte ich nun, daß der Brottrunk den Organismus versäuern soll. Ich war ganz entsetzt, weil ich ja meine wiedererlangte Gesundheit nur auf den Brottrunk und das Fermentgetreide zurückgeführt habe. Nun meine Frage an Sie, Herr Kanne: Kann es sein, daß der Brottrunk den Organismus versäuert und kann es sein, daß man deswegen krank wird?» Das war die Frage dieser Frau.

Biologische und chemische Säuren

Nachfolgend möchte ich nun auf die Problematik der Versäuerung eingehen. Wie viele Mediziner bin auch ich der Meinung, daß der Mensch am Säuretod sterben kann. Es gibt Meinungen, daß auch Krebs, Rheuma, Gicht, sogar Hauterkrankungen und chronische Entzündungen Säureerkrankungen oder besser ausgedrückt Stoffwechselerkrankungen sein können.

Zunächst einmal muß man zwischen den chemischen und biologischen Säuren unterscheiden. Es ist eindeutig belegt, daß Salzsäure eine ätzende und todbringende Wirkung hat. Das gilt auch für andere chemische Säuren wie Schwefelsäure und Flußsäure. Dann gibt es die Säuren, die biologisch über Mikroorganismen (Milchsäurebakterien) entstehen, die man auf Kuh-, Schafs-, Ziegen- und Pferdemilch ansetzen kann. Aus der Literatur wissen wir, daß diese Art der Milchsäure oft positive Wirkungsweisen im menschlichen Organismus hervorbringt. In diesem Zusammenhang ist das Buch von

Professor Eichholz über Milchsäure aus den vegetabilischen Bereichen zu empfehlen.

Der Krebsarzt Dr. Kuhl hat sich mit dem Phänomen der Ziegenmilchsäure bei der Behandlung von Krebserkrankungen beschäftigt. Er gibt den Hinweis, daß die Getreidesäure allerdings wesentlich wertvoller sei als die Milchsäure. Das hat mich im übrigen auf die Idee gebracht, gezielt an der Getreidesäure zu arbeiten. Außerdem gibt es eine große Zahl von Obstsäuren, die aus Äpfeln, Birnen, Weintrauben und auch anderen Früchten entstehen. Schließlich kommt noch der Essig dazu, der auch aus Äpfeln, aus Wein oder anderen Produkten entsteht.

Für den Konsumenten ist es nun schwierig zu unterscheiden, welche Säuren für den Organismus positiv und welche negativ sind. Daß man keine Salzsäure zu sich nehmen soll, ist hinreichend bekannt. Bei den anderen Säureprodukten kann der Konsument schlecht unterscheiden, ob die Produkte positiv oder negativ für ihn sind. Die Werbung für verschiedene Säureprodukte ist ja dermaßen durchdringend, daß man sich als Nichtfachmann kein Bild über die Ehrlichkeit der Wirkmechanismen machen kann.

Hinzu kommen Bücher, in denen die Menschen aufgefordert werden, mit Lackmuspapier oder Meßgeräten den pH-Wert des eigenen Urins zu messen, mit dem Hinweis, daß man bei zu hohem oder zu niedrigem pH-Wert bestimmte Medikamente oder Nahrungsergänzungsmittel einnehmen soll.

Stellen Sie sich aber vor, daß Ihr Organismus ganz natürlich, seiner Aufgabe entsprechend, arbeitet. Er reguliert sich von ganz allein. Außerdem ist der pH-Wert des Urins morgens, mittags und abends verschieden hoch. Das muß auch so sein. Abends bei einem festlichen Essen haben Sie etwas mehr Fleisch und zum Dessert vielleicht noch ein Stück Kuchen oder ein Eis gegessen, auch Alkohol haben Sie getrunken.

Nach einem so üppigen Mahl haben Sie dann am nächsten Morgen mit Sicherheit einen pH-Wert, der nicht ganz der Norm entspricht, eben weil der Körper schon reagiert hat. Sie scheiden die Stoffe ja schon aus, die durch die etwas falsch gewählte Nahrung, besser gesagt außergewöhnliche Nahrung, zustande gekommen sind. Der Körper hat also schon richtig reagiert.

In diesem Moment nehmen Sie dann irgendwelche Stoffe ein, um angeblich zu regulieren. In Wirklichkeit pfuschen Sie damit dem Regelmechanismus Ihres Körpers dazwischen. Besser wäre es, wenn Sie sich besinnen würden und nach solch einem Fest morgens einen Teller Haferschleimsuppe (Haferflocken nur mit Wasser aufgekocht), oder einfach nur 1 bis 2 Schnitten helles Weizenmischbrot zu sich nehmen würden, eben nur leichte Kost, und dazu vielleicht einen Kräuter- oder Kamillentee. Brot, Misch- oder Weißbrot, bildet Brotsäureenzyme. Diese Brotsäureenzyme sind in der Lage, toxische

Gewebssäuren aus dem Organismus heraus zu transportieren. Auch diese Aufgabe gehört zum Stoffwechsel.

Ähnliches passiert bei der sogenannten Dr. Mayr-Diät, die auch heute noch von vielen Ärzten mit Erfolg angewandt wird. Der Säure-Basen-Ausgleich geschieht beim verhältnismäßig gesunden Menschen auf Weisung des Immunsystems. Er wird praktisch vollautomatisch vollzogen. Die Frage lautet nun: Wie kommt es zur toxischen Gewebssäure, die ja den Organismus tatsächlich krankhaft versäuert?

Die Versäuerung des Organismus

Dieser Frage sind schon einige Experten nachgegangen. Es kann durch zuviel Fleisch, rohes Obst oder rohes Gemüse, durch zuviel Süßigkeiten, Alkohol oder durch Medikamente zur Versäuerung kommen. Auch die sogenannte Vollwert-Körnererernährung kann dazu führen, weil in den Randschichten des Getreidekorns eben Naturpestizide enthalten sind.

Das Buch «Prost Mahlzeit! – Krank durch gesunde Ernährung» von Udo Pollmer gibt darüber erschöpfend Auskunft. Zusammenfassend kann man sagen, krankmachende Säurebildner können Lebensmittel und Medikamente sein, die den Bedürfnissen des Körpers nicht angepaßt sind.

Ein weiterer Fehler ist die Bewegungsarmut. Ein Zuviel an Nahrung, gleich welcher Art, verbunden mit einem Zuwenig an Bewegung (Sport) oder körperlicher Arbeit führen eben zur Einlagerung toxischer Gewebssäure.

Des weiteren sollte man überprüfen, ob man eventuell auf einem Störfeld (Wasseradern oder sonstigen Störfeldern) liegt. Das wird sehr gut beschrieben in dem Buch über Erdstrahlen von Freiherr von der Pohl.

Kranke Zähne mit faulen Wurzeln daran können starke Gifte in den menschlichen Organismus bringen. Das und toxische Gewebssäuren kann man sogar als Leichengift bezeichnen.

Das Säure-Basen-Gleichgewicht im Darm

Durch die für den Körper negativ wirkende Säure kommt es zur Umverteilung der Bakterien im Dünn- und Dickdarm. Die Symbiontenbakterien werden zurückgedrängt und die sogenannten pathogenen (krankmachenden) Keime übernehmen die Vorherrschaft. Als Folge kann das Säure-Basen-Gleichgewicht im Dünn- und Dickdarm aus den Fugen geraten.

Wie ich schon erwähnt habe, ist von altersher die Dr. Mayr-Diät eine Möglichkeit, durch natürliche Ernährung eine Verbesserung des Darmmilieus zu erreichen. Dabei ißt man mehrere getrocknete weiße Brötchen am Tag und trinkt dazu ein Glas Milch und viel Mineralwasser.

Die Brotgetreidesäure in Form von Brottrunk ist natürlich noch eine zusätzliche Hilfe, weil dieses Getränk eine hohe Konzentration positiv wirksamer Bakterien enthält, durchschnittlich 5 Millionen koloniebildende Brotsäurebakterien in 1 ml. Beim Brottrunk kann man von einer konzentrierten flüssigen Brotform sprechen, betrachtet man die Anzahl der Inhaltsstoffe, insbesondere die der Enzyme und essentiellen Aminosäuren, die darin enthalten sind.

Das Phänomen des Abbaus der pathogenen Keime wurde schon 1882 durch den Hygienearzt Professor Hoffmann in Berlin entdeckt. Er desinfizierte typhus- und cholerainfizierte Krankenzimmer durch Brotkrümelabreibungen. Eine ähnliche, eventuell noch stärkere Wirkungsweise, hat der Brottrunk beim Abbau pathogener Keime. Dieser Nachweis gelang Dr. Ionescu. Die nützlichen Symbionten werden durch Brottrunk nicht angegriffen, im Gegenteil, sie werden sogar gestärkt. Es kann also davon ausgegangen werden, daß der Säure-Basen-Haushalt im gesamten Organismus vollautomatisch reguliert wird.

Bei krankhaften Symptomen muß aber ein Arzt aufgesucht werden, der Stuhl- und Urinuntersuchungen durchführt. Tritt dieser krankhafte Zustand ein, muß man vermehrt auf die richtige Ernährung achten und sich so ernähren, daß ein Übermaß vermieden wird. Man muß sich nicht alles verbieten, aber die Nahrung sollte dem Körper in wohlschmeckender Form, aber nicht überkalorisch, angeboten werden.

Wenn Sie das Buch von Udo Pollmer lesen, dann werden Sie feststellen, daß die Rohkost und die Vollkornkost – vor allem mit Vollkornweizen und Vollkorndinkel – zu Schädigungen führen kann. Die Kleie sollte vom Dinkel und vom Weizen abgesiebt sein. Durch die Kleie entstehen die toxischen Gewebssäuren, die den Säure-Basen-Haushalt durcheinanderbringen können.

Kinesiologie und Lebensmittel

Nun werden Sie sich fragen, wer gibt mir denn jetzt Antwort, oder wer weiß, was für mich gut ist. Da kann ich Ihnen vielleicht eine Hilfe geben, die ich selbst während eines Vortrages eines amerikanischen Arzt erhalten habe. Dieser Arzt erklärte den interessierten Zuhörern das Phänomen der Kinesiologie. Er holte sich aus dem Publikum, es waren ca. 80 Ärzte anwesend, drei

Ärzte, die sich als Versuchspersonen zur Verfügung stellten. Der amerikanische Arzt stellte in einem Versuch an der Krafthand der Probanden den Gegendruck fest. Die Krafthand war dabei waagerecht zur Seite ausgestreckt. Dann ließ er die Versuchspersonen mit der linken Hand unter eine Pflanze greifen. Daraufhin stellten die Versuchspersonen fest, daß jetzt mehr Kraft als Gegendruck vorhanden war. Als die Hand wieder von der Pflanze weggenommen wurde, verringerte sich auch wieder der Gegendruck. Nach wiederholtem Versuch, wieder mit Anfassen der Pflanze und Ausstrecken des Kraftarms, riß der Arzt, auf der anderen Seite stehend, der Pflanze ein kleines Blatt ab. Gleichzeitig fiel der Kraftarm der Versuchsperson schlagartig herunter. Auf diese Weise wurde demonstriert, daß Pflanzen in einem Raum positive Kräfte verbreiten können. Gleichzeitig zeigte das Experiment, daß die positive Kraftzuwendung sofort entfällt, wenn die Pflanze verletzt wird.

Die wohlwollende und positive Kraft, die von den Pflanzen ausgehen kann, wird in einem sehr schönen Taschenbuch mit dem Titel «Das geheime Leben der Pflanzen» beschrieben.

Weiterhin machte uns dieser amerikanische Arzt deutlich, daß man positive Dinge genauso testen könne. Dabei legt man zuerst die Nichtkrafthand auf die Brust, streckt die Krafthand waagerecht zur Seite aus und bildet eine Faust. Nun läßt man die Kraft überprüfen und versucht, welchen Gegendruck man dabei ausüben kann. Dann nehmen Sie das Produkt oder was Sie testen möchten, in die Nichtkrafthand, legen es an die Brust und strecken die Krafthand aus. So können Sie testen, ob Sie

- rohe Äpfel gut vertragen oder besser das gekochte Apfelmus
- ein Milchsäureprodukt gut vertragen können
- Kaffee oder Tee vertragen können
- Brötchen oder Vollkornbrot besser vertragen
- Rohkost oder gekochte Kost besser vertragen und vielleicht auch den Brottrunk und das Fermentgetreide austesten.

Im übrigen gibt es schon einige Naturheilärzte und auch Heilpraktiker, die auf diese Art und Weise Medikamente und Lebensmittel austesten. Es gibt auch eigens dafür ausgebildete Menschen, die sich Kinesiologen nennen. Dieser Test ist meiner Ansicht nach die neutralste Art um festzustellen, was ein Mensch vertragen kann. Es ist auch verhältnismäßig einfach, im Umgang mit Lebensmitteln diese Testmöglichkeit zu erlernen. Deshalb habe ich das auch so ausführlich beschrieben. Die Kinesiologie hat nichts mit Hokuspokus zu tun, sondern damit, daß sich positive Dinge und positive Kräfte meßbar austesten lassen. Die Ernsthaftigkeit dieser Testmethode sieht man auch daran, daß auf Ärztetagen diese Möglichkeit der Kontrolle in Kursen vermittelt wird.

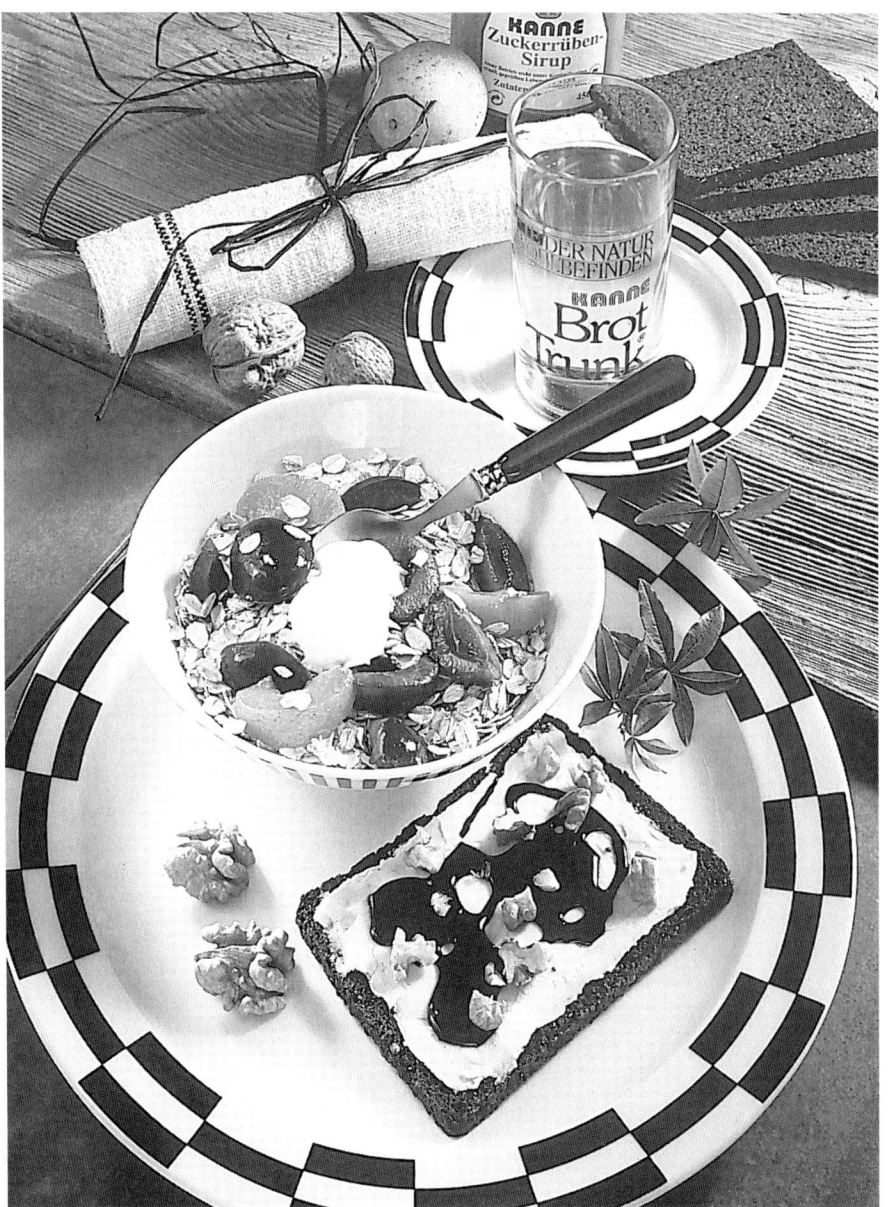

Ein gesundes Frühstück – Brot mit Rübenkraut, Haferflocken mit Kompottobst und ein Glas Brottrunk

134

ERNÄHRUNGS- UND LEBENSEMPFEHLUNGEN FÜR PARKINSON-KRANKE

Die Ursachen, die zur Parkinson-Erkrankung führen, sind noch nicht restlos geklärt. Man nimmt an, daß sich 70 % aller Gehirnentzündungen zu Parkinsonismus ausweiten können. Die weitere Folge daraus soll ein chronisches Siechtum sein. Eine Ursache kann auch Arterienverkalkung sein, also auch eine Alterserscheinung.

Die Naturheilkunde sieht bei der Krankheitsbehandlung eigentlich nur die Pflege vor, man schreibt, daß das Leiden gebessert werden kann durch Gymnastik und Übungstherapien. Die Naturheilkunde rät auch zu Fichtennadelbädern, Barfußlaufen sowie zur Gabe von einigen homöopathischen Mitteln. Ist die Ursache eine Arterienverkalkung, liegt es nahe, etwas für den Organismus zu tun, um ihn lebensfähiger zu machen. Gymnastik, Bewegung in vielen Bereichen – soweit eben möglich – ist sicherlich sehr wichtig. Auch die Atemtherapie, also starkes Ein- und Ausatmen, sollte in der Behandlung berücksichtigt werden.

Die Rolle der gesunden Ernährung

Begleitend dazu ist eine Ernährung zu wählen, die in der Lage ist, den Darmtrakt zu sanieren. Denn wenn nämlich eine Arteriosklerose vorliegt, ist sicherlich auch die Darmtätigkeit eingeschränkt.

Bei der Arteriosklerose ist sicherlich das schädigende LDL-Cholesterin in der Zelle zu hoch und es kommt zu Durchblutungsstörungen, besonders im Gehirn. Das Gehirn braucht, vom gesamten Organismus her gesehen, den meisten Sauerstoff. Es ist also sehr wichtig, eine sauerstoffspendende Nahrung zu verabreichen. Alles was Fäulnis bewirkt, sollte daher vermieden werden, weil gerade die Fäulnisbakterien Sauerstoffzehrer sind. Außerdem müssen Säuren vermieden werden, die den HDL-Cholesterinwert senken. Das können Obstsäuren, aber auch Essig in allen Variationen sein. Der HDL-Cholesterinwert ist lebensnotwendig und sehr wichtig für den Körper. Sein hoher Wert ist wichtig für die Geschmeidigkeit der Adernwände und die Gefäße des Organismus. Der LDL-Wert sollte allerdings niedrig sein.

Die Dr. Mayr-Diät

Durch die Anwendung der Dr. Mayr-Diät wissen wir, daß der Körper entschlacken kann. Das LDL-Cholesterin wird dadurch verstärkt ausgeleitet, das HDL-Cholesterin wird gestärkt. Bei der Dr. Mayr-Diät handelt es sich um eine kurmäßige Ernährung mit mehreren trockenen Brötchen, einem Glas Milch und ungesüßtem Kräutertee pro Tag.

In den letzten Jahren wurde von mehreren «Mayr-Ärzten», so nennen sich die Therapeuten, die nach dieser Methode arbeiten, vermehrt Brottrunk eingesetzt (pro Tag ½ - 1 Flasche). Vorteilhaft ist auch, zusätzlich noch Mineral- oder Brunnenwasser zu trinken, also viel Flüssigkeit aufzunehmen.

Diese Kur hat den Vorteil, daß über die Brötchen lebensnotwendige Mineralstoffe und Vitamine verabreicht werden und gleichzeitig auch der Darm noch etwas zu tun hat. Durch den Brottrunk kommt es zusätzlich zum Abbau der krankmachenden Keime und zum Aufbau der lebensnotwendigen Symbionten. Dazu zählen nicht nur die Lactobakterien, sondern auch die Hefen, Bakterien und Pilze, die im Dünn- wie auch Dickdarm als Symbionten arbeiten und lebensnotwendige Vitamine produzieren, während krankmachende (pathogene) Keime mit ihren Ausscheidungen den Organismus vergiften.

Krankhafte Veränderungen der Bakterienflora

Bei der Parkinsonschen Erkrankung muß man, wie bei allen anderen Erkrankungen auch, zuerst den Darm sanieren. Daher spielen die Lactobakterien (Brotgetreidesäurebakterien) im Darm eine außergewöhnliche Rolle als Schutzpolizei. Sie sind sogar in der Lage, krankmachende Hefezellen zu regenerieren, so daß diese sich nicht blitzartig vermehren. Findet eine blitzartige Vermehrung der Hefezellen statt, kann es zur Bildung von krebserzeugenden Aflatoxinen kommen. Brotgetreidesäurebakterien hindern die krankmachenden Hefepilze daran, durch den Dickdarm und die einzelnen Schichten des Darms, in den Gesamtorganismus zu wandern.

Bei fast allen Kranken, egal welche Krankheit vorliegt, ist eine krankhafte Veränderung der Bakterienflora zu beobachten. Man sagt nicht umsonst:

«Die Krankheit sitzt im Darm.»

Wichtig ist bei Parkinson wie auch bei Multipler Sklerose und Krebs, die Zähne auf Amalgam, unverträgliches Metall oder auf faule Zahnwurzeln zu untersuchen. Um eine darmfreundliche Ernährung zusammenzustellen, braucht man eigentlich nur die alten Hausfrauenrezepte zu befolgen, z.B. wie Gemüse zubereitet und wie mit wenig Fleisch gekocht wurde. Es wurde früher zu den Mittags- und Abendmahlzeiten sehr viel Brot gegessen. Für Kranke empfehle ich, hauptsächlich Misch- und Weißbrot zu essen, weniger Vollkornbrot. Im Prinzip haben wir auch für Kranke den uralten Pumpernickel wieder gebacken. Vollkornbrot ist, auch wenn wir es backen, für Kranke jedoch nicht so empfehlenswert.

Der Pumpernickel hat aufgrund seiner sehr langen Backzeit bestimmte Heilwirkungen, wenn man den Ausführungen von Dr. Hoffmann, der im 17. Jahrhundert lebte, Glauben schenken darf. Dr. Hoffmann, ein Apotheker aus Schwerte, entwickelte aus dem Grundstoff Pumpernickel die Dr. Hoffmanns Tropfen. Er schrieb dem westfälischen Pumpernickel eine große Heilwirkung zu, besonders im Bereich der Blutverbesserung. Die Blutverbesserung läßt sich größtenteils über eine entsprechende Nahrung erreichen.

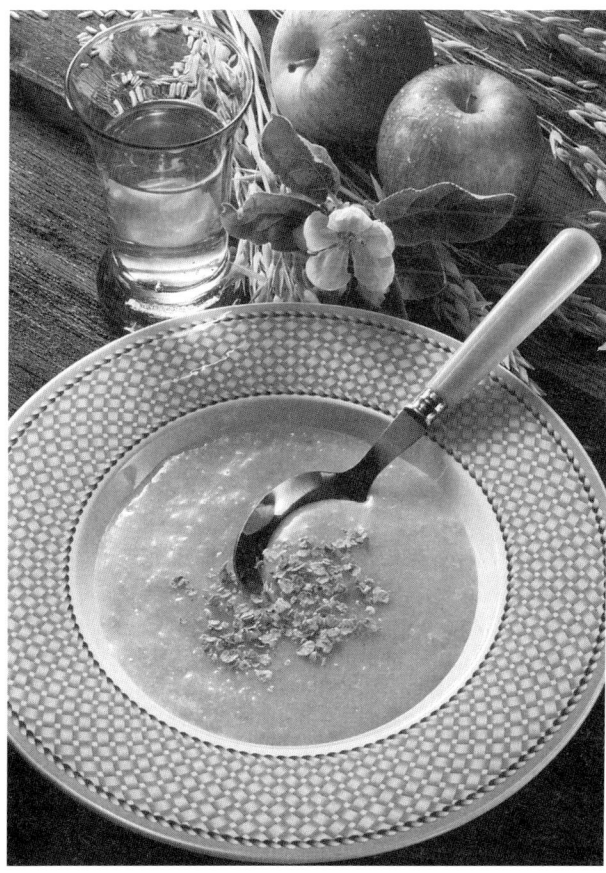

*Haferschleimsuppe
– eine bewährte
Gesundheitskost*

Weitere Ursachen und die Verhinderung schädlicher Einflüsse

In der neuzeitlichen Medizin vermutet man sogar, daß eine weitere Ursache für die Erkrankung in falschen Materialien für Zahnersatz (Amalgam, Iridium, Palladium, Goldlegierungen und einiges mehr) zu suchen ist. Diese Frage können aber nur gut ausgebildete Allergologen testen, aber auch Heilpraktiker, die sich intensiv mit diesen Fragen beschäftigt haben. Eine Möglichkeit ist die Kinesiologie. Das ist ein Arm-Muskeltest, den der Laie auch selbst erlernen kann.

An dieser Stelle möchte ich nochmals auf die Ernährung zu sprechen kommen. Von einem Teller Haferschleimsuppe (Haferflocken nur mit Wasser aufgekocht), jeden Morgen als Grundlage, halte ich persönlich sehr viel. Die Haferschleimsuppe ist bei allen Krankheiten ratsam, auch zur Vorbeugung, vor allen Dingen bei der Osteoporose, der Knochenentmineralisierung, die ja manchmal eine Begleiterscheinung der Parkinson-Erkrankung ist.

Eine andere Ursache dieser Krankheit sind möglicherweise auch Störfelder und zwar an der Stelle, wo sich der Schlafplatz befindet. Das können Wasseradern, aber auch Elektrosmog sein. Die Ursachen der Erkrankung sind natürlich sehr vielseitig. Hier ist eben der gute Naturheilarzt gefragt.

Als weitere Anwendungen sind Ganzkörperabreibungen mit Brottrunk zu empfehlen, wenn möglich 2 x pro Tag. Sie bringen ebenfalls Stärke in den Organismus, wie auch das langsame Einspeicheln von Fermentgetreide. Zusätzlich können jede Woche zwei Einläufe mit jeweils 100 ml lauwarmem Brottrunk durchgeführt werden. Man läßt mit einem Klistier, auf der linken Seite beginnend einlaufen, wechselt dann auf die rechte Seite, danach auf den Bauch und zuletzt auf den Rücken. Diesen Einlauf läßt man jeweils 1/4 Stunde einwirken.

Morgens sollte zwischen 6.00 Uhr und 8.00 Uhr ein mit Brottrunk angefeuchtetes Handtuch auf den Bauch gelegt werden, vom Oberschenkel bis zum Hals, abgedeckt mit einer zusätzlichen Decke. So wird eine durch die Haut gehende enzymatisierende Entwicklung herbeigeführt.

Da wir wissen, daß um 0.30 Uhr der Leberstoffwechsel sehr intensiv ist, empfehle ich noch, den Wecker für 24.00 Uhr zu stellen und dann 100 ml Brottrunk sehr schnell zu trinken, aber nicht gekühlt. Es kommt dadurch zu einem besseren Schlaf, die Leber kann intensiver arbeiten und so das Blut verbessern. Sie kann so zur Sauerstoffverbesserung beitragen, und dadurch dem Gehirn entsprechend mehr Sauerstoff zur Verfügung stellen. Professor von Ardenne entdeckte schon vor 12 Jahren, daß durch 100 ml Brottrunk der Sauerstoff-Partialdruck innerhalb von 30 min bis zu 20 % ansteigt und über Stunden anhält.

Von einigen Rückmeldungen ist mir bekannt, daß durch die Anwendungen von Brottrunk und Fermentgetreide die sichtbare Schüttellähmung so stark vermindert wurde, daß ein äußeres Erscheinungsbild nicht mehr vorhanden war. Drei Fälle in dieser Richtung sind mir bekannt. Es wäre schön, wenn wir weitere Rückmeldungen von kranken Menschen erhalten würden, die sich nach den vorgenannten Rezepten ernähren und auch die Anwendungen durchführen.

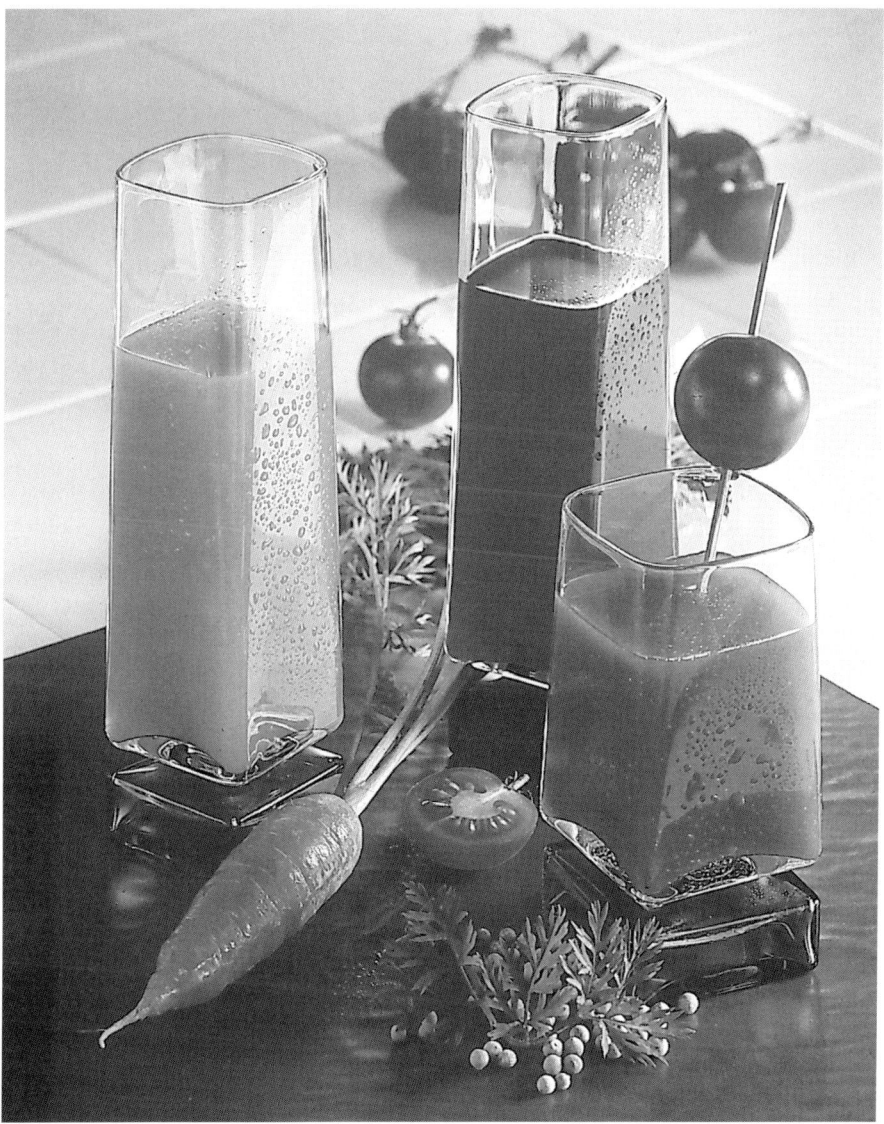

Schmeckt gut – tut gut. Brottrunk mit Gemüsesäften gemixt.

WAS HAT DIE ALKOHOLKRANKHEIT MIT DER VERDAUUNG ZU TUN?

Bei Alkoholgenuß kommt es, egal, ob es sich um Wein, Bier oder Schnaps handelt, zu einem Stoffwechselprozeß. Daran sind zuerst einmal die Einspeichelbakterien beteiligt. Nach Roseburry sind das pro cm^3 Speichel 100.000 Mikroorganismen. Der Alkohol gelangt durch die Speiseröhre in den Magen und wird über den Dünn- und Dickdarm verarbeitet. Dabei spielen natürlich Leber, Galle und Milz eine entscheidende Rolle, aber auch die Bauchspeicheldrüse. Diese inneren Organe geben Verdauungssekrete ab. Die Leber kann man auch als Alkoholfilter bezeichnen. Daher ist sie ja auch bei Alkoholkranken das Organ, welches am meisten betroffen ist.

Aber wie kommt nun der Alkohol in die Zelle, denn im Blut ist ja der Alkohol meßbar? Es geschieht in erster Linie über die Darmbakterien. Daran beteiligt sind Hefepilze, Milchsäure- und Fäulnisbakterien. Es sind einige Bakterien und Hefen bekannt, die im gesamten Organismus

1. für Ordnung sorgen
2. die Energien in Form von Enzymen an die Schleimhäute weitergeben.

Die Nährstoffe werden also über den Bakterienstoffwechsel verdaut. Bakterien und Hefen verdauen also nicht nur feste Nahrung, sondern auch flüssige. Die Stoffwechselprodukte dieser Bakterien werden dann durch die Darmwände weitergegeben. Das ist ein kompletter Vorgang, der bis in das Blut hinein reicht. Von dort geht der Transport dann wieder in die Zellwände, Knochen, Knorpel wie auch ins Mark.

Die Polizeifunktion der Milchsäurebakterien

Die Mikroorganismen haben eine geistige Führung. Sie wissen ganz genau, welche Aufgabe sie erfüllen müssen, z. B. hat der Lactobacillus die Aufgabe, aufkommende, krankmachende Bakterien abzutöten. Sie sind ebenfalls dafür zuständig, zu verhindern, daß krankmachende Keime die Darmwände, unter anderem das Epithelgewebe, durchdringen. Es sind die Milchsäurebakterien, die eine regelrechte Polizeifunktion im Darm erfüllen.

Seltsamerweise sind diese Bakterien auch im Mutterboden anzutreffen. Sie sorgen dort für Ordnung, d. h. nicht nur krankmachende oder pathogene Keime werden von den Milchsäurebakterien eliminiert, abgetötet, sondern sie sorgen auch dafür, daß nur pflanzenverträgliche Stoffe an die Pflanzenwurzel herangetragen werden. Bei der Pflanze ist es die Mykorrhiza, welche die aufbereitete Nahrung, die Mikro-Nährstoffe aufnimmt. Die Milchsäurebakterien sorgen aber auch dafür, daß z. B. keine Giftstoffe an die Pflanze herangetragen werden. Man kann von einer Weisheit der Natur sprechen, ich bezeichne die Zusammenhänge oft als göttliche Weltordnung.

Diese Zusammenhänge hat der Bodenforscher und Humanmediziner Dr. Rusch schon in seinen wissenschaftlichen Schriften beschrieben. Er sagte: «In den Gegenden der Welt, in denen im Mutterboden die meisten Milchsäurebakterien anzutreffen sind, dort gibt es die gesündesten Pflanzen und das beste Bodenwachstum.» Dieser großartige Mediziner und Bodenforscher hat schon vor ca. 60 Jahren das Phänomen des Stoffwechsels genau erkannt und beschrieben. Es geht also um eine geistige Struktur der Bakterien in unserem Darmtrakt. Man kann es auch mit «Ordnung in der Natur» betiteln.

Auswirkungen des Alkohols auf unsere Darmflora

Wenn die Bakterien und Pilze nun Alkohol vorgesetzt bekommen, dann sind sie zuerst, noch bevor wir etwas merken, angetrunken und haben sozusagen einen Schwips. Bei zunehmender Alkoholisierung sind sie, um es banal auszudrücken, volltrunken. In diesem Zustand verrichten sie ihre Arbeit im Unterbewußtsein, weil sie ja an die normale Arbeit gewöhnt sind. Wenn nun nach einem feuchtfröhlichen Abend der Alkohol am nächsten Tag gemieden wird, dann haben die Bakterien und Pilze sich schnell wieder an die normale Arbeit gewöhnt. Man hat dann auch meist Appetit auf etwas Kräftiges, Salziges – und man hat Durst. Wenn nun in diesem Moment wieder Alkohol getrunken wird, ist der Körper scheinbar befriedigt, aber die Mikroorganismen sind wieder betrunken. Sie können sich also nicht auf etwaige pathogene Keime, die durch die Dickdarmwände dringen wollen, konzentrieren. Man muß es sich so vorstellen, daß man schon so manchen Gefangenen befreit hat, wenn man den Wärter betrunken gemacht hat. Wenn dieser Zustand der Alkoholisierung nicht unterbrochen wird, kommt es durch die betrunkenen Wärter zu Immunschwächeerkrankungen.

Intakte Darmbakterien, die in ordentlicher Funktion arbeiten, sind Garanten für ein gesundes Immunsystem. Dickdarmbakterien sind es also, die für das körperliche wie geistige Wohlbefinden der Menschen sorgen. Schon Goethe läßt in seinem Faust Mephisto sprechen:

«Unterschreibe mit Deinem Blut, dann habe ich Dich.»

Die intakten und gesunden Mikroorganismen sind es, die das Blut gesund erhalten. Erst danach kommen Leber, Galle, Milz, Lunge, Herz, Adern, Venen, Muskeln, Knochen und das Gehirn. Wenn den Mikroorganismen übermäßig Alkohol angeboten wird, ohne wichtige Erholungsphasen, dann kommt es in erster Linie zu Suchterscheinungen dieser Mikroorganismen. Die milliardenfachen positiven Geister übertragen ihre Abhängigkeit blitzschnell in die Zelle des Menschen. Man hat zwischen den Schichten der Darmschleimhaut eine hauchdünne Schicht von Zellen entdeckt, die mit den Gehirnzellen identisch sind. Möglicherweise ist das die Schaltzentrale oder das Denkorgan, damit wir reaktionsfähig sind. Wenn man diese Punkte durchdenkt, ist also die Sucht in erster Linie eine Sucht unseres Dickdarminhaltes. Wir wissen ja auch, daß der Dickdarminhalt, also der Stuhlgang zu über 80 % aus reiner Bakterienmasse besteht, laut Wissenschaftlern und Ärzten wie z.B. Dr. Vogel.

Was liegt näher, als den betrunkenen und geistig angekratzten Bifidusbakterien, Hefepilzen und Fäulnisbakterien Bakterien vorzusetzen, die

1. nüchtern sind
2. resistent gegen Magensäure sind
3. in ordnender Kraft die Funktion übernehmen, die ihre
   betrunkenen Artgenossen nicht mehr wahrnehmen können

Hierbei spreche ich von der Nahrung und den Wirkstoffen, die im Brot enthalten sind. Wir wundern uns nämlich immer, daß in den Gegenden, wo verhältnismäßig viel Wein angebaut wird, es gar nicht so viele Alkoholkranke gibt. Das ist mir schon vor 40 Jahren in Italien aufgefallen. Man beobachtet es auch in Griechenland und in Frankreich. Natürlich gibt es auch in diesen Ländern Alkoholkranke, aber eben nicht so viele. Es sind meist Menschen, die vergessen haben, Brot zu essen oder überhaupt Nahrung zu sich zu nehmen.

Es ist bekannt, daß Suchtkranke sich oft nicht mehr richtig ernähren, daß sie keinen Appetit mehr auf feste Nahrung haben. Auch das ist ein Zeichen, daß Milliarden von Mikroorganismen im Körper nicht mehr im Gleichklang, in der Symbiose mit dem Körper arbeiten. Sie vernachlässigen ihre Arbeitsaufgabe, denn sie sind ja betrunken. Die Folge daraus ist: sie sterben ab.

Bei Suchtkranken finden sich bei Stuhluntersuchungen kaum noch lebensnotwendige Milchsäurebakterien. Es überwiegen die pathogenen Keime. Es scheint, daß sich die anständigen Keime aus diesem «asozialen Milieu» verabschiedet haben. Nur mit speziell ausgebildeten «Sozialarbeitern», so kann man die Brotgetreidesäurebakterien auch bezeichnen, kann die Arbeit der Nahrungsverarbeitung wieder neu aufgenommen werden.

Die positive Wirkung von Brot und Brottrunk

Wir wissen auch, daß Brot in der Lage ist, pathogene Keime abzutöten. Deswegen essen Franzosen, Griechen, Italiener, Spanier usw. bei allen Speisen und besonders zum Wein sehr viel Weißbrot. Man sagt, daß Weißbrot Alkohol aufsaugt. Das stimmt auch in gewissem Maße. Nicht umsonst essen ja die Bayern z. B. zu ihrer Maß Bier ihre Brezeln. Man beobachtet, daß in den Gastwirtschaften immer Brot oder Brezeln auf dem Tisch stehen. Es ließ mir also keine Ruhe zu erforschen, wie sich Brotgetreidesäurebakterien krankmachenden sowie gesunderhaltenen Keimen, also Symbionten gegenüber verhalten. Dr. Ionescu stellte fest, daß die pathogenen, d.h. krankmachenden Keime in der Petrischale abgetötet werden, während durch die Brotgetreidesäurebakterien die nützlichen Symbionten gestärkt werden.

Außerdem wurde festgestellt, daß sich der entartete Hefepilz Candida albicans wieder normal vermehrt und infolgedessen lebensnotwendige Vitamine produzieren kann, wenn man Brottrunk als Flüssigkeit zu sich nimmt. In Eigenversuchen und auch bei Versuchen mit Probanden haben wir festgestellt, daß man sehr viel schneller nüchtern wird, wenn man nach Alkoholgenuß Brottrunk trinkt. Es kommt nicht zu Entzugserscheinungen wie Händezittern oder depressiven Anwandlungen. Das liegt wiederum daran, daß durch Alkohol der Sauerstoffpartialdruck fällt, also Sauerstoff gebraucht oder «mißbraucht» wird. Da das Gehirn der größte Sauerstoffverbraucher der menschlichen Organe ist, kommt es zu diesem depressiven Erscheinungsbild. Professor von Ardenne stellte vor 12 Jahren fest, daß durch 100 ml Brottrunk der Sauerstoffpartialdruck um ca. 20 % innerhalb 30 Minuten erhöht wird. Das ist ein Zeichen dafür, daß verhältnismäßig schnell Hilfe gegeben werden kann.

Wir wissen, daß sich durch Alkohol und eine schlechte Bakterienflora Gehirnsümpfe bilden können, die migräneartige Anfälle auslösen. Diese Gehirnsümpfe sind eine Folge des Sauerstoffmißbrauchs. Sie könnten über die Erhöhung des Sauerstoffpartialdrucks verhindert werden. Schon Professor Warburg prägte den Kernsatz: «Wenn wir in der Lage sind, die Sauerstoffnot des Organismus zu beheben, können wir den Krebs besiegen.»

Dem habe ich eigentlich nichts hinzuzufügen. Ich möchte dazu nur einen kleinen Beitrag leisten und zu überlegen geben, daß die intakten Mikroorganismen des Dickdarms in Wirklichkeit die Sauerstoffspender sind. Meiner Ansicht nach kann man den Sauerstoff auch als Lebenskraft bezeichnen.

Um nochmals auf Suchtkranke zu sprechen zu kommen, in erster Linie besteht die Möglichkeit, den Bakterienstoffwechsel zu verbessern, denn nach der Nahrungsaufnahme findet augenblicklich eine positive Neuorientie-

rung durch die Bakterien und Pilze statt. Selbst Viren, die äußerst krankma-
chend wirkend, z. B. bei den Salmonellenvergiftungen, lassen sich nachweislich innerhalb von 24 Stunden grundlegend abbauen. Das haben spektakuläre Beobachtungen gezeigt. Vor ca. 15 Jahren habe ich einen Versuch mit
Alkoholkranken durchgeführt. Beide hatten eine stark angegriffene Leber.
Wir konnten innerhalb von einem Monat bei beiden Kranken die Sucht über
die Leber signifikant verringern. Die Behandlung wurde von einem praktischen Arzt durchgeführt. Natürlich habe ich den Versuch mit Ratschlägen zu
Ernährungsfragen unterstützt. Mein Ratschlag war, beim Auftreten von
Suchtanwandlungen, immer 0,2 l Brottrunk zu trinken.
Mittlerweile sind beide «Versuchskaninchen» über 70 Jahre alt und erfreuen
sich bester Gesundheit, wie ich gehört habe. Sie sind seit damals nicht mehr
süchtig. Ähnliche Fälle sind mir auch von anderen Suchtkranken bekannt.
Diese Ausführungen können Sie auf alle Arten von Suchterkrankungen
sowie auf Antibiotikageschädigte übertragen. Denn es geht immer darum,
den Stoffwechsel der Bakterien und Pilze zu normalisieren, wofür sich insbesondere die Broternährung eignet. Empfehlenswert ist auch die Dr. Mayr-
Kur – und natürlich Brottrunk und Fermentgetreide.
Hiermit hoffe ich, einen kleinen Beitrag im Rahmen der natürlichen Bekämpfung von Suchtkrankheiten leisten zu können.

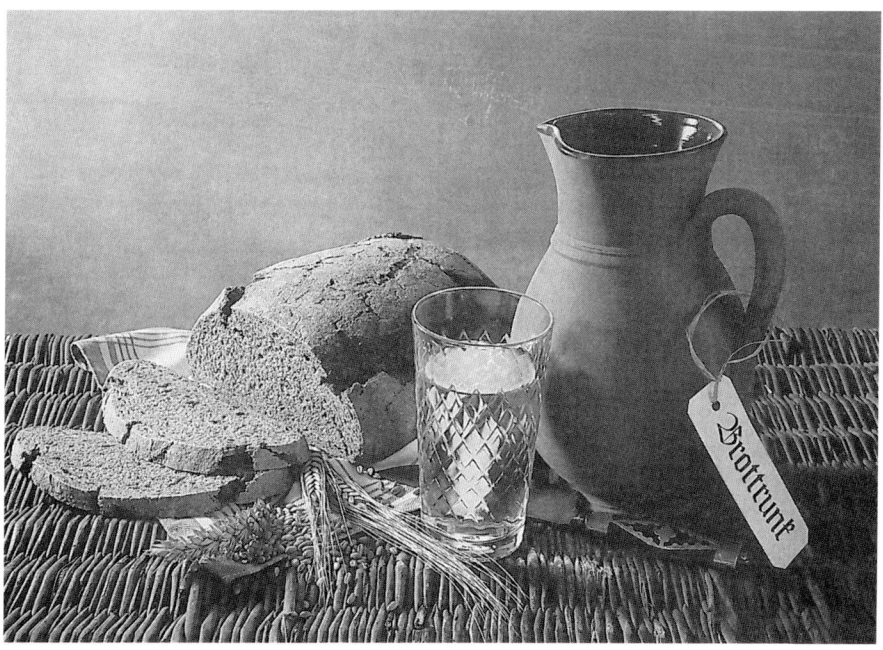

Gibt es etwas gesünderes als gutes Brot?

Ein wichtiger Hinweis!

Etliche Menschen suchen meinen Rat in Ernährungsfragen. Das beweisen mehrere tausend Zuschriften von Menschen, die mir aus Dankbarkeit geschrieben haben.

Bei einem Gespräch stellte ich die folgende Frage: «Weiß auch Ihr behandelnder Arzt, daß Sie Brottrunk und Fermentgetreide nehmen?» Die Antwort lautete in vielen Fällen: «Jawohl, mein Arzt oder Heilpraktiker hat es mir ja empfohlen.» In vielen Fällen höre ich aber auch immer wieder: «Dem sage ich lieber nichts davon.»

Sie sollten sich doch überwinden und auch mit Ihrem Therapeuten über die Anwendungen sprechen, denn oft wissen die behandelnden Ärzte nicht, woher nun eine plötzliche Verbesserung des Gesundheitszustandes gekommen ist.

Deshalb möchte ich mich wiederholen. Der Brottrunk ist kein Heilmittel im Sinne der Gesetze, das Fermentgetreide auch nicht. Es sind Lebensmittel, die den ärztlichen Rat nicht ersetzen, auch keine Untersuchung.

Stellen Sie sich einmal vor, daß Sie Schmerzen im Bauch haben. Sie trinken auf guten Rat hin 1 Flasche Brottrunk und machen auch Leibwickel mit Brottrunk. Sie verlassen sich auf diese Anwendungen, ohne einen ärztlichen Rat einzuholen. Nun haben Sie aber nicht nur Bauchschmerzen, es könnte sich vielleicht um einen perforierten oder geplatzten Blinddarm handeln. Dann nützen Ihnen weder Brottrunk noch Fermentgetreide etwas, auch keine Wickel. Es muß sofort ein Arzt konsultiert und der Blinddarm operiert werden.

Dieser Fall ist in meiner Familie geschehen. Ich selbst habe gesagt, mein Enkel muß von einem Arzt untersucht werden. Eine Operation war vonnöten. Es ist alles glatt verlaufen. Den Brottrunk hat er sowieso getrunken, möglicherweise ist auch deswegen die Operation völlig komplikationslos verlaufen.

DEPRESSIVE ERKRANKUNGEN NACH DER GEBURT
(postnatale Depressionen)

In letzter Zeit beschäftigen sich die Medizin und auch das Fernsehen immer mehr mit diesem Thema. Aus unerklärlichen Gründen fallen Frauen oft nach der Geburt eines Kindes in ein tiefes seelisches Loch, was sich durch Weinen, Hilflosigkeit bis hin zu Lebensängsten äußert. Die Frauen wissen oft nicht, wie sie sich aus diesem seelischen Dilemma wieder befreien können. Dieser Zustand kann sich so weit steigern, daß die Frau solche Lebensängste bekommt und sogar daran denkt, ihr Kind zu verstoßen. In Einzelfällen kommt es sogar zum Kindesmord.

Der Volksmund bezeichnet dieses seelische Tief auch mit «Heultagen» nach der Geburt. Darüber ist schon viel gerätselt worden: Liegt es am Umfeld, an den Zukunftsängsten, an den immer wieder beschworenen schlechten Zukunftsaussichten? Liegt es am anderen Lebensrhythmus der Frau, die sich nun um das Kind kümmern muß? Ist es Egoismus oder gibt es in der Ehe Unstimmigkeiten? Es gibt Fragen über Fragen.

Der Einfluß der Ernährung auf unsere Stimmung

Nun hat sich in meinem Bekanntenkreis vor 20 Jahren ein ähnlicher Fall zugetragen. Der Ehemann einer Bekannten hat mir damals den Zustand seiner Frau, ihre körperliche wie geistige Abgeschlagenheit und die Depressionen beschrieben. Diese Bekannte hatte Zwillinge bekommen, alles war in bester Ordnung. Die Eltern und auch der Ehemann sorgten sich um die Kinder und die junge Mutter, bei der sich vom Zeitpunkt der Geburt an depressives Verhalten eingestellt hatte.

Diese junge Frau habe ich immer nur als ziemlich abgeschlagen und mit starken Augenrändern gekannt. Es hieß immer, es ginge ihr nicht gut. Der Ehemann hatte mir geschrieben, daß seine Frau 20 Jahre lang nachts «herumgegeistert» ist und tagsüber «herumdämmerte.» Sie war deshalb bei ihrem Hausarzt und auch bei einem Psychotherapeuten in Behandlung und sollte in eine Nervenklinik zur Untersuchung eingeliefert werden.

Durch Zufall habe ich dann mit der Frau am Telefon gesprochen, eigentlich wollte ich mit ihrem Mann sprechen. Sie sagte mir ziemlich erlöst und fröhlich, daß sie am nächsten Tag in die Nervenklinik eingeliefert werden sollte. Auf meine Frage «warum?», sagte sie mir: «Du weißt doch, mir geht es seit Jahren nicht gut.» Daraufhin habe ich sie gefragt, was sie denn morgens zum Frühstück gegessen habe. Ihre Antwort war: «Eine Schnitte Brot mit Marmelade und als Getränk zwei Tassen Tee», weil ihr der Arzt, sicherlich zu Recht, Kaffee verboten hatte. Den Tee süßte sie mit zwei oder drei Teelöffeln Zucker. Weil ich die Frau schon seit Jahren kannte, wußte ich, daß sie unseren Kuchen immer gerne gegessen hat, eigentlich jeden Tag. Sie aß überhaupt sehr gerne Süßigkeiten aller Art, Pralinen, Bonbons usw. Zu ihren Lieblingsspeisen gehörten auch Fleischgerichte. Demzufolge hatte sie eine nicht gut funktionierende Verdauung. Auf die Frage, «ob sie denn tagsüber keinen Durst hätte, was sie denn trinken würde?» antwortete sie: «Entweder Tee, mit Zucker gesüßt, oder ein bis zwei Liter Fanta.» Das ist zwar ein wohlschmeckendes Getränk, es hat aber einen hohen Zuckeranteil.

Das tägliche Brot und die geistige Gesundheit

Danach bestätigte sich meine Vermutung, daß sie aufgrund ihres hohen Zuckerkonsums in einen Vitamin-B-Mangel-Zustand geraten war. In ihrer Ernährung fehlte also das tägliche Brot und sicherlich auch die geregelte Versorgung vom Kochtopf her. Daraufhin habe ich ihr geraten, jeden Morgen zum Frühstück zuerst einen Teller Haferschleimsuppe zu essen (Haferflocken nur mit Wasser aufgekocht), und den Tee nicht mehr mit zwei oder drei, sondern nur noch mit ½ Teelöffel Zucker zu süßen. Außerdem sollte sie noch zwei bis drei Brötchen oder Brot mit Butter und Käse oder einer Scheibe Schinken essen, aber nicht mehr soviel Süßes. Auch zum Mittagessen sollte sie noch zwei bis drei Schnitten Brot essen. Den Fleischverzehr sollte sie reduzieren, dafür mehr Gemüse essen, eben so, wie es um 1950 üblich war. Als Getränk habe ich ihr Mineralwasser empfohlen. Diese Ratschläge hat sie befolgt.

Der Ehemann rief mich dann vier Wochen später an und fragte mich, ob ich seine Frau hypnotisiert hätte, denn sie würde all das befolgen, was ich ihr geraten hätte. Selbst auf den Kuchen, von dem ich ihr bis auf ein Stück in der Woche ebenfalls abgeraten hatte, würde sie verzichten. Der Ehemann hat sie bei der Ernährung wesentlich unterstützt. Er hat mir dann ca. ¼ Jahr später einen Brief geschrieben, in dem er die 20jährige depressive Phase seiner Frau als beendet schilderte. Sie arbeitete wieder im Garten, führte Handarbeiten aus, versorgte den Haushalt wieder.

Ich habe dieses Ehepaar über Jahre beobachtet, die depressiven Phasen sind nie wieder aufgetreten. Sie hat dann auch ihre Enkelkinder, wie damals ihre Mutter ihre Kinder, versorgen können.

Das ist nur ein Einzelfall, aber es ist doch bezeichnend, vielleicht auch ein Hinweis, daß man daran denken sollte, die Ernährung auf die stillende Mutter abzustimmen. Früher war bekannt, daß Frauen während der Stillzeit kein rohes Obst essen sollen, weil die Kinder sonst wund werden. Heute begegnet man diesem Wundwerden eventuell mit einer Antibiotika-Salbe, weil man die Ursachen des Wundseins gar nicht mehr kennt. Was für das Kind nicht gut ist, kann auch für die Mutter schädlich sein.

Richtig Essen und Trinken hält Leib und Seele zusammen

Bei jeder Art von Depression sollte also nachgefragt werden, was morgens zum Frühstück und natürlich auch tagsüber gegessen wird. Wir wissen, daß die Inhaltsstoffe des Hafers zur geistigen Festigkeit beitragen können. Wir wissen auch, daß die geistige Verfassung eines Menschen mit der Ernährung in sehr engem Zusammenhang steht.

Nicht umsonst hat man früher gesagt: «die Frau muß für zwei essen.» Daran ist schon etwas Wahres, daß eine Frau in der Schwangerschaft bestimmte Nahrungsmittel verstärkt essen sollte. Wenn nämlich die Nahrung wie in dem oben beschriebenem Fall zusammengestellt ist, kann es zum körperlichen oder geistigen Zusammenbruch kommen. Die Folge davon sind natürlich Ängste und Depressionen. Daraus kann sich auch ein regelrechter Wahn entwickeln, immer mit dem Hintergrund: das hatte ich früher nicht, das kommt durch das Kind. In der Tat braucht das Neugeborene von der Mutter viel Kraft. Diese Kraft muß dem Körper durch eine menschengerechte Ernährung zugeführt werden.

Es nützt nichts, wenn man Psychopharmaka einnimmt oder sich das Leben mit Süßigkeiten, Pralinen usw. versüßt. Es muß eine Nahrung gewählt werden, die den Verdauungstrakt mit den dazugehörigen Bakterien und Pilzen in einem vorbildlichen Zustand erhält. Natürlich gehört auch der «geistige Stoffwechsel» mit guter Musik, einer funktionierenden Ehe und Umgebung dazu. In dem vorgenannten Fall war ja alles in Ordnung bis auf die Ernährung. Diese enthielt zwar reichlich Kalorien, aber durch den Mangel an Vitaminen und Vitalstoffen wäre sicher auch eine gesunde Frau, ohne die Geburt eines Kindes, krank geworden. Die Geburt der Zwillinge hat natürlich zu diesen geistigen und körperlichen Schwierigkeiten beigetragen.

Wenn ich mit diesem Beispiel nur einigen Menschen helfen könnte, wäre es ja schon gut, denn ich weiß, daß nicht nur einige wenige eine vollkommen falsche Ernährung haben. Es gibt viel mehr Menschen, als wir glauben, die nur aufgrund einer nicht menschengerechten Ernährung depressiv und krank geworden sind.

Alle Ereignisse, wie z.B. eine Geburt, lösen eine Reaktion aus. Auch ein Todesfall kann zum Zusammenbruch des Nervenkostüms beitragen. Man muß sich aber hier auf der Erde ständig um das Überleben bemühen. Daher stammt auch der Ausspruch des Arztes und Philosophen Hippokrates:

**«Eure Lebensmittel sollen Eure Heilmittel
und Eure Heilmittel sollen Eure Lebensmittel sein.»**

In einigen Kapiteln habe ich ja sehr ausführlich über das Brot geschrieben. Die postnatale Depression kann durchaus eine Brotmangelerscheinung sein. Ein weiterer Fall von Depressionen fällt mir noch ein, allerdings nicht in Verbindung mit einer Geburt.

Eine junge Frau, etwa 30 Jahre alt, verliert ohne ersichtlichen Grund die Besinnnung, aber nur für drei bis sieben Sekunden. Sie war in ärztlicher Behandlung, und man fragte sie sehr eindringlich nach eventuellem Alkoholgenuß. Man wollte sie schon fast in diese Schublade schieben, weil man eben einen Grund suchte, denn laut Krankenhausbefund war organisch alles in Ordnung. Sie fragte mich nun nach den Gründen und ich erkundigtc mich sofort nach ihren Ernährungsgewohnheiten. Es stellte sich heraus, daß sie über die ganze Woche verteilt höchstens fünf kleine Schnitten Toastbrot gegessen hat, weil sie schlank bleiben wollte. Ich habe ihr dann den Rat gegeben, mindestens 250 g Misch- und Weißbrot pro Tag zu essen und vor dem normalen Frühstück mit einer Haferschleimsuppe zu beginnen. Mein Rat lautete also, so zu essen wie zu «Großmutters Zeiten.»

Nach kurzer Zeit hatte die Frau keine Depressionen und keine Bewußtseinsstörungen mehr. Heute, nach ca. 20 Jahren, hat sie immer noch die gleiche Figur und ist körperlich und geistig fit.

Hier bewahrheitet sich der Spruch der Italiener

«Brot kann denken»

Man kann diesen Spruch auch umdeuten in

«Brot hilft denken»

Auch in Rußland gibt es einen Spruch über das Brot, der auch zu diesem Thema paßt, denn fast alle Depressionen gehen einher mit dem Gefühl zu frieren:

«Das Brot hält den Menschen warm, nicht der Pelz»

WIRKUNGSWEISEN DER BROTGETREIDESÄURE-BAKTERIEN IM MENSCHLICHEN ORGANISMUS
(Am Beispiel einer Fistelerkrankung)

Ein weiteres Beispiel zeigt die Wirkungsweise der Brotgetreidesäurebakterien im menschlichen Organismus.

Ein zehnjähriger Junge hatte eine Fistel in der Nase, die schon zweimal operiert worden war. Nach jeder Operation war diese Fistel weitergewachsen, immer weiter in die Stirnhöhle hinein. Eine dritte Operation wurde notwendig. Diese wurde aber von dem Operateur mit der Begründung abgelehnt, der Junge müsse von einem Gehirnchirurgen operiert werden.
Nach eingehender Untersuchung stellte der Gehirnchirurg fest, daß die Operation schwierig und die Hoffnung gering sei. Zudem war der Junge schon sehr apathisch. Da die Auskunft des Arztes so katastrophal war, suchte die Mutter des Jungen eine andere Lösung. Die Behandlung des Jungen erfolgte weiter durch die Hals-Nasen-Ohren-Ärztin.

Das Übel bei der Wurzel packen

Auf unseren Rat hin bekam der Junge nun jeden Tag für zwei Stunden eine Packung mit Brottrunk auf das Gesicht aufgelegt sowie zusätzlich Nasentropfen mit Brottrunk. Außerdem bekam er dreimal täglich 0,2 l Brottrunk zum Trinken. Dies wurde einige Wochen durchgeführt. Der Junge wurde im Laufe der Zeit wieder lebendiger und wirkte nicht mehr so teilnahmslos. Man merkte förmlich, wie seine Lebenskraft zurückkehrte.
Bei einer Untersuchung stellte die Hals-Nasen-Ohren-Ärztin fest, daß die Fistel nun aus der Nase herauswuchs. Jetzt konnte sie die Fistel erfassen und vollständig aus der Nase entfernen. Diesen Vorgang hat mir die Mutter ganz aufgeregt geschildert. Ein Jahr später habe ich nochmals mit der Mutter gesprochen – dem Jungen ging es jetzt sehr gut.
Meiner Ansicht nach gibt es folgende Erklärung: Wenn, wie zuvor beschrieben, eine Fistel, ein Karzinom oder ein Geschwulst offensichtlich bösartig ist, da die Fistel ja in den Kopf hineinwuchs, ist dieser bösartige Zustand mit Sicherheit auf einen völlig durcheinandergeratenen Stoffwechsel zurückzuführen. Im Körper arbeitet dann alles auf den Tod hin. Dabei sind die Dünn- und vor allen Dingen die Dickdarmbakterien von äußerster Wichtigkeit.

Der Tod sitzt im Darm

Wahrscheinlich war der Verdauungstrakt des Jungen fast nur noch mit pathogenen Keimen besetzt. Wahrscheinlich haben auch der entartete Hefepilz Candida albicans sowie andere krankmachende Bakterien und Keime, die in der Darmflora die Überhand gewonnen hatten, mitgewirkt.

In einer Studie, die wir mit Dr. Müller-Steinwachs und Dr. Ionescu von der Spezialklinik Neukirchen durchgeführt haben, wurde Brottrunk auf seine darmflorastabilisierende und antimikrobiellen Eigenschaften getestet. An dieser Studie nahmen 35 Patienten teil, von denen 26 an Neurodermitis und 9 an Psoriasis litten. Bei den Testpersonen stellte man nach Einnahme von Brottrunk eine signifikant verbesserte Darmflora fest. Diese Verbesserung war deutlich meßbar, dies bestätigten die bakteriellen Untersuchungen.

In der beschriebenen Studie stellte man auch ein Abklingen der Hauterkrankungen fest. Die behandelnden Ärzte sind der Meinung, daß durch die Ernährung in Verbindung mit dem Brottrunk eine Entgiftung des Verdauungstraktes stattgefunden hat. Dies hat sich dann positiv auf die Haut ausgewirkt.

Wenn also die Bakterien im Verdauungsapparat für den Organismus arbeiten, dann verläuft alles gesund und positiv. Um auf die Fistel zurückzukommen – sie ist nach der Darmsanierung aus dem Kopf herausgewachsen, vorher war sie in den Kopf hineingewachsen.

Es deutet alles darauf hin, daß unsere Mitbewohner im Verdauungsapparat, die Pilze und Bakterien, also alle Mikroorganismen, im gesunden Zustand für uns arbeiten. Werden sie allerdings falsch ernährt, arbeiten sie zum Tode hin. Dann kann man sie wirklich als Totengräber bezeichnen.

Diese eigentlich als spektakulär geltende Umwandlung zum Guten läßt sich nur über diesen Mechanismus erklären. Ein alter Spruch der Mediziner lautet ja auch:

«Die Krankheit sitzt im Darm.»

Anhang

DER DARM UND SEINE BEDEUTUNG FÜR DIE GESUNDHEIT

Dr. med. Peter Scholz

Vorwort

Als mich Wilhelm Kanne sen. bat, das Manuskript seines Erfahrungsberichtes über die «Geißel der Menschheit», den Krebs, zu lesen und zu beurteilen, dachte ich zunächst: wozu soll das gut sein? In unserer heutigen modernen Zeit der Kommunikationsgesellschaft haben wir weltweiten Zugang zu allen Informationen, die es über dieses Thema gibt. Jeder Gedanke, jeder wissenschaftliche Hinweis, der geschrieben wurde, steht uns in Sekundenschnelle zur Verfügung. Was sollte also ein Erfahrungsbericht eines einzelnen Menschen zu diesem Thema an neuen – und vor allem an lehrreichen – Erkenntnissen bringen?

Doch kaum tauchte ich in die ersten Seiten dieses Manuskriptes ein, begann sich ein Gedanke zu manifestieren, der mir zunächst unglaublich erschien: In diesem Erfahrungsbericht eines einzelnen Menschen verdichteten sich Informationen, die ich im Laufe meiner Entwicklung bei den meisten Büchern und wissenschaftlichen Arbeiten verzweifelt gesucht habe.

Während ich früher in den Müllbergen von Informationen blind wie der Maulwurf aus Manfred Kybers Erzählungen herumgewühlt habe, schien mir hier aus 15 Jahren Erfahrung und Wissenschaft eine ganzheitliche Betrachtungsweise hervorzugehen, die ich in dieser Art nur in meinen Studien der alten Philosophen erfahren hatte.

Wir wissen heute viel über das Entstehen der Krankheiten. Wir kennen durch unsere analytische Medizin die Vorgänge der Mikrozirkulation innerhalb von Reflexzonen, die Folgen krankhaft gestörter pH-Verschiebungen, die Wirkung von Stoffwechselkrankheiten auf die Blutkörperchen. Wir wissen ungeheuer viel über elektrische Potentialverschiebungen an Membranen von Zellen und über das Immunsystem mit seinen B- und T-Zellen.

Wir reden ständig über Ernährung, Prävention und Rehabilitation. Wir erfinden qualitätslose Bezeichnungen und verbinden sie allerorts mit Begriffen und Informationen. Und in diesen Müllbergen von Informationen und Begriffen wühlen wir unaufhörlich herum und sind dennoch total blind und dumm wie der Maulwurf aus Kybers Tiergeschichten, solange wir die Elemente des Denkens nicht in einem gleichwertigen Miteinander zu verwenden verstehen.

Der Leserin und dem Leser dieses Erfahrungsberichtes wird schnell klar, daß abstraktes Denken hier nicht gefragt ist. Es wird weitestgehend auf den Einsatz von Zahlen, abstrakten Begriffen und Statistiken verzichtet. Durch die gefühlvolle Darstellung von faszinierenden Berichten und Rückmeldungen von Betroffenen finden stattdessen die Elemente des Denkens in der ursprünglichen Betrachtungsweise der Philosophie – durch das gelungene Miteinander von Anschauung und Begriff – ihren Widerhall.

Krebsleiden heute

Das Krebsleiden ist zwar nur die zweithäufigste Todesursache nach den Herz-Kreislauf-Erkrankungen, es führt aber in der Regel früher zum Tod. So liegt der Anteil der an Krebs verstorbenen unter 64jährigen Menschen mit 31 Prozent wesentlich höher als der an Herz-Kreislauf-Krankheiten verstorbenen mit 12 Prozent. Daher ist das Krebsleiden die bedeutendste Todesursache in den mittleren Jahren. Während bei Männern bösartige Neubildungen der Luftröhre, Bronchien und Lunge am häufigsten vorkommen, sind es bei den Frauen vor allem die bösartigen Neubildungen der Brustdrüse.

Die moderne, internationale Krebsforschung konzentrierte sich bisher fast ausschließlich auf das Phänomen der Krebsentstehung, während Faktoren, die den Organismus vor einer Krebszellentwicklung schützten, jedoch kaum einer wissenschaftlichen Untersuchung unterzogen wurden.

Die Onkologen, die Fachärzte für Tumorerkrankungen, setzen auch heute noch auf die Ausrottungsstrategie bei den Krebszellen. Sie entspricht der monokausalen Denkart der modernen Medizin. Die Ärzte der Natur- und Erfahrungsheilkunde hingegen wissen seit Jahrzehnten, daß die Krebskrankheiten durch viele Faktoren hervorgerufen werden können. Dabei spielt die Abwehrkraft und die Regenerationsfähigkeit des Organismus im Sinne der Reparaturmechanismen des genetischen Materials die entscheidende Rolle.

Wenn wir bedenken, daß in den westlichen Industriestaaten jährlich immer noch 1,5 Mio. Menschen sterben, davon allein 200 000 in Deutschland, so ist eine Trendwende in der Krebstherapie längst überfällig. Doch nur durch eine Synergie der modernen Medizin und der Naturheilkunde ist diese Wende herbeizuführen. Für die Krebsbehandlung bedeutet das im einzelnen:

a) Operativ

Zwar gilt auch hier noch, je eher desto besser, aber im Unterschied zu früher geht man heute mit dem Krebsgewebe milder um, da erkannt wurde, daß zum Beispiel bei Mammakarzinomen eine Radikaloperation mit Ausräumen der Lymphknoten keine Lebensverlängerung hervorruft.

b) Röntgendiagnostik und Bestrahlung

Im Bereich der Diagnostik scheint sich allmählich ein Wandel zu vollziehen. Mammographien und Sintigraphien werden heute deutlich anders bewertet als vor wenigen Jahren. Zudem zieht man jetzt auch bei relativ geringen Dosen Strahlenschäden in Betracht. Die Jagd auf Metastasen als Akt der Neugierbefriedigung der Diagnostiker wird immer weniger betrieben, da der Nutzen für den Patienten gering ist und wirksame Therapieformen bei fortgeschrittenen Karzinomen meist fehlen. Man spricht heute von einer Diagnostik nach Augenmaß. Durch die Entwicklung der Sonografie und der Magnetresonanzgeräte werden unnötige Strahlenbelastungen gemindert. Die Bestrahlung wird primär bei inoperablen Kleinzelltumoren im fortgeschrittenen Stadium eingesetzt. Dazu gehören Erkrankungen des Ovar, des Uterus, der Lunge und des Blutes.

c) Chemotherapie

Seit mehr als 20 Jahren wird von der internationalen Schulonkologie die Ausrottung der Krebszellen mit Hilfe von Zellgiften dogmatisch verfolgt. Mehr als 30 Milliarden US-Dollar beträgt heute der noch steigende Umsatz an Zytostatika weltweit. Die Chemotherapie ist damit die teuerste Therapieform, der Kosten-Nutzen-Faktor allerdings äußerst gering. In einer Vergleichsstudie konnte Dr. U. Abel vom Deutschen Krebsforschungsinstitut in Heidelberg nachweisen, daß weniger als 10 Prozent aller Krebspatienten von einer Chemotherapie profitierten. Diese 10 Prozent bilden die Gruppe der nichtepitelialen Tumorformen. Bei ihnen handelt es sich hauptsächlich um Erkrankungen des Blutes und des Lymphsystems.

d) Hormontherapie:

Im Bereich der Hormontherapie haben sich die Hoffnungen zwar nicht voll erfüllt, jedoch sind die Erfolge unübersehbar.

Um den oben beschriebenen Synergieeffekt in der Krebsbehandlung zu erreichen, ist ein Zusammenwirken von Natur- und Erfahrungsheilkunde und moderner Medizin also unbedingt notwendig. Wobei die Naturmedizin ihren Beitrag besonders in der unterstützenden, prophylaktischen und palliativen Tumorbegleittherapie von der Vorsorge bis zur Nachsorge leisten kann.

Das Konzept dieser Krebstherapie basiert auf den vier Säulen der Ganzheitsmedizin:

- Geistige Aktivierung
  Gesprächs- und Verhaltenstherapie, Entspannungstechniken,
  Duft-Ton-Farb-Therapie, «heilende Bilder»

- Körperliche Aktivierung
  Schwimmen, Wandern, Gymnastik, Yoga, Kneipp, Tanzen,
  Physiotherapie

- Stoffwechselaktivierung
  Darmsanierung, Ernährung wie beschrieben; Verzicht auf Nikotin,
  Koffein, Alkohol, Süßigkeiten, unnötige Medikamente

- Reparatur des Abwehrsystems
  Biologische Regulationsmittel (Mistel, Peptide aus Thymus und
  Milz, Interferon, Interleukin), Brottrunk, Fermentgetreide, Mikro-
  biologische Therapie, Eigenblut.

Lebenserwartung und Krankheiten

Der steile Anstieg der Lebenserwartung bei gleichzeitigem Geburtenrück-gang hat in der Gesamtbevölkerung zu einer erheblichen Zunahme älterer Menschen geführt. Die Probleme des Alterns und der Alterskrankheiten wer-den dadurch immer aktueller. Bis heute ist es nicht gelungen, die Ursachen des Alterns einheitlich zu erklären. Bei einer wachsenden Zahl von Men-schen treten Alterserscheinungen wie körperlicher Verfall und Gedächtnis-störungen in den Vordergrund. In der Regel sind diese Erscheinungen mit einer Vielzahl individueller Krankheiten kombiniert.
Diese Krankheiten treten in fortwährend früheren Lebensabschnitten auf. Immer mehr Menschen leiden schon in jüngeren Jahren an Herz- und Kreis-lauf-Krankheiten mit hohem Blutdruck oder bekommen da schon ihren ersten Infarkt.

Die Hälfte aller Menschen stirbt an ernährungsbedingten Krankheiten. Danach folgt in der Häufigkeit schon der bösartige Tumor, die wichtigste Todesursache im mittleren Alter. Wir stehen inmitten einer lawinenartigen Zunahme dieser Erkrankungen mit bedrohlich wachsender Frühinvalidität. Ursachen sind Zivilisationsschäden durch Fehl- und Überernährung, Übergewicht, hohe Blutfette, Harnsäure und Zuckerkrankheit, aber auch durch falsche Eßgewohnheiten, Bewegungsmangel und geistige Fehlhaltung. Die überhandnehmenden Darmstörungen, besonders die chronische Verstopfung, schließen den Teufelskreis. Durch Rückstau im Darm und durch zunehmende Fremdstoffüberlastung (Umwelt, Insektizide, Konservierungsmittel, Medikamente) werden Körpergewebe und Organe noch zusätzlich belastet. Alles in allem: Der Mensch lebt zwar länger, wird aber gleichzeitig kränker und immer früher in seiner Lebensqualität eingeschränkt.

Bedenken wir, daß das Leben eine ständige regel-, anpassungs-, aber auch «kipp»-bereite Gratwanderung ist, so kommen wir schnell zum wesentlichen Punkt der Gesundheit, zur Vorsorge. Was können wir dazu beitragen, damit Krankheiten erst gar nicht entstehen?

Der Amerikaner Deham Harmann stellte 1954 die Hypothese auf, daß freie Radikale, die bei Stoffwechselstörungen entstehen, die Reparaturfähigkeit der Zellen erheblich beeinflussen. Viele Studien bestätigen die Stichhaltigkeit dieser These; so führten antioxydative Nahrungskomponeten (Radikalfänger wie beispielsweise Vitamine, Mineralien und Spurenelemente) zu einer dramatischen Reduktion der Magenkrebshäufigkeit, steigerten die Stoffwechselleistung und verbesserten die Zellregeneration.

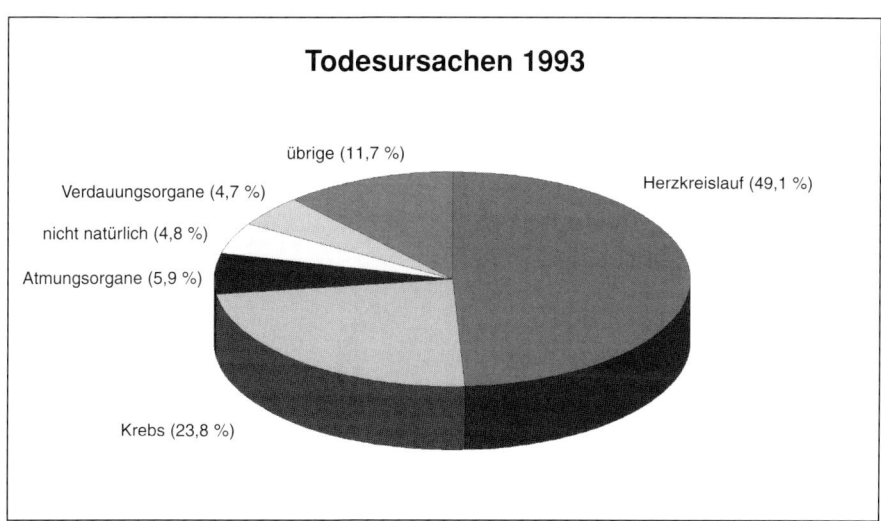

Todesursachen 1993

übrige (11,7 %)

Verdauungsorgane (4,7 %)

Herzkreislauf (49,1 %)

nicht natürlich (4,8 %)

Atmungsorgane (5,9 %)

Krebs (23,8 %)

Der gut funktionierende Stoffwechsel ist die Voraussetzung für ein gesundes Leben. Stoffwechselstörungen sind jedoch die häufigste Ursache gesundheitlicher Beeinträchtigung. Störungen entstehen hauptsächlich durch eine Überlastung dieses Systems. Nicht nur die normalen lebenserhaltenden Mechanismen beeinflussen den Stoffwechsel, sondern alle Dinge, die wir in unseren Körper hineinlassen.

Dabei spielen folgende Faktoren die wichtigste Rolle:

1. Die Schutzmechanismen des Körpers
   • der Bakterienschutzmantel der Häute (Darm, Lunge, Haut) filtert 80 Prozent der schädlichen Substanzen
   • das Oberflächenabwehrsystem der Häute (Oberflächenabwehrkörper sIgA)
   • die Epithelzellen
   • das innere Körperabwehrsystem (zum Beispiel weiße Blutkörperchen, gewebeständige Freßzellen); es befindet sich zu 80 Prozent im Bereich des Darms

2. Die genetische Disposition des Stoffwechselsystems
   Neuste amerikanische Studien zeigen, daß es unterschiedliche Stoffwechseltypen gibt, die zeit- und systemabhängig sind. Beispielsweise arbeiten einige Menschen mehr mit der oxydativen, andere mehr mit der konjugativen Komponente.

3. Die aktive oder passive Belastung des Einzelnen
   • Ernährung (Fertigprodukte, Chemikalien, Schwermetalle, Pilze, Bakterien, Viren)
   • Umwelt (Chemikalien, Elektrosmog, Erdstrahlen, Rauchen, Alkohol, Rauschgift usw.)
   • Medikamente (alle unnötigen Antibiotika, künstliche Vitamine, Schmerzmittel usw.)

Hieraus ergibt sich die Schlußfolgerung: Das wichtigste Organ für die Gesunderhaltung des Menschen ist der Darm.

Der Darm und seine Aufgaben

In den vergangenen zwei Jahrhunderten wußte man über dieses Organ nicht viel zu sagen, es wurde von den Wissenschaften irgendwo in den Bereich der Intimsphäre «abgeschoben.» Doch in den letzten Jahren hat sich dieses Bild gewandelt.

Der Darm wird heute nicht mehr nur als Ausscheidungs- und Verdauungssystem betrachtet. Zu seinen wichtigsten Aufgaben gehören nebst der Nahrungsaufnahme und -aufbereitung die Stimulierung des Abwehrsystems und der Schutz des Organismus vor Chemikalien und pathogenen Keimen (Viren, Bakterien, Pilzen und anderen Parasiten). Damit hat der Darm auch die wichtige Trennung von Körperfremdem bzw. Körperschädlichem (Keime, Gifte), von Körpereigenem oder Körpernützlichem (Nährstoffe, Mineralien) vorzunehmen.

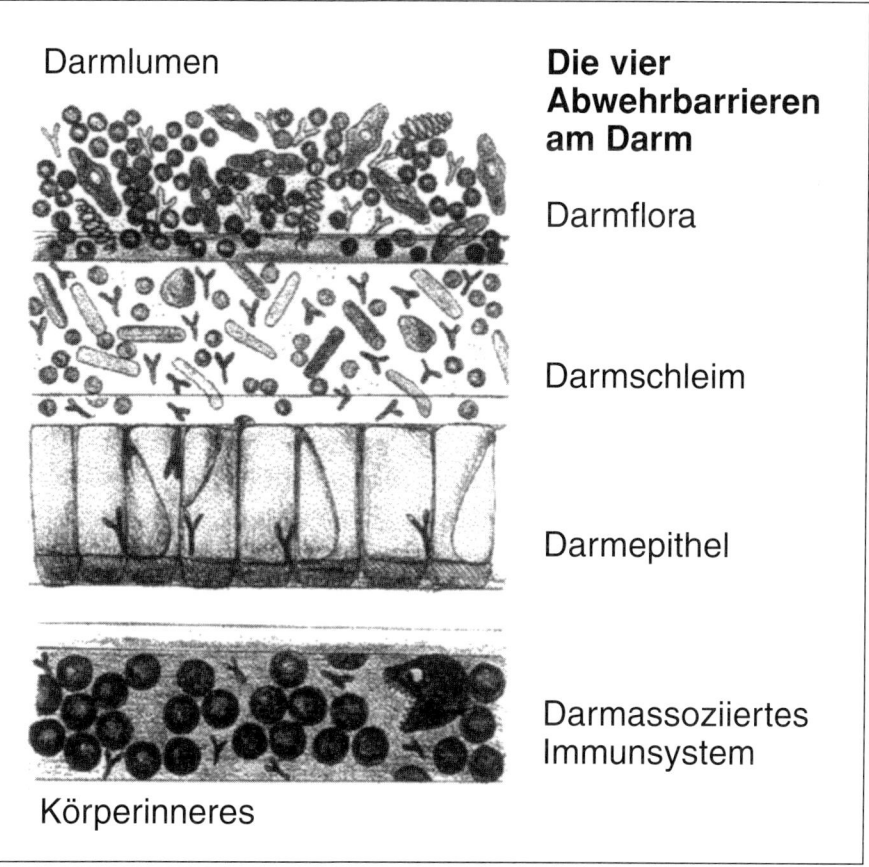

Darmlumen

Die vier Abwehrbarrieren am Darm

Darmflora

Darmschleim

Darmepithel

Darmassoziiertes Immunsystem

Körperinneres

Dazu existieren vier Barrieren, deren Differenzierung in der Arbeitsweise vom Darmlumen aus gesehen zunimmt, während ihre Effektivität zum Körperinneren hin abnimmt. Beim gesunden Menschen gelingt es einem Eindringling oder unerwünschten Stoff kaum, über den Darm ins Körperinnere vorzudringen. Den wesentlichen Beitrag zum Erfolg dieses Konzeptes liefern dabei die physiologischen Darmbakterien (Milchsäurebakterien, E.Coli usw.). Auf jeder Schleimhautzelle sitzen rund 100 solcher Mikroorganismen, die eine stabile Wohngemeinschaft bilden, in der alle verfügbaren Plätze belegt sind. Gelingt es einem Eindringling nicht, einen freien Platz zu finden oder einen anderen Keim von seinem Platz zu verdrängen, hat er keine Chance und wird ausgespült. Es herrscht also ein Verdrängungswettbewerb. Wir sprechen hier von der Kolonisationsresistenz. An ihr sind als «Dauermieter» zum größten Teil anaerobe Bakterien der Gattungen Bacteriocides und Bifidobacterium sowie Laktobazillen, aber auch aerobe wie E.Coli und Enterokokken beteiligt, die einerseits 80 Prozent der für den Körper giftigen Stoffe filtern und andererseits den größten Teil der Feinde des Organismus verdrängen.

Die hier beschriebene Schleimhautflora hat neben den bewachenden und eintrittverwehrenden Aufgaben für den Körper noch eine weitere wichtige Mission zu erfüllen, nämlich Warnung und Training der lokalen Körperabwehr am Darm, dem schleimhautassoziierten Immunsystem: Über die sogenannten Peyerschen Platten – das sind Ansammlungen von Lymphfollikeln im Dünndarm, – werden etwa 1 Prozent der passierenden Keime aufgenommen. Trotz späterer Vernichtung im Körper versetzen sie jedoch das Immunsystem in ständige Alarmbereitschaft. Als Ergebnis werden laufend Antikörper gebildet und in Form des sekretorischen Immunglobulin A ausgeschieden, das die Schleimhaut wie einen Film überkleidet.

Fehlt dieses «Training», so sind Überbesiedlungen und gefährliche Infektionen möglich. Versuche an keimfrei geborenen und aufgezogenen Tieren, die dieses Frühwarnsystem nicht ausbilden konnten, zeigten, daß die Abwehrmechanismen bei Kontakten mit normalerweise harmlosen Keimen nicht funktionierten und daß das folgende Überwuchern von Keimen schnell zu Krankheit und Tod führte. Die heutige Wissenschaft geht davon aus, daß der Anstieg des Diabetes Typ I (Zerstörung der Inselzellen nach Infekten) auf mangelnden Kontakt mit Keimen in der Säuglingsphase zurückzuführen ist, das heißt, daß die übertriebene Hygiene der Mütter diesen Trainingseffekt verhindert.

Die zweite Barriere ist die humorale. Sie ist die erste körpereigene, weil sie von Körperflüssigkeiten beeinflußt wird. Sie arbeitet differenzierter, aber nicht so effektiv wie die mikrobielle. Der Darmschleim selbst mit seinen antibakteriell wirksamen Substanzen (Lysosomen, sIgA) verhindert beim gesunden Menschen das Eindringen von Fremdlingen.

Die dritte Barriere, die anatomische, wird von den Epithelzellen der Schleimhaut gebildet. Ihre Funktion beruht auf der innigen Verbindung der Zellen der Darmwand untereinander, die ein Durchdringen von Keimen oder Stoffen im gesunden Zustand verhindert. Die Epithelzellen haben nebst der stabilisierenden und schützenden Funktion vor allem die Aufgabe, aufbereitete Nährstoffe aufzunehmen und weiterzuleiten – das eigentliche Aufsaugen der Nahrung. Sie greifen dabei nicht aktiv in die Auswahl oder Abwehr von Eindringlingen ein. Das tun dagegen intraepitheliale Lymphozyten, die sIgA bilden, und vor allem die beweglichen Granulozyten, die sogenannten «Freßzellen.»

Als letztes Abwehraufgebot des Körpers setzt die immunologische Barriere im Blut und in verschiedenen Organen das fort, was bereits im Darmbereich angefangen wurde: das Auffangen und Unschädlichmachen eingedrungener Mikroorganismen und Gifte durch Lymphozyten und Antikörper der Klasse IgG und IgM. Sie ist kapazitätsmäßig schnell überfordert und kann ihre langsame, aber gewissenhafte Arbeit nur dann verrichten, wenn die drei vorhergehenden Barrieren exakt arbeiten.

Hat also ein unerwünschter Keim die Säureschranke des Magens überstanden, muß er sich in Konkurrenz mit anderen Keimarten an die Schleimhaut anheften. Gelingt ihm dies nicht, so läuft er Gefahr, abgerissen und ausgespült zu werden. Dann wird er von den körpereigenen Abwehrsoldaten (sIgA) angegriffen und eventuell vernichtet. Gelingt es ihm, dieser Gefahr auszuweichen, so muß er sich durch das Epithel hindurchzwängen. Auch hier sind Wachen aufgestellt, die ihn auffangen und unschädlich machen. Hat er sogar diese Wachen überrumpelt, setzen ihm frei bewegliche Polizisten, die Lymphozyten, hinterher – und er hat vermutlich kaum eine Chance zu entkommen.

Welche herausragende Rolle der Darm spielt, läßt sich erahnen, wenn man den jüngsten Ergebnissen amerikanischer Wissenschaftler Glauben schenkt. Sie haben zwischen den Schichten der Darmschleimhaut eine hauchdünne Schicht von Zellen entdeckt, die identisch sind mit den Gehirnzellen, und das auf einer Fläche von 400 qm.

Also leistet ein gut funktionierender Darm mit einer intakten Darmflora den wesentlichen Anteil an der Gesunderhaltung des Menschen. Aber ebenso ist er das Organ, das durch viele Faktoren negativ beeinflußt werden kann. Nicht umsonst existiert der uralte Spruch: «Der Tod sitzt im Darm.»

Die Bedeutung der Darmflora bei der Entstehung von Krankheiten

[ca. 80% der u.a. Substanzen werden bei intakter Darmflora gefiltert, ist die Darmflora defekt (Pilze, path. Keime usw.), wird das körpereigene Entgiftungssystem überfordert. Oxydation und Konjugation reichen nicht mehr aus.]

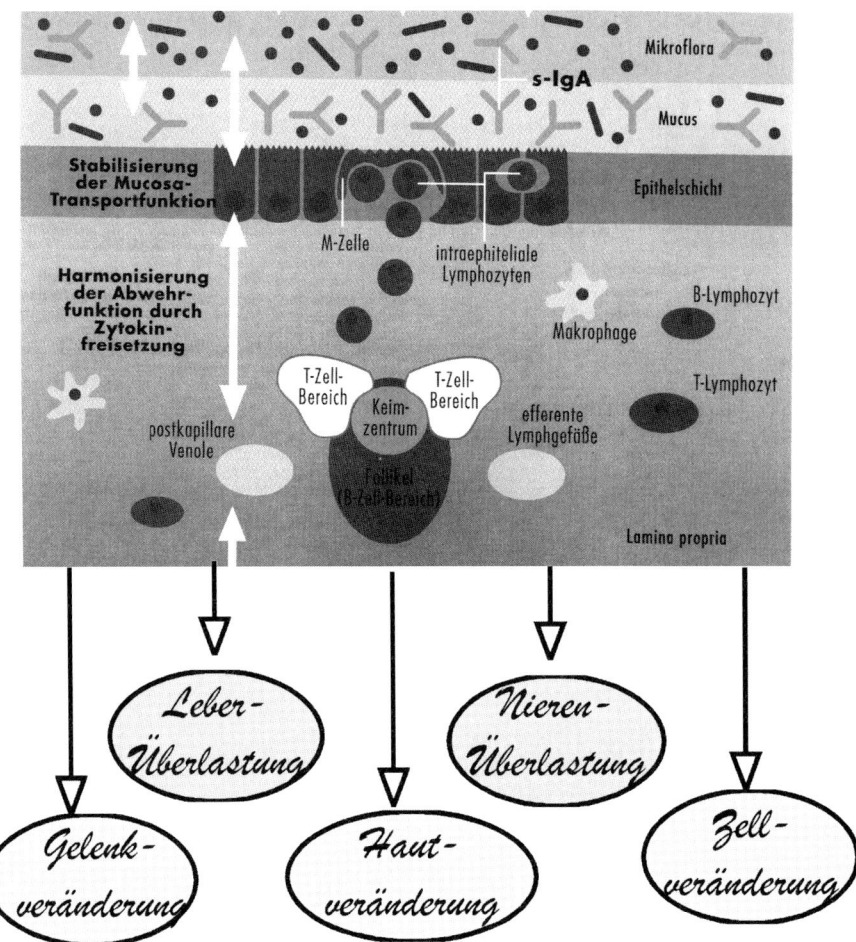

Nahrungsmittel, Schwermetalle, Chemikalien, Bakterien, Viren, Parasiten, Medikamente

Mikroflora

s-IgA

Mucus

Stabilisierung der Mucosa-Transportfunktion

Epithelschicht

M-Zelle

intraephiteliale Lymphozyten

Harmonisierung der Abwehrfunktion durch Zytokinfreisetzung

Makrophage

B-Lymphozyt

T-Zell-Bereich

Keimzentrum

T-Zell-Bereich

postkapillare Venole

Follikel (B-Zell-Bereich)

efferente Lymphgefäße

T-Lymphozyt

Lamina propria

Leber-Überlastung

Nieren-Überlastung

Gelenkveränderung

Hautveränderung

Zellveränderung

Nahrungszusammensetzung, Umweltfaktoren, Streß und vieles andere führt zu Veränderungen im Darm und kann so die Darmflora negativ beeinflussen. Sind zum Beispiel die physiologischen Mikroorganismen reduziert, können beträchtliche Mengen Gifte und Keime in den Körper eindringen und das Abwehr- und Entgiftungssystem überlasten. Dadurch entsteht ein großer Teil unserer bekannten Krankheiten wie beispielsweise Atopien, Rheuma und Krebs. Durch die Verminderung der Enterokokken (Laktobazillen) werden im Dünndarm vor allem weniger antibakterielle Substanzen (Wasserstoffperoxid) produziert und damit Infektionen begünstigt. Das Fehlen von E.Coli und Laktobazillen deutet auf eine verminderte Stimulierung des Abwehrsystems über die Peyerschen Plaques hin und führt damit zu einer Abwehrschwäche.

Insbesondere der Nachweis von Pilzen in der Größenordnung > 103 pro Gramm Stuhl deutet auf eine verminderte Bildung von sekretorischen IgA und anderen Oberflächenantikörpern hin. Durch einen Mangel an Oberflächenantikörper auf der Schleimhaut können Nahrungsmittelbestandteile, Bakterien, Viren, Metalle, Chemikalien usw. in den Körper eindringen. Sie werden im Blut durch Antikörper abgefangen. Makrophagen (Freßzellen) bauen schließlich diese Antigen-Antikörper-Komplexe im Gewebe (Haut, Gelenkhaut) ab und es kommt zu einer Überlastung des Stoffwechselsystems.

Durch diese Veränderungen ist der Weg frei für die Entwicklung der häufigsten gesundheitlichen Probleme. Jetzt reicht Vorsorge allein nicht mehr aus. Eine Darmsanierung kann verhindern, daß gesundheitliche Störungen wie Allergien, Neurodermitis, Schuppenflechte, Rheuma und Krebs entstehen. Das Sanierungskonzept basiert zunächst auf einer gesunden Vollwerternährung. Im Sinne von «Nahrung ist die beste Medizin» sagte zum Beispiel Socrates: «Trinke – Quellwasser, Esse – Oliven (Fette), Schafskäse und Steinbrot (Sauerteig).»

Der Stellenwert einer vollwertigen Ernährung

Erstaunlicherweise heilen die meisten Krankheiten schon, wenn diese allgemeinen Regeln wieder eingehalten werden. «Makrobiotik» nannte Hufeland diese Sicht der Gesundheits- und Heilkunde.

Während der Darmsanierung (rund 3 Monate) sollte die Kost antientzündlich, immunstimulierend, florastärkend und aus biologischem Anbau sein. Problematische Nahrungsmittel sind dabei auszuschließen.

Bekömmliche Nahrungsmittel sind:

Fleisch:	Rind, Kalb, Geflügel, Lamm (kein Schwein)
Fisch:	Seefisch, Forelle
Nährmittel:	Kartoffeln, Nudeln ohne Ei, Misch- (Sauerteig-) und Weißbrot, Mehl Typ 550, Fermentgetreide (keine Fertigprodukte)
Gemüse:	alle Sorten (außer Tomate, Sellerie, Fenchel, Bohnen, Erbsen, Mais)
Obst:	alle Sorten (außer Zitrusfrüchte, Erdbeeren, Dörrobst)
Fette:	Butter, kalt gepreßtes Öl (z.B. Sonnenblumen-, Oliven-, Weizenkeimöl)
Milch:	Frischmilch oder homogenisierte Milch, Ziegen- und Schafsmilch
Käse:	milder Käse (außer Gorgonzola, Bavaria Blue, Emmentaler, Chester)
Getränke:	dünner Kräutertee, reine Fruchtsäfte, Brottrunk, Mineralwasser (keine Zitrussäfte oder gesüßte Getränke wie z.B. Cola usw.)
Gewürze:	alle Arten (außer Paprika, Sellerie, Curry, Fenchel, Cayenne), Hefegemüsebrühe, Vollmeersalz (keine Fertigmischungen)
Süßen:	kaltgepreßter Rohrzucker, Honig, Obstdicksaft, Zuckerrübensirup

Problematische Nahrungsmittel sind:

Histaminreiche Nahrungsmittel: vergorener Käse, Tomaten, Anchovis, Heringseier, Sauerkraut

Histaminfreisetzende Nahrungsmittel: Fisch, Erdbeeren, Schokolade, Alkohol, Tomaten

Vasoaktive Amine: Käse (Serotonin), Zitrusfrüchte (Octopamin), Schokolade (Dopamin)

Häufige Allergene: Gleitmittel, Farbstoffe, Bleichmittel, Teflon, Pestizide, Konservierungsstoffe

Nahrungsmittelallergene: Bohnen, Milchprodukte, Eier, Zitrusfrüchte, Tomaten, Beeren

Was bedeutet Vollwerternährung? Diese Art der Ernährung hat nichts zu tun mit den Dogmen der Körner- und Rohkosternährung. Sie bedeutet, den vollen Wert eines Lebensmittels zu nutzen! Das heißt: so naturbelassen wie möglich.

Empfehlenswert sind:

- unveränderte Lebensmittel wie Obst, Salat und frische Milch
- bearbeitete Lebensmittel wie Obstsaft, naturbelassenes, kaltgepreßtes Öl, Butter, Rohmilch-Käse
- fermentativ veränderte Lebensmittel wie Sauermilchprodukte, Brottrunk, Fermentgetreide, Fleisch und Fisch luftgetrocknet
- erhitzte Lebensmittel wie Sauerteigbrot (auch franz. Baguette), Fruchtmus, Kompott, Fleisch und Fisch erhitzt, Kartoffeln, Nudeln (Vorsicht bei Kurzgebratenem, da Krebsgefahr durch veränderte Fette)

Doch nicht nur auf den vollen Wert eines Lebensmittels ist zu achten, sondern auch auf eine möglichst geringe Schadstoffbelastung. Das trifft vor allem auf Lebensmittel aus biologischem Anbau zu, die zur entsprechenden Jahreszeit verzehrt werden. Natürlich sind auch solche Produkte nicht ganz frei von Schadstoffen, denn durch die Umwelteinflüsse gelangen trotzdem einige solcher Substanzen in unsere Nahrung. Konservierte, mit Oxydations- und Dickungsmittel, Farbstoffen und Emulgatoren versehene Lebensmittel sollten aber unbedingt vermieden werden.
Bei der Zubereitung der Nahrungsmittel sollte auf unnötige Ver- oder Bearbeitungen verzichtet werden. Um Oxydationsprozesse einzuschränken, ist es von Vorteil, wenn das Zerkleinern der Speisen erst kurz vor dem Verzehr erfolgt. Wertschonende Garverfahren wie Dünsten im eigenen Saft und Schmoren sollten bevorzugt und Speisen nicht unnötig lange warm gehalten werden (Vorsicht bei Kurzgebratenem, Bratkartoffeln, Pommes frites).
So ist es von Vorteil, wenn die tägliche Nahrung vielseitig, frisch und abwechslungsreich ist und sich aus jahreszeitlichen Frischangeboten zusammensetzt. Zudem sollte man – wie in Italien oder in Frankreich üblich – zu jeder Mahlzeit Brot verzehren (Sauerteigbrot, Baguette).

Die Regeln der Vollwerternährung sind also:

- So natürlich wie möglich
- So frisch wie möglich
- So schonend wie möglich zubereitet

Stimulation mit Immunmodulatoren

Durch Milchsäurebakterien (Brottrunk) wird

1. die Darmflora wieder neu aufgebaut

2. das Darmabwehrsystem stimuliert und
   neue Oberflächenabwehrkörper gebildet.

Die Sensibilität gegen Allergien wird gesenkt
und der Stoffwechsel entlastet.

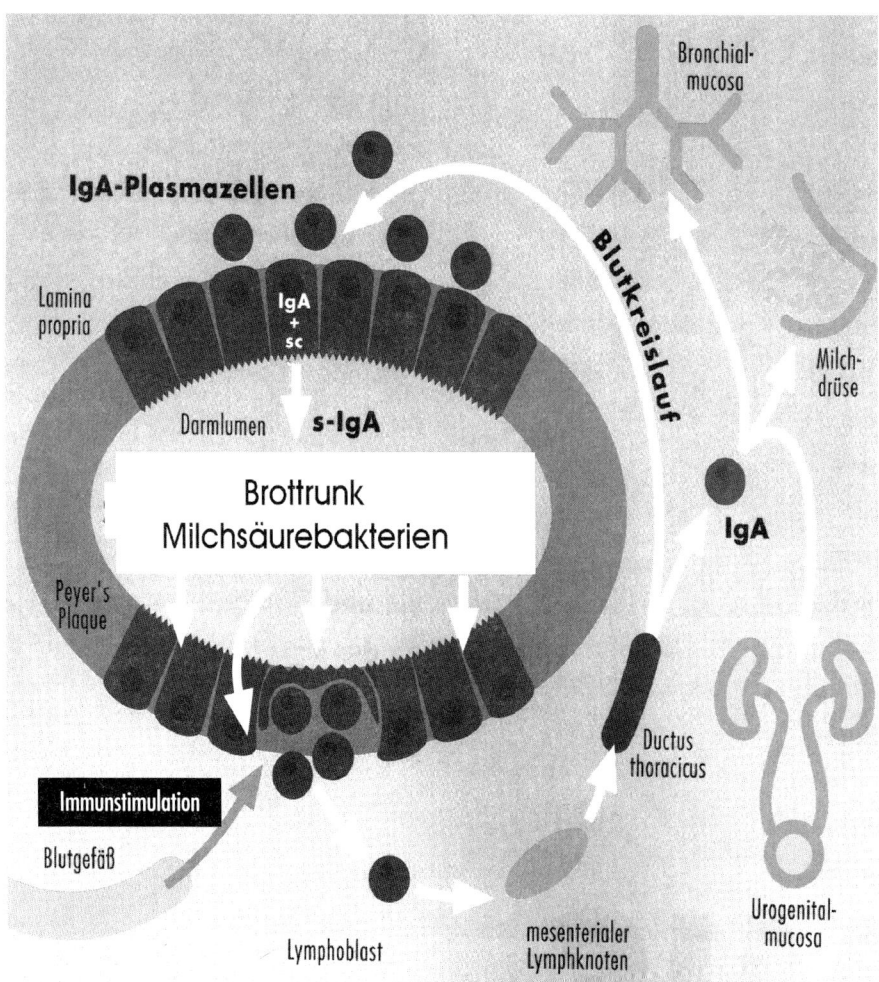

Brottrunk und Fermentgetreide als Nahrungsergänzungsmittel

Leider reichen in der heutigen Zeit auch diese Maßnahmen nicht aus, um von einer gesunden Ernährung zu sprechen. Durch Umwelteinflüsse (Saurer Regen, Pestizide usw.) enthalten Nahrungsmittel heute weniger an wichtigen Spurenelementen, Vitaminen und Mineralien. Deshalb ist eine Substitution in Form von natürlichen Mikronährstoffen ein wesentlicher Bestandteil dieser Ernährung.

Als Nahrungsmittelergänzung haben sich seit 15 Jahren der Brottrunk und das Fermentgetreide mit den in natürlicher Form vorliegenden Mikronährstoffen bewährt. Brottrunk ist ein milchsauer vergorenes Getränk aus speziell hergestelltem Vollkornbrot. Er enthält alle wichtigen Mineralien, Vitamine und Spurenelemente in natürlicher Form sowie Brotgetreidesäure und je ml 5 Mio. koloniebildende Brotsäurebakterien. Sie regulieren die Darmflora und «trainieren», wie oben beschrieben, die zweite und vierte Abwehrbarriere.

Brottrunk enthält durchschnittlich pro 100 ml:

Brennwert	32,80 kJ (7,7 kcal)
Eiweiß	1,10 g
Kohlenhydrate	0,06 g
Fett	0,10 g
Ballaststoffe	0,13 g
Natrium	0,06 g

Dieses Getränk sollte ein- bis dreimal zu je 2 dl zu den Mahlzeiten eingenommen werden.

Das Fermentgetreide ist die nach dem Gärvorgang verbleibende getrocknete und pulverisierte Masse des Vollkornbrotes. Es enthält ebenfalls alle wichtigen Mineralien, Vitamine und Spurenelemente wie der Brottrunk, nur in wesentlich höherer Konzentration (durchschnittlich pro 100 g):

Brennwert	1310,00 kJ (309 kcal)
Vitamin B$_1$	0,35 mg
Eiweiß	9,80 g
Folsäure	29,90 µg
Kohlenhydrate	62,36 g
Eisen	3,38 mg
Fett	2,30 g

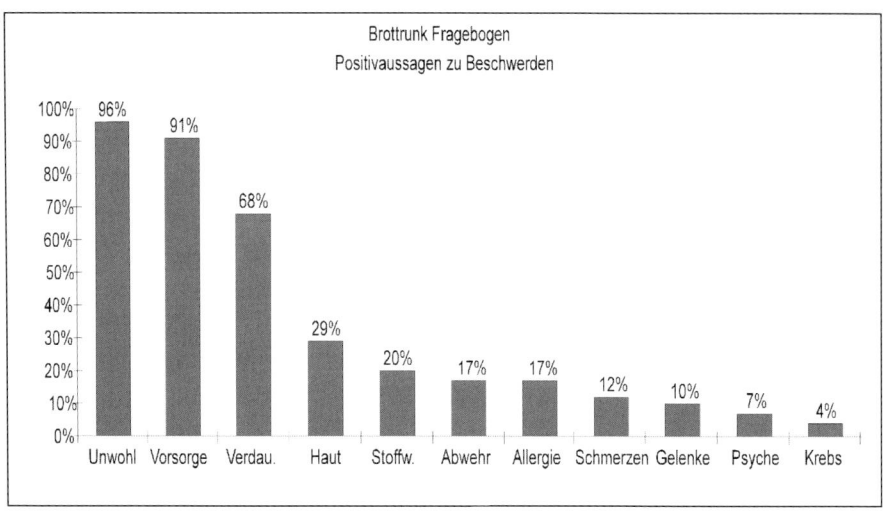

Zink	2,41 mg
Ballaststoffe	14,13 g
Magnesium	73,50 mg
Natrium	0,36 g
Phosphor	181,00 mg

Vom Fermentgetreide sollten täglich 1 bis 3 Teelöffel (in Verbindung mit Joghurt, Soßen, Suppen oder Salatstreuwürze) eingenommen werden.
Die Genialität dieses einfachen Konzeptes verdeutlichen die Ergebnisse einer Fragebogenaktion mit 1705 Brottrunk-Langzeitanwendern.

Auf dieser Abbildung sind die Aussagen der Teilnehmer zusammengefaßt, aus welchem Grund sie den Brottrunk angewendet haben und wie ihre Beschwerden beeinflußt wurden. Die Begriffe Vorsorge, allgemeines Unwohlsein und Verdauung wurden am meisten angegeben und die Wirkung des Brottrunks positiv bewertet. Im weiteren Spektrum zeigt sich die positive Wirkung vor allem bei chronischen Krankheiten und Atopien. Bedenken wir, daß hautempfindliche Allergien bei etwa 30 Prozent der Bevölkerung vorliegen, so sind die Aussagen der Teilnehmer (Allergie 17 Prozent, Haut 29 Prozent) durchaus als repräsentativ zu betrachten. Ein weiterer Hinweis auf die positive Beeinflussung des Immunsystems ist die deutliche Wirkung bei Krankheiten wie beispielsweise Abwehrschwäche und Infektanfälligkeit (17 Prozent).

Sollten oben beschriebene Maßnahmen nicht ausreichen, bzw. tritt eine gesundheitliche Störung wie zum Beispiel Neurodermitis, Schuppenflechte, Allergie oder Rheuma auf, wird eine Darmsanierung unabdingbar. Hierbei kann im Rahmen einer Stuhlprobe der sogenannte Kyberstatus erstellt werden. Diese Untersuchung gibt Auskunft über Darmflora, Verdauungsenzyme und sIgA.

Der Kyberstatus

Aerobe Indikatorflora	Normwert KBE g/Stuhl	Bedeutung
Escherichia coli	10^6-10^7	physiologisch
Enterococcus sp.	10^6-10^7	physiologisch
E.Coli Biovare	$<10^4$	pathologisch
Proteus sp.	$<10^4$	pathologisch
Klebsiella sp.	$<10^4$	pathologisch
Pseudomonas sp.	$<10^4$	pathologisch
Enterobacter sp.	$<10^4$	pathologisch
Citrobacter sp.	$<10^4$	pathologisch

Anaerobe Indikatorflora		
Bifidobakterium sp.	10^9-10^{11}	physiologisch
Bacteriocides sp.	10^9-10^{11}	physiologisch
Lactobacillus sp.	10^5-10^7	physiologisch
Clostrium sp.	$<10^5$	pathologisch

Pilznachweis		
Candida albicans	$<10^3$	pathologisch
Schimmelpilze	nicht nachweisbar	pathologisch

Eine dauerhafte Verminderung der Escheria Coli und Enterokokken führt zu einer unzureichenden Stimulation des Mukosaimmunsystems. Eine Verminderung von Bifidobakterien, Bacteriocidesarten und Laktobazillen führt zur Störung der mikrobiellen Barriere und begünstigt eine endogene Infektion durch Bakterien, Pilze oder Parasiten. Außerdem werden die Filtereigenschaften der Barriere vermindert und das Entgiftungssystem belastet. Eine Vermehrung pathogener Keime führt zum Anfall von toxischen Substanzen wie Ammoniak, Indol, Skatol oder Schwefelwasserstoff, dadurch wird die Darmschleimhaut geschädigt und das Entgiftungssystem belastet. Der Nachweis von Pilzen deutet auf eine Schädigung des Körperabwehrsystems mit verminderter Sekretion von sIgA hin und führt zu einer Schädigung der Darmepithelzellen.

Über den Kyberstatus kann mit einer gezielten Darmsanierung mit komplementären Behandlungen wie beispielsweise Homöopathie, Bioenergetik, Phytotherapie und Verhaltenstherapie bis hin zur Colon-Hydro-Therapie (eine moderne, sanfte Form des Einlaufs: dabei werden alle Gifte, Bakterien und Schadstoffe ausgespült; anschließend wird der Darm mit Brottrunk, d.h. mit Brotgetreidesäurebakterien beim letzten Spülvorgang aufgefüllt) eine vollständige Gesundung des Organismus erreicht werden.

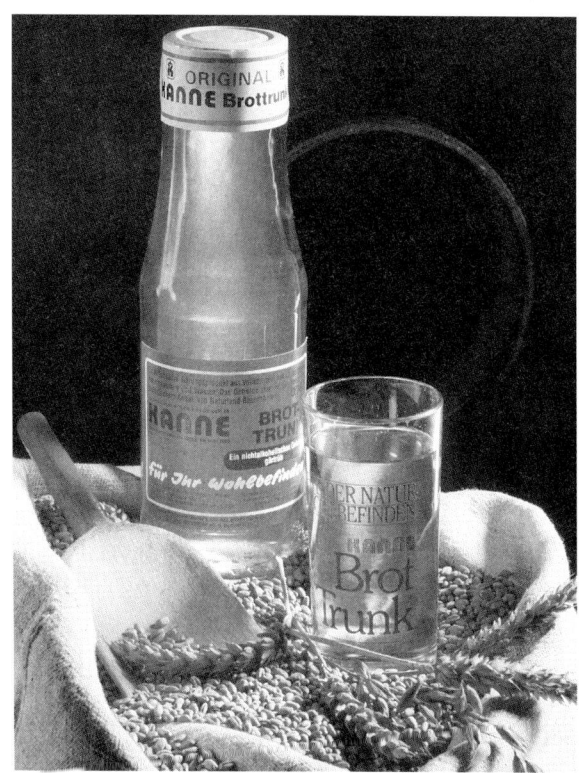

Brottrunk
– Gesundheit
aus dem Getreidekorn

DIE KLINISCHE PRÜFUNG DES BROTTRUNKS

Vor 10 Jahren führte Prof. Dr. Fritz Matzkies eine klinische Prüfung über den Brottrunk durch, die aufsehenerregende Resultate hervorbrachte. Dazu schrieb Dr. Hans-Ludwig Vogel einen erläuternden Kommentar. Diesen Kommentar habe ich damals nicht veröffentlicht, weil ich befürchtete, daß die Brotgetreidesäure die Hoffnungen doch nicht erfüllen könnte. Heute nun – durch die Studie von Dr. Scholz – sind die Beweise erbracht. Die Ausführungen von Dr. Vogel über die zu erwartenden Auswirkungen sind eingetroffen.

Wilhelm Kanne, sen.

Erläuternder Kommentar zur klinischen Prüfung des Kanne-Brottrunks durch Professor Dr. med. Fritz Matzkies, Bad Neustadt unter dem Titel: «Wirkung eines laktathaltigen Getränkes aus fermentierten Getreiden auf den Stoffwechsel des Menschen»

Kommentator: Dr. Hans-Ludwig Vogel

Vorwort

Bäckermeister Wilhelm Kanne, Lünen, beobachtete als Fachmann vielfältige Gärungsprozesse seines Handwerks, insbesondere die Reichhaltigkeit der Einflüsse auf biologische Gärungsprozesse aus negativen Umwelteinflüssen. Kanne beobachtete die Produkte seiner Arbeit nicht nur in den Backstuben seiner Großbäckerei, er registrierte gleichzeitig Einflüsse der Düngung, der Schädlings- und chemischen Unkrautbekämpfung auf verschiedene Getreidesorten und letztendlich auch deren Beeinflussung natürlicher Gärungsprozesse.

Das so in Jahrzehnten täglicher Beobachtung erworbene Wissen wurde überaus logisch umgesetzt und führte zum Kanne-Brottrunk, dessen Stoffwechselwirkungen von aufmerksamen Ärzten und insbesondere von Laien bei polyvalenten Störungen des Befindens – bis hin zu klinisch bestätigten Erkrankungen – vielfach gerühmt wurden.

Während die (Laien)Presse Kannes Brottrunk rhetorisch lobte, fand die forschende Schulmedizin keinen Anlaß, die dem Kanne-Brottrunk nachgesagten günstigen Wirkungen unvoreingenommen und wissenschaftlich zu prüfen und/oder zu ergründen, offenbar weil Pro-Stimmen auch von Kollegen der Naturmedizin kamen.

Unter dem Stichwort «Milchsäure» bzw. L(+)-Milchsäure traten jedoch Hersteller von Joghurt- und Molkereiprodukten auf den Plan, um im Windschatten des Lüner Brottrunk-Erfolges mitzuschwimmen. Profitorientierte Unternehmer, die offenbar vom Backgewerbe und dessen Gärungsprozessen wenig Ahnung haben, verstiegen sich dazu, Kopien des Kanne-Brottrunks durch simple Perkolationen (wäßrige Auszüge) unter Zusatz von Industrie-L-Milchsäure auf den Markt zu bringen. Perkolationen und tonnenweise käuflich erwerbliche Industrie-Milchsäure können aber die aus biologischen Fermentations- und Gärungsprozessen gewonnene D-/L-Milchsäure und insbesondere die infolge biogener Prozesse verfügbaren Elektrolyte, Spurenelemente und Vitamine des Kanne-Brottrunks weder qualitativ noch quantitativ imitieren!

Wilhelm Kanne begnügte sich nicht mit der Patentierung seines Verfahrens. Die über Jahre täglich eingegangenen «Erfolgsmeldungen» zu seinem Brottrunk veranlaßten ihn, anerkannte und neutrale Medizin-Wissenschaftler um Überprüfung zu bitten, unter der Maßgabe, daß sein diätetischer Brottrunk klinisch und konsequent «wie ein Pharmakon» untersucht werde. Wie in der forschenden Medizin üblich, wurde den klinischen Prüfern freigestellt, auch Negativergebnisse zu publizieren, ohne Einflußnahme des Herstellers.

Professor Dr. med. Dr. med. habil. Fritz Matzkies (Universität Erlangen), Internist und Chefarzt einer BfA-Klinik, legte in der maßgebenden «Zeitschrift für Ernährungswissenschaft» die Ergebnisse seiner klinischen Prüfungen zu Kanne-Brottrunk interessierten Ärzten und Ökotrophologen, Lebensmittelchemikern und Biochemikern, Physiologen und physiologischen Chemikern vor.

Diese Ergebnisse wurden von Fachkreisen als «unerwartet interessant» bewertet. Jenseits strengster Wissenschaft und Nüchternheit der Aussage wurde von interessierten Journalisten mit großer Wahrscheinlichkeit von einer «Sensation» gesprochen. Eine Sensation im Sinne unserer Medien ist aber nichts anderes als ein «aufsehenerregendes Ereignis.» Und insofern sind die Matzkies-Ergebnisse zu Wirkungen des Kanne-Brottrunks im menschlichen Organismus tatsächlich und im Sinne des Wortes aufsehenerregend.

Nachdem Wilhelm Kanne Empiriker ist, ein Privatgelehrter seines Handwerks, wollte er die Ergebnisse der Matzkies-Publikation für medizinisch-diätetische Fachkreise, also für Nicht-Ärzte (Diät-Assistentinnen, Diät-Köche und insbesondere für biologisch denkende Laien sowie für die Anhänger seines Lebenswerkes), allgemeinverständlich interpretiert haben.

Ärzte und Fachleute der obengenannten Disziplinen können den Matzkies-Sonderdruck gratis anfordern bei: Kanne Brottrunk GmbH & Co., Im Geistwinkel 40, 44534 Lünen.

Eine Interpretation der klinischen Prüfung

Wie wirkt dieses laktathaltige Getränk mit Elektrolyten, Spurenelementen und lebensnotwendigen Vitaminen auf den Stoffwechsel des Menschen?
Professor Matzkies: «Gesäuerte Lebensmittel, wie zum Beispiel Sauermilch, Joghurt oder Sauerkraut, werden hergestellt, um den natürlichen und biologischen Nährwert der Grundnahrungsmittel zu erhalten oder sogar noch weiter zu steigern.»

«Beim Fermentieren und Säuern werden unaufgeschlossene Lebensmittelinhaltsstoffe freigesetzt ... bei der biologischen Gärung entstehen zusätzlich L(+)- und D(-)-Milchsäure. Diese praktisch gleichen D- und L-Milchsäure-Racemate (Gemische der physikalisch-chemisch aktiven Substanzen) bedingen den angenehm säuerlichen Geschmack, sie dienen aber auch der Eigenkonservierung ohne jeglichen Zusatz irgendwelcher synthetischer oder fremder Konservierungsmittel.»

Präambel: Kohlenhydratreiche Ernährung bedingt die richtige Umwelt für physiologische Bakterien, welche Milchsäure produzieren. Überwiegende Eiweißernährung induziert Fäulnisbakterien. Auf keinen Fall darf Fäulnis als etwas grundsätzlich Negatives angesehen werden, sie ist im Dickdarm unentbehrlich, wie wir sehen werden.

Mehrere Kilogramm an Flüssigkeit und Nahrung (Feststoffe) werden täglich dem Magen zugeführt. In gleicher Menge erscheinen diese als «Verdauungssäfte» im Dünndarm. Die täglich ausgeschiedene Kotmenge beträgt aber nur 130 bis 150 Gramm! Die Summe aus Tagesurin und Kotmenge ergibt dabei keine Bilanz zu dem, was der Körper «für sich behalten hat.» Dies weil hochkalorische Ernährungs- und Trinkgewohnheiten (Alkohol, Fette, Zucker oder große Gewichtsmengen pflanzlicher Eiweiße) eine kalorische Bilanz und keine Gewichtsbilanz zur Nahrungszufuhr darstellen.

Vier bis fünf Stunden nach jeder größeren Mahlzeit geht diese in den Dickdarm über. Der Dünndarm hat bei gemischter Kost die Verdauung soweit betrieben, daß praktisch keine weiteren verdauungsfähigen oder resorbierbaren Nahrungsbestandteile in den Dickdarm gelangen ... der Dickdarm hat demzufolge keine Verdauungsarbeit mehr zu leisten.

Bei konsequenten Vegetariern kann allerdings – durch Einschluß in unverdauliche Cellulose-Hüllen – noch ein beträchtlicher Anteil an unaufgeschlossenen Nahrungsstoffen bis in den Dickdarm befördert werden. Dann wirken die Dünndarmfermente im Dickdarm weiter, obwohl dieser für derartige «Nachverdauung» keine Funktion hat! Der Dickdarm hat ja die Aufgabe, durch Wasser-Resorption den Kot einzudicken. Folglich müssen solche unverdauten Nahrungsstoffe durch Gärung und Fäulnis zerstört werden, da der Dickdarm keine Verdauungsfermente liefert. Seine Drüsen liefern lediglich ein seriös schleimiges Sekret als Gleit- und Schmiermittel für eingedickte Kotballen.

Die wichtigsten chemischen Veränderungen des Dickdarminhaltes sind bakterieller Natur: Durch die bakterientötende Magensalzsäure sind Mageninhalt und der Inhalt des oberen Dünndarms nahezu «steril.» Der untere Dünndarm und insbesondere der Dickdarm sind dagegen Sitz einer vielfältigen Bakterienflora, welche «von Fall zu Fall» oder permanent vorzufinden ist. Dabei handelt es sich um viele Arten von Bakterien, die ihre Wirkung ohne Luftsauerstoff entfalten, wie beispielsweise das Coli-Bakterium, das Milchsäure produzierende Bacterium lactis aerogenes und Bazillus Putrificus. Im Gegensatz dazu bilden aerobe Bazillen jedoch sogenannte Dauerformen (Sporen). Ergebnis derartiger Bakterienkulturen sind Gärung und Fäulnis. Kohlenhydrate und Eiweißkörper werden bis zu energie- und wertlosen Endstufen wie Wasser und Kohlendioxyd etc. abgebaut.

Bis dahin werden allerdings Spaltprodukte erzeugt, welche der Erwähnung bedürfen: Durch Gärung entstehen aus Kohlenhydraten im unteren Dünndarm (nicht erst im Dickdarm): Milchsäure, Essigsäure, Alkohol, Kohlensäure, Methangas usw. Bei überwiegender und ausgesprochener Darmgärung wird der Darminhalt folglich sauer. Dann können Fermente der Bakterien Cellulose noch geringfügig abbauen, was beim Menschen bedeutungslos bleibt, bei Pflanzenfressern hingegen von wesentlichem Nutzen ist.

Wichtig für den Menschen ist, daß die durch Milchsäuregärung erzielte saure Darmreaktion die Entwicklung und den Aufstieg von Fäulnisbakterien in obere und der Verdauung dienende Darmabschnitte hemmt. Die Milchsäure erfüllt dabei eine Sperrfunktion, weil Fäulnis im oberen und mittleren Dünndarm die Nahrungsauswertung so stören würde, wie Terroristen eine halbwegs geordnete Staatsfunktion zu lähmen vermögen. Lebensmittelchemikern und -Technologen, selbst bestimmten und im Streß des Alltags überlasteten Ärzten fehlt gelegentlich dieser «physiologische Durchblick» in Sachen Bewertung der Milchsäure nach Vorkommen.

Umgekehrt hemmen die basischen Fäulnisprodukte die Gärungsbakterien dort, wo diese nach dem Bauplan der menschlichen Natur nichts zu suchen haben. Hieraus resultiert ein ganz bestimmtes Gleichgewicht mit individuellem Bezug auf Wohlbefinden oder Störung, das – in eine Faustregel gebracht – lautet: Im oberen Dickdarm überwiegt die Gärung neben der Fäulnis, im unteren Dickdarm die Fäulnis.

Gärungs- und Fäulnisbakterien der verschiedensten Menschen zeigen daher unterschiedlichste Widerstandskraft gegeneinander (Resistenzen): Wir verstehen nun, warum ein Mensch Zufuhr von Pflanzennahrung benötigt, um durch ausreichende Gärungsprozesse in seinem Darm die Fäulnis zu hemmen, damit es nicht zur Fäulnis-Dyspepsie kommt. Dyspepsie ist eine Miß- oder Fehlverdauung, zunächst mit Appetitlosigkeit bis hin zu Durchfällen und Erbrechen mit Mineralstörungen und Störungen des Säure-Basen-Gleichgewichts. Umgekehrt kann bei anderen Menschen die Notwendigkeit zur deutlichen Einschränkung cellulosehaltiger Nahrung geboten sein, weil ansonsten Gärungen überwiegen und Gärungsdyspepsien entstehen können.

Der Mensch ist weder alleiniger Pflanzen- noch Fleischverzehrer, er ist aus seiner Entwicklung Mischkostverzehrer ... und dafür «angelegt.» Rein vegetarische Kost ist demnach aus Gründen des menschlichen Darmsystems nicht empfehlenswert, weil sie in bestimmten Fällen als Heilnahrung bei Krankheiten dient. Was bei bestimmten Krankheiten gut ist, das muß und braucht nicht im gesunden Organismus Tagesordnung mit Unordnung als Folge sein. Krankheitserscheinungen im Darmtrakt sind Abweichungen von jener Norm, die den Menschen von anderen Lebewesen unterscheidet.

Kranke, die mit streng vegetarischer Kost Heilung fanden, sollten ihre Heilungserfolge nicht rhetorisch und einseitig Gesunden predigen, insbesondere nicht Kindern und Jugendlichen aufzwingen, nachdem unsere nicht erfolglose Wissenschaft andere Erkenntnisse hat.

Ebenso sollten die die umfassenden Prinzipien der Naturwissenschaft beherrschenden Ärzte nicht Puristen sein und die über Jahrtausende überlieferten Heilmethoden mittels Heilpflanzen geringschätzig abtun und mit unkontrollierten Antibiotika-Verordnungen die physiologische Bakterientätigkeit im gesamten Darmtrakt vernichten – was zusätzlich Krankheit erzeugt –, wenn in einem Körperteil, weit entfernt vom Darm, banale Infektionen festgestellt werden.

Traurige Tatsache ist, daß es heute beinahe keine Arzneimittelwirkung ohne Neben- und Begleitwirkung gibt. Und zahlreiche Arzneimittel weisen als Nebenwirkung eben eindeutig die Zerstörung physiologischer Darmbakterienflora aus. Das medikamentöse Eliminieren von Gärungsbakterien und -fermenten ist dann nicht weniger schädlich als die Vernichtung von Fäulnisbakterien ... denn es erhebt sich die Frage: Wer und was übernimmt denn die zwingend lebensnotwendige Verdauung? Künstliche Sondenernährung auf Intensivstationen?

Nach dieser lange nicht alle Milchsäurewirkungen im menschlichen Organismus beinhaltenden Präambel zurück zum Kanne-Brottrunk:

Professor Dr. med. Fritz Matzkies prüfte 12 gesunde Probanden (Freiwillige) über einen Zeitraum von 28 Tagen im Vortest zu nachfolgenden Parametern und Symptomen (nach vorgegebener Einnahme von Kanne-Brottrunk und unter Beibehaltung der gewohnten Essensgewohnheiten): Hungergefühl, Kopfschmerzen, Müdigkeit, Darmgasbildung, Durchfall, rasche Ermüdbarkeit, Leibschmerzen, Durstgefühl, Energielosigkeit, Konzentrationsschwäche.

Die genannten Symptome mußten quantitativ exakt bewertet werden; wie bei Arzneimittelprüfungen wurde der Test randomisiert und im Kreuzverfahren, mit Hilfe modernster Statistikmethoden, erhoben.

Ergebnisse der klinischen Prüfung

0,7 Liter des fermentierten, laktathaltigen Kanne-Brottrunks (pro Tag) wurden von den Versuchspersonen ohne Einfluß auf die Befindlichkeit so gut vertragen wie in der Vergleichsgruppe ohne Kanne-Brottrunk. Es sind demnach keinerlei negative Symptome der ausgewiesenen Untersuchungsreihe im Vergleich zur Kontrollgruppe festgestellt worden.

Aufgrund der überaus positiven Verträglichkeitsstudie wurde die klinische Prüfung II durchgeführt:

Hauptversuch

Gesunde Frauen mit normalem Körpergewicht, unter Beibehaltung der Essensgewohnheiten und der Berufstätigkeit, nahmen täglich nach Belieben verteilt 1,4 Liter Kanne-Brottrunk ein.

Vor Beginn der klinischen Prüfung, an den Tagen 7 und 14 nach Beginn der klinischen Prüfung und 7 Tage nach Ende derselben wurde Blut zur Bestimmung der Blutkörpersenkungsgeschwindigkeit (BSG), des peripheren Blutbildes, der Serum-Transaminasen, der Lipoproteine, der Spurenelemente, von Eisen und Kupfer sowie der Retentions-Werte entnommen. Die statistische Auswertung erfolgte gemäß Kolmogoroff-Smirnow, nach dem Friedmann- und dem t-Test. Diese Testmethoden sind derzeit (1987) obligatorisch für alle seriösen Prüfungen in der wissenschaftlichen Medizin und bedingen den Einsatz spezialisierter Mathematiker.

Ergebnisse

Kanne-Brottrunk wurde erneut von allen Versuchspersonen gut vertragen, es gab keine Unterschiede zur Kontrollgruppe.

Peripheres Blutbild

Die Blutsenkungsgeschwindigkeit (BSG) in der 1. und 2. Stunde blieb absolut unbeeinflußt, die Zahl der Erythrozyten (= rote Blutkörperchen zur Sauerstoffübertragung), der Retikulozyten (= nicht ausgereifte, somit jugendliche rote Blutkörperchen) und der Thrombozyten (welche die Blutgerinnung einleiten) blieb ohne signifikante Veränderungen festzustellen. Im Differential-Blutbild (= mikroskopische Ausmusterung = Blutausstrich zwecks Registrierung der prozentualen Zahlen der verschiedenen Leukozyten-Arten) ergaben sich keinerlei negative Verschiebungen. Die Konzentration für Hämoglobin (= roter Blutfarbstoff in roten Blutkörperchen) bleibt unter Kanne-Brottrunk unbeeinflußt! Hämoglobin hat im menschlichen Organismus mindestens drei Funktionen, die gleichzeitig Hauptaufgaben des ganzen im Organismus strömenden Blutes sind: 1. Den Transport von Sauer-

stoff innerhalb des Organismus, von Zelle zu Zelle; 2. Den Kohlensäure-
transport (CO_2-Transport), direkt oder indirekt; 3. Die Regulierung der abso-
luten Reaktionen des Blutes.
Der Hämatokritwert (= Anteil der Erythrozyten am Volumen des peripheren
Blutes in Volumenprozent) wird unter Einnahme von Kanne-Brottrunk nicht
verändert.

Stoffwechselparameter und Elektrolyte

a) Serum-Cholesterin
Die Ausgangskonzentrationen betrugen 193 ± 21 mg/dl und waren über-
raschenderweise bereits nach 7 Tagen signifikant auf 165 ± 16 mg/dl
abgesunken. Eine Woche nach Absetzen des Brottrunks war der Aus-
gangswert von 194 ± 26 mg/dl wieder erreicht.
Die Wirkung von Kanne-Brottrunk auf das Serum-Cholesterin ist daher
ähnlich vielen Arzneimitteln gegen erhöhte Serum-Cholesterin-Werte,
allerdings mit einem bedeutsamen Unterschied: Das Kanne-Produkt
bewirkt keinerlei Nebenwirkungen, wie sie derartigen Arzneimitteln
zugeschrieben werden.
Der Brottrunk hat darüber hinaus eine Eigenschaft neuester Pharmaka zur
Serum-Cholesterin-Senkung: Das HDL-Cholesterin (High Density-Lipo-
proteine), das eine Schutzfunktion von atherosklerotischen Gefäßschäden
ausübt, wird nicht gesenkt. Serum-Triglyzeride bleiben unbeeinflußt.
Nachdem bei vielen Fettstoffwechselstörungen diätische Maßnahmen
Grundlage jeder Therapie sind (beispielsweise HLP-Typ II), wäre Kanne-
Brottrunk ein additives Diätikum gegen die Volkskrankheit Nr. 1 in Indu-
strieländern. Die Ergebnisse der US-Langzeitstudie «Coronary Primary
Prevention Trial» belegen, daß mit jedem Prozent Cholesterin-Senkung
die Herzinfarktrate um 2 Prozent, also um das Doppelte, vermindert wird.
Allein diese verblüffenden und klinisch bewiesenen Ergebnisse zur Wir-
kung des Brottrunks sollten Ärzte bei der KHK-Vorsorge zum Nachden-
ken bewegen.

b) Harnsäure
Bei den weiblichen Probanden betrug die Ausgangskonzentration 3,4 ±
0,5 mg/dl. Im weiteren Verlauf der Untersuchungen zeigten sich keine
Konzentrationsveränderungen, insbesondere keine Harnsäureerhöhungen.

c) Serumkreatinin

Serumkreatinin ist ein Parameter der Nieren-Insuffizienz. Die Ausgangswerte betrugen am Anfang der Prüfung 0,97 ± 0,10 mg/dl und nach 14 Tagen 0,87 ± 0,10 mg/dl.

d) Blutzuckerwerte

Die Blutzuckerwerte blieben unter Kanne-Brottrunk unverändert, sie unterstreichen das Diätikum.

e) Serum-Kalium-Konzentrationen

Der menschliche Organismus enthält ca. 140 g Kalium. 98 Prozent davon sind innerhalb der Körperzellen (= intrazellulär) verteilt. Das lebensnotwendige Kalium kann von den Nieren anstelle von Natrium ausgeschieden werden, insbesondere bei wassertreibenden Arzneimitteln (Diuretika). Intrazelluläres Kalium garantiert wichtigste Lebensfunktionen, unter anderem Enzym-Aktivitäten, ohne die gesundes Leben unmöglich ist. Kalium-Mangel kann zu lebensbedrohlichen Zuständen führen. Durchfälle, schweres Erbrechen über Tage und harntreibende Arzneimittel bedingen Kalium-Mangelzustände ebenso wie (Herz-)Glykoside. Digitalis-Präparate können bei Kalium-Mangel zu üblen Digitalis-Überempfindlichkeiten führen, mit zum Teil schweren Folgen.

Die Serum-Kalium-Konzentrationen der weiblichen Versuchspersonen lagen zu Prüfungsbeginn bei 3,4 ± 0,8 mmol/l. Vier der neun Versuchspersonen hatten dabei pathologisch verminderte Kalium-Konzentrationen. Sie wären folglich einer ärztlichen Kalium-Therapie zuzuführen gewesen. Der Grenzbereich für die Kalium-Konzentration liegt bei 3,9 mmol/l. Und hier kam es zur zweiten «kleinen Sensation» unter Kanne-Brottrunk: Nach nur 7 Tagen stiegen alle Kalium-Werte statistisch signifikant (P 0,05) auf 4,3 ± 0,2 mmol/l an! Bei allen Frauen mit Kalium-Mangel kam es somit binnen Wochenfrist zur Normalisierung der Kalium-Werte! Normalhohe Kalium-Werte wurden hingegen – und wie medizinisch erwünscht – nicht weiter erhöht. Kanne-Brottrunk gleicht daher Defizite im Kalium-Haushalt sehr schnell aus.

f) Natrium-Konzentrationen

Die Natrium-Konzentrationen zeigten, bei sehr geringem Streubereich, absolut konstante Verhältnisse. Unser Organismus enthält ungefähr 95 g Natrium (Na), das – im Gegensatz zu Kalium – zu 90 Prozent auf den Extrazellulär-Raum (und hiervon zu 55 Prozent auf die Knochen) verteilt ist. Natrium ist damit das wichtigste Mineral des extrazellulären Flüssigkeitsraumes, das über Trinkwasser und Nahrung mit 2 bis 6 g/Tag aufgenommen wird (entsprechend 6 bis 15 g Kochsalz).

g) Serum-Kalzium-Konzentrationen
Die Serum-Kalzium-Konzentrationen lagen im Durchschnitt und bei Prüfungsbeginn bei 2,4 ± 0,1 mmol/l. Drei von neun Probandinnen wiesen deutlich verminderte Serum-Kalzium-Konzentrationen auf. Wie bei Kalium hatten sich nach lediglich 7 Tagen Kanne-Brottrunk alle Serum-Kalzium-Konzentrationen normalisiert!
Mit etwa 1000 g Kalzium im Körper des Erwachsenen ist dieser Mineralstoff quantitativ dominant auszuweisen. 90 Prozent entfallen auf Knochen und Zähne. Der extrazelluläre Raum, einschließlich der Knochenoberfläche, weist 10 Prozent des Kalzium-Anteils aus. Die Kalzium-Resorption erfolgt im Darm unter Mitwirkung von Vitamin D. Hauptlieferanten sind Milch, Obst und Gemüse mit ca. 0,5 g/Tag, wobei die Hälfte hiervon wieder durch die Nieren ausgeschieden wird. Die restlichen 0,24 g werden täglich durch Knochenauf- und -abbau ausgetauscht.
Kalzium-Mangel verursacht neuromuskuläre Erregbarkeit und Störungen der Blutgerinnung. In der Schwangerschaft und Stillzeit besteht deutlich erhöhter Kalzium-Bedarf. Kalzium-Präparate werden vom Arzt verordnet bei Osteoporose, bei Entkalkungsleiden, bei Knochenbrüchen und deren verzögerter Abheilung, bei Sudeck-Athrophie und fortschreitenden Gelenkdeformationen der Polyarthritis sowie bei Entkalkungen infolge Schilddrüsenüberfunktion, nach Strahlenbehandlung und unter chronischer Cortison-Therapie.

h) Magnesium-Werte
Die Ausgangskonzentrationen betrugen im Kollektiv 0,86 ± 0,10 mmol/l. Unter dem mineralhaltigen Kanne-Brottrunk kam es bei allen Probandinnen zu einem weiteren Anstieg der Serum-Magnesium-Konzentrationen. Nach zwei Wochen wurde ein Anstieg auf 0,90 ± 0,04 mmol/l festgestellt. Dieser Anstieg erscheint gering, er ist aber statistisch signifikant und für alle Fälle nachweisbar.

Enzyme, Spurenelemente und Transaminasen

Die Konzentrationen für Eisen und Kupfer sowie die Eisenbindungskapazität änderten sich nicht signifikant. Kanne-Brottrunk führte weder Eisen noch Kupfer zu, schwemmte diese Spurenelemente aber auch nicht aus. Es ist wenig bekannt, daß Milch und Spinat mit 2 bis 3 mg/100 g relativ eisenarm sind. Auch Rindfleisch enthält «nur» 4 mg/100 g. Weizen, Karotten und Kohl zeigen Mittelwerte um 6 bis 7 mg/100 g (wie auch Eidotter und Erdbeeren), während Schweineleber 18 mg und Lauch sogar 41 mg/100 g an Eisen zuführen – eine intakte Dünndarmfunktion allerdings vorausgesetzt.

Das Enzym alkalische Phosphatase (in Leber und Knochen gebildet) ist bei Knochenerkrankungen und besonders bei Karzinom-Metastasen (Prostata) und Verschluß-Ikterus, Parathyreoidismus bzw. Morbus Paget erhöht. Kanne-Brottrunk hatte keinerlei Wirkung auf dieses Enzym-System.

Laktatdehydrogenase (LDH) ist ein Enzym, das im menschlichen und tierischen Organismus den Milchsäure-Auf- und -Abbau aus Brenztrauben-Säure katalysiert (zum Beispiel, um aus dem «Rohstoff» Milchsäure Energie für die Muskulatur inklusive Herzmuskulatur bereitzustellen). Es wird durch den D-/L-Milchsäure enthaltenden Kanne-Brottrunk nicht beeinflußt, obwohl selbst Fachleute dies vermuten könnten.

Ebensowenig wurden Amylase (Enzym, welches Stärke und den Muskelenergieträger Glykogen über Dextrine zu Maltose abbaut) ... und Lipase (Enzym-System, das Fette in Glyzerin und Fettsäure spaltet) irgendwie negativ vom Kanne-Brottrunk beeinflußt.

Gleiches trifft für Serum-Transaminasen zu, Enzyme, die lebenswichtige Aminogruppen (wie Rangierlokomotiven) von einer Substanz im Eiweißstoffwechsel zur anderen übertragen.

Kanne-Brottrunk, ein Diätikum, ist ein auf den Stoffwechsel bereits auf dieser Stufe ungemein förderndes, in keiner Weise aber beeinträchtigendes Naturprodukt biologischer Fermentations- und Gärungsprozesse, ohne jegliche Neben- und Begleitwirkungen auf Fermentsysteme.

Gesamteiweiß, Albumine und Globuline

Albumine sind die wichtigste Klasse der Proteine (Eiweißkörper) und machen mit 52 bis 62 Prozent den Hauptanteil des Gesamteiweißes im Blutplasma aus.

Globuline sind kugelförmige Proteine in den meisten menschlichen, tierischen und pflanzlichen Zellen, im Blutplasma als 2. Hauptgruppe fungierend.

Die Gesamt-Eiweiß-Konzentration blieb unter Kanne Brottrunk im Rahmen der Norm, die Konzentrationen von Albuminen und Globulinen wiesen keine signifikanten Veränderungen auf.

Kommentar und Diskussion

Kanne-Brottrunk® (Hersteller: Firma Wilhelm Kanne, Kanne-Brottrunk GmbH & Co., Im Geistwinkel 40, 44534 Lünen) ist ein neuartiges Diät-produkt aus Fermentgetreiden (Roggen, Weizen und Hafer), welches über patentierte Gärungsverfahren einer biologischen Spontangärung unterzogen wird. Dabei gehen unter Bildung von D- und L-Laktat (in gleichen Anteilen) lebenswichtige Elektrolyte, Spurenelemente und Vitamine in die flüssige Phase über. Der Hersteller legt allergrößten Wert auf biologisch angebaute Getreidesorten.

Nährwertangaben:
Durchschnittlicher physiologischer Brennwert je 100 ml: 34 kJ (8 kcal).

100 ml Kanne-Brottrunk enthalten durchschnittlich:

pH-Wert	2,90	Vitamine:			
Eiweiß	1,4 g	B_1	10 µg	B_2	20 µg
Fett	0,07 g	Niacin	90 µg	B_6	40 µg
Kohlenhydrate	0,16 g	E	370 µg	B_{12}	3 µg
Milchsäure (D/L)	1,0 g	Pantothensäure			10 µg
Mineralstoffe	200,0 mg				
Natrium	26,0 mg	Aminosäuren:			
Kalium	24,5 mg	Alanin			33 mg
Kalzium	10,5 mg	Arginin			33 mg
Magnesium	5,0 mg	Asparaginsäure			40 mg
Eisen	0,44 mg	Glycin			42 mg
Mangan	0,09 mg	Glutaminsäure			14 mg
Zink	0,26 mg	Leucin			30 mg
Kupfer	0,003 mg	Serin			39 mg
Chlorid	70,0 mg	Threonin			30 mg
Phosphor	7,8 mg	Tyrosin			20 mg
		Valin			20 mg
		Lysin			36 mg

Dieses Produkt steht unter der regelmäßigen Kontrolle eines staatlich geprüften Lebensmittelchemikers.
Es muß gewürdigt werden, daß ein Bäckermeister und Privatunternehmer, im Gegensatz zu uninteressierten Industriekreisen und Standesverbänden, zur Abklärung diätischer Fragestellungen wissenschaftliche Forschungsauf-träge auf eigene Kosten vergibt.

Wissenschaftlich unerwartete Überraschungen

I

Milchsäureprodukten wurde bislang von einschlägigen Fachleuten eine deutlich «laxierende» Wirkung nachgesagt – womit Stuhlentleerung gemeint ist.

Kanne-Brottrunk bewirkt, gemäß klinischer Prüfung, als Lieferant des D-/L-Racemates (= Gemisch an Getreidemilchsäure) keine gastrointestinalen Nebenwirkungen und keine vermehrte Peristaltik im Dickdarm (Stuhlauswurfbewegungen der Dickdarmmuskulatur), somit keine Elekrotlytverluste. Das ist unerwartet neu! Demzufolge wird Kanne Brottrunk im Dünndarm resorbiert (in die Blutbahn aufgenommen), also da, wo allerkomplizierteste Resorptions-Vorgänge für den Gesamtstoffwechsel stattfinden.

II

Nimmt der Mensch mit der Nahrung oder zufällig unverträgliche Stoffe auf, so sorgt ein Frühwarnsystem dafür, daß die Zahl der Leukozyten und die Blutsenkungsgeschwindigkeit sich ändern, und zwar in Richtung Vermehrung bzw. Beschleunigung.

Unter diesen Parametern erwies sich Kanne-Brottrunk ebenso untoxisch wie «Milch von der Almwiese» (lediglich mit weniger Fett- und Eiweißgehalt, daher für bestimmte Personen sogar diätetischer). Hieraus ist abzuleiten, daß das Kanne-Herstellungsverfahren keine schädlichen oder toxischen Substanzen freisetzt und keine unphysiologischen Rohstoffe einsetzt.

III

Überaus empfindlich gegen toxische Substanzen sind aber auch die roten Blutkörperchen: Sie hämolysieren, das heißt sie platzen unter Einwirkung bestimmter Produkte und geben den roten Blutfarbstoff an das strömende Blutplasma ab. Durch derartige Zerstörung verlieren die Erythrozyten ihre Hauptfunktion beim Gasaustausch. Diese lebensnotwendige Erythrozyten-Funktion wird verdeutlicht, wenn man sich bewußt macht, daß die Oberfläche aller Erythrozyten eines Menschen 3.000 Quadratmeter mißt.

Die fünf Millionen roten Blutkörperchen pro ml Blut haben eine Lebensdauer von rund vier Monaten, sie werden jeweils fraktioniert nach ihrem physiologischen Zerfall aus dem Mark der kleinen und flachen Knochen ersetzt. Bluttransfusionen vermindern ihre Überlebenszeit auf drei bis sechs Wochen, und bei manchen Erkrankungen ist die Überlebensdauer noch weit geringer. Bei Blutverlust und Sauerstoffmangel werden Erythrozyten vermehrt gebildet (oder weniger schnell zerstört), weil das Knochenmark zu beschleunigter Neubildung angeregt wird.

Alkohol ist eine hämolysierende «Chemikalie», so wie alle lipidlösenden Stoffe (wie Äther, Chloroform, Benzin etc.), die das unphysiologische Platzen der Erythrozyten schnell einleitet. Das Tensid Texapon, eine waschaktive Substanz, machte Schlagzeilen, nachdem festgestellt wurde, daß es in vielen Zahnpasten enthalten war und selbst in geringsten Konzentrationen Hämolyse bedingte. Es ist jedoch so, daß dieses Zellgift in unzähligen flüssigen Spülmitteln, in Haar-Shampoos und in Badezusätzen enthalten ist! Jeder zuviel verwendete Tropfen kann gesundheitsschädlich sein ... wenn nicht ganz gründlich mit klarem Wasser nachgespült wird.

Viele Heilpflanzen enthalten Saponine in hohen Konzentrationen, die ähnlich giftig wirken können, so bestimmte Digitalis-Arten, Schlüsselblumenarten, Roßkastanienblüten und -früchte usw. Saponine sind Glykoside, die in wäßrigen Lösungen beim Schütteln heftig schäumen und äußerlich eine gewisse Seifenähnlichkeit haben – daher der Name Saponine. Mit ihren komplizierten chemischen Konstitutionen haben diese alkalisch reagierenden Substanzen der Pflanzenwelt aber mit Seife nichts zu tun. Da Arzneipflanzen-Saponine Erythrozyten zum Platzen bringen (= Hämolyse), wurde der Pflanzen-Saponin-Gehalt früher mittels hämolytischer Untersuchungsmethoden bestimmt.

Neben dieser zelltoxischen Saponin-Wirkung in hohen Dosen kennen wir aber auch physiologisch günstige Saponin-Wirkungen: Spinat, Mangold, Tomaten, Hafer und andere Getreidesorten, Zuckerrüben und Bohnenhülsen (Schalen) etc. enthalten in geringen Mengen Saponine, die die Sekretion der Verdauungsdrüsen fördern. Derartige Gemüse- und Getreide-Saponine verbessern insbesondere die Kalzium-Resorption im Darm, so wie sie auch Arzneimittel-Resorptionen positiv zu fördern vermögen.

Kanne-Brottrunk zeigt selbst bei hoher Dosierung im Akutversuch nicht die geringste Hämolyse, es kommt zu keinem Abfall der Hämatokrit-Werte, zu keiner Verminderung der Erythrozyten-Zahl und zu keiner Verminderung des Hämoglobins, das periphere Blutbild bleibt unverändert ...

Hieraus ist mit aller Deutlichkeit zu schließen, daß dieses diätetische Natur- und Fermentationsprodukt keine Stoffe enthält – nicht einmal in Spuren welche das hochempfindliche periphere Blutbild in irgendeiner Weise nachteilig beeinflussen. Im Gegenteil: Kanne-Brottrunk enthält die oben erwähnten verdauungsfördernden und für den Stoffwechsel vorteilhaften Gemüse- und Getreide-Saponine. Hiermit sind die aus phytotherapeutischer Sicht so ungemein positiven Kalium- und Kalzium-Werte, die Prof. Matzkies bei Frauen mit krankhaft erniedrigten Elektrolyt-Werten nachwies, erklärbar.

IV

Erhöhte Serum-Cholesterin-Konzentrationen des menschlichen Blutes sind mit diätetischen Mitteln überaus schwer zu beeinflussen. Bei Hypercholesterinämie müssen Ärzte in der Regel entsprechend erprobte und wirksame Arzneimittel verordnen, die aber grundsätzlich Nebenwirkungen zur Folge haben können. Um die Arzneimitteldosierungen so gering wie möglich wählen zu können, womit die Neben- und Begleitwirkungen gleichfalls weniger gravierend auftreten, empfehlen Ärzte ganz bestimmte diätetische Maßnahmen, hauptsächlich einen reduzierten Alkohol-, Fett- und Kohlenhydrat-Verzehr, um das kalorische «Zuviel» abzubauen.

Kanne-Brottrunk zeigte im kontrollierten Versuch eine milde und signifikante Senkung der Serum Cholesterin-Werte auf 165 ± 26 mg/dl. Nach Absetzen dieses Getränkes stellten sich die Ausgangswerte (194 ± 26 mg/dl) wieder ein, mit der Maßgabe, daß die gefäßschützenden HDL-Cholesterin-Werte so wenig negativ beeinflußt wurden wie die Triglyzeride. Dieses diätetische Lebensmittel entfaltet somit günstige Stoffwechselwirkungen, wie wir sie in Sachen Gesamt-Cholesterin nur von bestimmten Arzneimitteln kannten – ohne deren Nebenwirkungen, wie Durchfall, Blähungen, Kopfschmerzen, Hitzewallungen, Erhöhung der Harnsäurewerte, Erniedrigung der Glukose-Toleranz, Veränderung der Leberparameter usw.

Die cholesterinsenkende Wirkung von Kanne-Brottrunk kam ohne Änderung der Eßgewohnheiten zustande. Die Probandinnen aßen wie vorher, lediglich die Flüssigkeitszufuhr – Kaffee und Tee – wurde reduziert. Das Diätgetränk führt somit eine selektive Cholesterin-Senkung herbei, die nicht einmal von Wissenschaftlern angenommen und/oder erwartet wurde.

Der lipidsenkende Effekt des Kanne-Brottrunks ist neu, unerwartet und «aufsehenerregend», für ernsthafte Stoffwechselforscher jedoch nicht «wie ein Blitz aus heiterem Himmel» kommend: Guar, ein unverdauliches und rein pflanzliches Polysaccharid (Galaktomannan) wird seit Jahren von der Nahrungsmittelindustrie als Quellstoff und Eindickungsmittel verwendet. Forschungsgruppen fanden heraus, daß Guar die Serum-Cholesterin-Konzentration um 10 bis 16 Prozent senkt – bei Tagesmengen zwischen 10 und 25 g. Und das offenbar auf die gleiche Weise wie dies – von Matzkies erstmals entdeckt – der Brottrunk tut: Reduktion von LDL-Cholesterin, während HDL-Cholesterin sich nicht verändert.

Seither ist Guar unter anderem ein neues Therapieprinzip bei Fettstoffwechselstörungen und Diabetes mellitus. Wirkungsparallelen zum Brottrunk dürften dennoch nur schwer herstellbar sein, da Guar ein Quellstoff ist, der «Mitnehmerfunktionen» im Darm auszuüben vermag. Beim Brottrunk wäre höchst interessant zu wissen, ob er – völlig im Darm resorbiert – auf die Kohlenhydrat-Verdauung Einfluß nimmt oder die enteropatische Zirkulation der Gallensäuren beeinflußt.

Spezialkliniken zur Behandlung von Fettstoffwechselstörungen und solche zur KHK-Prophylaxe und -Nachsorge könnten hier auf Jahre ein risikoloses, nebenwirkungsfreies und wissenschaftlich interessantes Forschungsgebiet finden, unter Einsparung von Arzneimittelkosten und dem Wegfall negativer Interaktionen mit Begleitmedikationen.

V

Die Serum-Harnsäure-Werte wurden von Matzkies als überaus empfindlicher Parameter des Hungerstoffwechsels untersucht. Wenn in dieser Versuchsanlage die Probanden, unter Zufuhr von akuten und hohen Tagesdosen des Kanne-Brottrunks, «geschwindelt» und die bis zur Prüfung übliche Nahrungszufuhr reduziert hätten (während des Prüfungszeitraums), um kalorische Werte des Brottrunks zu verschleiern, so hätten die Serum-Harnsäure-Werte ansteigen müssen. Nichts dergleichen geschah: Die Probanden ernährten sich wie gewohnt und nahmen über den Tag verteilt relativ hohe Brottrunk-Dosen zu sich – und dennoch ergab sich eine absolute Konstanz der Harnsäurewerte, was unumstößlich auf eine ausgeglichene Stoffwechsellage hinweist. Kanne-Brottrunk beeinflußt demzufolge den physiologischen Stoffwechsel nicht.

VI

Serum-Kreatinin zeigte in der Matzkies-Prüfung eine milde Senkung von 0,97 auf 0,87 mg/dl. Derartige Effekte lassen sich aber auch durch eine vermehrte Wasser-Diurese erzeugen. Alle Probanden zeigten unter Kanne-Brottrunk eine vermehrte Wasserausscheidung – ohne vermehrte Mineralstoff-ausscheidung (Elektrolyt-Ausscheidung).

VII

Kalium-, Kalzium- und Magnesium-Werte des Blutes wurden, selbst bei Probandinnen mit pathologisch erniedrigten Werten, auffallend schnell «normalisiert.»
Kanne-Brottrunk enthält pro Liter 310 mg Kalium und 65 mg Magnesium. Nachdem diese essentiellen Elektrolyte mit dem Urin nicht wieder ausgeschieden werden, führt das diätetische Getränk dem Körper somit erhebliche Mengen davon zu. Nur so ist die ungewöhnlich rasche Normalisierung erniedrigter Serum-Prüfparameter zu erklären.
Selbst erfahrene Kliniker und Internisten dürfte dieses Novum interessieren, da unter klinischen Bedingungen – nach therapeutischer Gabe der erwähnten Elektrolyte – eine derart schnelle Depot-Auffüllung, respektive Normalisierung der Serumwerte, nicht zu erwarten ist.
Matzkies geht davon aus, daß die divalenten Kationen Kalium, Kalzium und Magnesium aus dem sauren Kanne-Brottrunk besser resorbiert werden (als aus einschlägigen Präparaten der Roten Liste). Weitere Untersuchungen hierzu sind in Vorbereitung. Unbestritten ist hingegen schon heute, daß dieses diätetische Lebensmittel defizitäre Serumwerte in Sachen Kalium, Kalzium und Magnesium nebenwirkungsfrei und schneller auffüllt als Pharmaka des Marktes.

VIII

Kanne-Brottrunk hat keinerlei Negativ-Wirkungen auf das Leber-Galle-Pankreas-System:
Beeinflußt ein zu prüfendes Produkt die Gallenwege oder schädigt es diese sogar, so ändern sich die Konzentrationen des Enzyms Alkalische Phosphatase sehr schnell im Sinne eines Warnsystems. Der Brottrunk bedingte weder in Einzelfällen noch im Kollektiv der Probandengruppe irgendwelche Änderungen der Enzym-Parameter.
SGOT (= Serum-Glutamatoxalacet-Transaminase), SGPT (= Serum-Glutamatpyrovat-Transaminase) und Gamma-GT (= Gamma-Glutamy-Transaminase) sind höchst empfindliche Indikatoren des Leberzellstoffwechsels. Da jeder mit der Nahrung (oder als Arzneimittel) zugeführte Stoff, nach der

Dünndarm-Resorption, grundsätzlich die Leber passieren muß, bedingen geringfügigste unphysiologische und/oder toxische Wirkungen den sofortigen Anstieg dieser Parameter.

Gleiches gilt für die Enzyme der Bauchspeicheldrüse (Amylase und Lipase). Es konnte mit höchstmöglicher Sicherheit ausgeschlossen werden, daß Kanne-Brottrunk irgendwie auf die Organe Leber, Galle oder Pankreas auch nur geringfügigst negative Wirkungen entfaltet, da Enzym-Aktivierungen nicht feststellbar waren.

Alle Substanzen, die den Gesamtorganismus irgendwie schädigen, führen zur raschen Veränderung der Alpha-2-Globuline (Albumine + Globuline). Unter Kanne-Brottrunk blieben diese Prüfungskriterien völlig konstant!

IX

Wirkungen der L- und D-Milchsäure
Matzkies hat seine Probanden täglich je 7 g L- und D-Laktat einnehmen lassen. Nach seinen Untersuchungen wurde das Racemat problemlos «verstoffwechselt», dies trotz der relativ hohen Dosierung nebenwirkungsfrei.

Der Untersucher wies darauf hin, daß

1. L-Laktat durch Zunahme der Zellatmung der Herzmuskelzelle und verbesserte Durchblutung der Herzkranzgefäße die Herzleistung verbessern soll.

Aus eigener Erfahrung stellt der Kommentator zur Diskussion, ob Kanne-Brottrunk – gerade im Hinblick auf die überraschende LDL-Cholesterinsenkung – ein ideales Adjuvans und Diätetikum bei älteren Menschen sein könnte, welche an Herz-Insuffizien, KHK und den Symptomen der Angina pectoris leiden – mit Atemnot beim Bücken, Treppensteigen usw. Die Stichworte «Arzneikostensenkung» und «Arzneimittelneben- und -Begleitwirkungen» seien für kritische Ärzte lediglich eingeworfen.

Aus der medizinischen Fachliteratur ist bekannt – und der Prüfer geht darauf ein –, daß L-Laktat enthaltende Nahrungsmittel sich günstig auf den Heilungsprozeß von Psoriasis, Milchschorf und anderen Hauterkrankungen auswirken können.

Ist das verwunderlich? Wir hatten als Studenten der Nachkriegszeit beim Münchener Prof. Dr. Marchionini – der Entdecker des «Säureschutzmantels» der Haut – eingepaukt bekommen, daß «die Haut ein Spiegelbild des Zustandes der inneren Organe und des Stoffwechsels» darstelle.

2. Das D-Laktat ist keinesfalls schwieriger zu beurteilen, es muß sowohl solitär als auch im Racemat aus wesentlich anderen Perspektiven betrachtet und bewertet werden, als dies bislang von seiten der Forschung der Fall war. Die rechtsdrehende D-Milchsäure wird nicht nur langsamer im Stoffwechsel umgesetzt als die L-Milchsäure – sie wird auch deutlich langsamer im menschlichen Organismus verwertet, obgleich sie genauso gut resorbiert wird wie L-Milchsäure.

Nur 2,4 Prozent der dem Organismus zugeführten D-Milchsäure erscheinen innerhalb von 24 Stunden im Urin. Der Rest von 97,6 Prozent bleibt demnach im Körper, für besondere Funktionen. Daß die D-Milchsäure dabei weder schädlich noch toxisch ist, beweisen die SGOT-, SGPT-, Gamma-GT- und Alpha-2-Globulin-Parameter (s. Kapitel 8) eindeutig.

Im Rahmen dieses Kommentars wird noch darauf hingewiesen, daß zahlreiche Bakterien zur Entfaltung ihrer durchaus physiologischen Funktionen D-Milchsäure als Nährstoff benötigen – was an D-Laktat im Bakterien-Stoffwechsel und in den Glyoxysomen (Organellen) «verschwunden» ist, das kann logischerweise bilanzmäßig weder im Urin noch im Blutserum des Menschen erfaßt werden, und ebenso nicht im extrahierten Herzmuskel, nicht im Leber- und Nierengewebe.

Die «Investition D-Milchsäure» muß andernorts gesucht werden, in erster Linie im Bakterienstoffwechsel und womöglich in bestimmten Zellstoffwechseln, etwa dem der Haut!

Wir können das D-/L-Racemat und die D-Milchsäure nicht aus Aspekten der Glykolyse und Glukoneogenese sehen, nicht in Sekunden- oder Minutenabläufen des Muskelstoffwechsels.

Der Glyoxylat-Zyklus könnte, sofern auf menschliche Mikrobiologie und Bakterienflora angewendet, in kommenden Jahren Auskünfte liefern.

Wie wichtig die Summe aller Bakterien in Dünn- und Dickdarm für Gesunde und Kranke ist, das belegen einwandfrei die üblen Nebenwirkungen oral zugeführter Antibiotika im Darmtrakt, deren Beseitigung wesentlich längere Zeit und mehr Kosten verursacht als die Ursache eines vorschnellen Antibiotika-Einsatzes.

Bislang ungeprüft scheint zu sein, ob die vielfältigen positiven Wirkungen des D-/L-Racemates aus isolierter L- oder D-Milchsäurewirkung resultieren. Ungeprüft ist ferner, wann, ob und wo das Racemat aufgespalten wird, und zwar getrennt untersucht an Gesunden wie bei bestimmten Stoffwechsel- und/oder Darmerkrankungen.

X

Diskussion

Der Brottrunk enthält zu gleichen Teilen D(-)- und L(+)-Milchsäure. Dem französischen Chemiker Prof. Dr. Louis Pasteur (1882 bis 1895, Paris) gelang die Trennung des D-/L-Gemisches (Racemates) über Auskristallisationen und über die Löslichkeit der Salze aktiver Säuren, deren Base ein optisch aktiver Stoff ist.

Pasteur nahm zur Trennung des D-/L-Milchsäure-Gemisches chemische Methoden zu Hilfe, die aber unbiologisch waren, weil im menschlichen Körper derartige Trennungen nicht erfolgen.

Eine absolut biologische Methode zur Milchsäure-Racemat-Trennung läuft über Mikroorganismen (Bakterien) unseres Körpers: Gewisse Mikroorganismen bevorzugen die Modifikation eines optisch aktiven Stoffes als Nahrung, wobei das optische «Gegenstück» unangegriffen, also übrig bleibt.

Aus racemischer Milchsäure (wie im Kanne-Brottrunk) «holt» sich das Bacterium acidi lactidi (unter anderem) beispielsweise ausschließlich die rechtsdrehende L-Milchsäure als Nahrung «heraus», während die linksdrehende Form der Milchsäure «unangetastet» bleibt und somit biochemisch-biologischer Weiterverwertung zur Verfügung steht. Andere Bakterien verfahren umgekehrt, woraus sich ergibt, daß das Milchsäure-Racemat als Gemisch von D-/L-Milchsäure einerseits als Nahrung für Milchsäurebakterien, andererseits der Abwehr von Fäulnisprozessen dient und/oder für energetische, respektive Stoffwechselfunktionen biologischer und regelnder Art verfügbar bleibt.

Die physiologische Bakterienflora des menschlichen Darmes wird sträflich vernachlässigt! Erst bei Störungen oder Krankheiten aus Dyspakterie wird Dysfunktionen gelegentlich Aufmerksamkeit geschenkt. Wer beachtet noch Konsistenz und Farbe des Stuhls? Wer denkt daran, daß lebenswichtige Vitamine von Darmbakterien synthetisiert werden?

Nikotinsäure, Folsäure, Biotin, die Vitamine B_{12}-Gruppe und Vitamin K werden von Darmbakterien produziert. Bei Mangel- und Ausfallerscheinungen (Rhagaden, Hautveränderungen und Erosionen, Störungen des Haar- und Nagelwuchses, fleckige und schuppige Dermatitiden an Händen, Armen und Beinen, hämorrhagische Zustände usw.) gibt man Vitamin-Präparate, beseitigt aber nicht die Ursachen.

Die Menschheit wäre längst ausgestorben, hätten unsere Vorfahren von Apotheken-Vitaminen auf Krankenschein leben müssen – die gab es nämlich bis in die zwanziger Jahre unseres Jahrhunderts nicht. Leibärzte von Königen und Kaisern hafteten zum Teil mit ihrem Leben dafür, daß die Darmfunktionen der Herrscher «intakt» blieben...

Die Schulmedizin berücksichtigt derzeit, daß Laktat und Zwischenstufen des sogenannten Zitronensäure-Zyklus (Tricarbonsäure-Zyklus) – wie auch glykogene Aminosäuren – in Glukose umgewandelt werden, aber kaum, daß im tierischen und menschlichen Gewebe weder aus Azetyl-CoA noch aus CO_2 je Glukose entsteht. Mikroorganismen (Bakterien) können dagegen – über den Glyoxylat-Zyklus – aus Azetyl-CoA durchaus Glukose bilden.

Der Glyoxylat-Zyklus, erst 1957 durch H. A. Krebs und H. L. Kornberg beschrieben, stellt bei den meisten Mikroorganismen (und Pflanzen) eine Modifikation des Zitronensäure-Zyklus dar. «Mißverständlicherweise», zitiert die Fachliteratur, komme der Glyoxylat-Zyklus nicht «in» Vertebraten (Tier und Mensch) vor. Richtig ist jedoch, daß die meisten Mikroorganismen, welche Mensch und Tier physiologisch und pathologisch besiedeln, über den Glyoxylat-Zyklus Fettsäuren und Acetat als Kohlenstoffquelle (in Form von Acetyl-CoA) zur Netto-Biosynthese von Kohlenhydraten nutzen.

Der Glyoxylat-Zyklus umgeht die CO_2 erzeugenden Schritte des Tricarbonsäure-Zyklus, ferner drei weitere Reaktionen beim Isocitrat-Abbau. Bei jedem Zyklusumlauf werden zwei Moleküle Azetyl-CoA in den Zyklus eingeschleust, und es entsteht ein Molekül: Succinat. Dieses Succinat wird für biosynthetische Stoffwechselaufgaben auch beim Menschen verwendet, primär als Vorläufer der Glukoneogenese, der Biosynthese «neuer» Zucker.

Die Reaktionen des Zitronensäure-Zyklus (= Tricarbonsäure-Zyklus) sind in den Mitochondrien lokalisiert.

Die charakteristischen Enzyme des Glyoxylat-Zyklus (Isocitrat-Lyase und Malat-Synthase) sind dagegen in einer anderen Klasse zytoplasmatischer Organellen, nämlich in den Glyoxysomen, untergebracht. Diesen mebranumschlossenen Organellen fehlen die meisten Enzyme des Zitronensäure-Zyklus, und sie besitzen kein Cytochrom-System.

Der Zitronensäure-Zyklus stellt daher über oxydative Phosphorylierung Energie bereit, während der Glyoxylat-Zyklus der Bakterien Succinat produziert, das Fette in energiereiche Zucker umwandelt.

Die Schulmedizin geht davon aus, daß das L-Laktat primärer Energielieferant für den (Herz-)Muskel sei. Unter solcher Arbeitshypothese müßten dann die übrigen positiven Stoffwechselwirkungen eindeutig der D-Milchsäure bzw. dem intakten Racemat-Gemisch zugeordnet werden.

Aerobe Laktat-Bildung kommt nur in wenigen «normalen» Geweben vor (in Erythrozyten, bei starker Belastung zudem im Herz- und Skelettmuskel). Maligne Zellen (Krebszellen) benötigen weniger Sauerstoff als «normale» Zellen, dafür «fressen» maligne Zellen aber auch fünf- bis zehnmal mehr

Blut-Glukose und lassen L-Laktat «übrig.» Sie bieten damit das Phänomen der aeroben Glykolyse – unter defektem Pasteur-Effekt! Die Bildung von einem Molekül Glukose aus Laktat maligner Zellen verbraucht in der Leber sechs energiereiche Phosphat-Bindungen. Die Krebszelle produziert beim Glukose-Abbau zu Laktat jedoch nur zwei Moleküle ATP. Es entsteht pro Molekül Krebszellen-Laktat daher ein Defizit von vier Molekülen ATP aus der Laktat-Beseitigung. Demzufolge ist die Krebszelle ein Parasit des Lebens. Dies erklärt, warum im fortgeschrittenen Stadium maligne Zellen den Organismus stoffwechselseitig «auszehren.»

Zu prüfen bleibt demzufolge, warum von Ärzten bestätigte und diagnostizierte maligne Prozesse bei längerer und kürzerer Einnahme des zur Diskussion stehenden «Diätetikums» Besserung erfuhren. Liegt hier eine direkte D-Laktat-Pufferwirkung vor? Liegt hier eine von D-Laktat abhängige und bakteriell induzierte Stoffwechselwirkung vor? Oder eine einheitliche Racemat-Wirkung? Eine L-Laktat-Wirkung ist unwahrscheinlich, weil diese aus ATP-Mehrverbrauch den stoffwechselseitigen Auszehrungsvorgang der malignen Entartung ja noch gefördert hätte.

Zusammenfassung

Kanne-Brottrunk wurde unter klinischen Parametern geprüft. Die Verträglichkeit und Akzeptanz seitens der Probanden waren gut.

Überraschend und neu ist, daß dieses milchsaure Gärungsprodukt:

a) selektive und signifikante Cholesterin-Werte senkt, die gefäßprotektiven HDL-Werte jedoch nicht beeinflußt,

b) pathologisch erniedrigte Elektrolyt-Werte (Kalium, Kalzium, Magnesium) schnell in den Normbereich anhebt,

c) das periphere Blutbild, Retentions-Werte für Harnsäure und Kreatinin, Blutzuckerwerte und die Enzyme des Leberstoffwechsels absolut unverändert blieben. Der Brottrunk hat somit überaus positive, dagegen keinerlei negative Auswirkungen auf den Gesamtstoffwechsel.

d) Wissenschaftlich anerkannte solitäre Milchsäurewirkungen kamen zur Diskussion, im Kommentar zusätzliche Hinweise auf Korrelationen des milchsäureabhängigen Bakterienstoffwechsels im Darmtrakt.

e) Nicht diskutiert wurde die offensichtlich wichtige Perspektive der Kapillar-Durchblutung glatter Muskelfasern: Eine nervöse Beeinflussung scheint weniger zu bestehen als andere Mechanismen. Es liegen Hinweise vor, daß die Kapillar-Durchströmung durch Stoffwechselprodukte lokal reguliert wird, dergestalt, daß Stoffwechselprodukte aus den Zellen in das Interstitium diffundieren und von dort aus in die Wände der den Kapillaren vorgeschalteten Arteriolen und Metarteriolen dringen (wo sie Erschlaffung der Gefäßmuskulatur bedingen); dadurch wird dort der Gefäßwiderstand (und damit das Druckgefälle) erniedrigt, so daß Druck und Durchströmung in den Kapillaren zunehmen, sofern der Druck in den großen Arterien konstant bleibt. Der erhöhte Kapillar-Druck führt zur Eröffnung bisher verschlossener Kapillaren und die erhöhte Kapillar-Durchströmung zum Abtransport der Stoffwechselprodukte und damit wieder zur Arteriolen-Verengung. Arteriolen-Weite und Kapillar-Abstand werden so nach Stoffwechselbedürfnissen geregelt.

Auf der Suche nach Arteriolen erweiternden Metaboliten bei Stoffwechselsteigerungen stieß man, neben anderen Säuren, insbesondere auf die Milchsäure! Allein die Stoffwechselsteigerung führt bereits zum erhöhten Anfall von CO_2 und Milchsäure, damit zur pH-Verschiebung in den sauren Bereich. Die gefäßerweiternde Wirkung einer pH-Verschiebung ist bekannt und umfaßt eine Reihe physiologischer Metabolite, die solitär bereits gefäßerweiternde Wirkung besitzen und sich gegenseitig addieren bzw. potenzieren können (Adenosin, Azetylcholin, Histamin und Polypeptide wie das Bradykinin usw.). Die Bedeutung dieser Substanzen – und damit auch der Milchsäure – liegt darin, daß sie nicht nur Arteriolen erweitern, sondern ganz besonders stark auch die Permeabilität der Kapillaren erhöhen.

Bestimmte positive und von Ärzten beobachtete Wirkungen des Kanne-Brottrunks könnten so eine physiologische Erklärung finden, unter anderem bei Stoffwechsel- und Darmstörungen sowie bei Hautleiden. Eine Arbeitshypothese müßte dann lauten: Wenn Milchsäure verbesserte Kapillar-Durchblutung zur Folge hat, damit Stoffwechsel-(Abbau-)Produkte weitertransportiert, so ist kurmäßig zugeführtes Milchsäure-Racemat, ohne begleitende Stoffwechselsteigerung, zumindest als entschlackendes Diätetikum aufzufassen.

Schlußworte

Die Biochemie ist eine der jüngsten eigenständigen Wissenschaften. Noch vor drei Jahrzehnten gab es weltweit nur wenige Universitäten, welche die Eigenständigkeit der Biochemie durch eigene Lehrstühle untermauerten – darunter die Ludwig-Maximilians-Universität in München. Gekrönt wurde dieser Lynen-Lehrstuhl 1964 durch die Verleihung des Nobelpreises.

Die Genealogie der derzeitigen Biochemie hat ein «Elternteil» aus der Medizinischen Physiologie. Hier wurden erste Zusammensetzungen von Blut, Urin und zellulären Geweben sowie Unterschiede bei Gesundheit und Krankheit erarbeitet. Das zweite «Elternteil» kommt aus der organischen Chemie und von organischen Chemikern, die entweder im Zweitstudium Ärzte wurden oder mit Humanphysiologie sich befaßten. Erst vor 25 Jahren wurde die Biochemie allgemein eigenständig, dies durch leistungsfähige, wenngleich kompliziert-experimentelle Methoden, mit vorhersehbarem Einblick in biologische Phänomene.

Zwei Entwicklungen trugen wesentlich dazu bei:

a) die Erkennung und Identifizierung von Multi-Enzym-Systemen als katalytische Einheiten bei den wichtigsten Stoffwechselvorgängen,

b) die Ausarbeitung einer einheitlichen Hypothese für den Energie-Transfer in lebenden Zellen.

Hinzu kam, durchschlagend und neueste Biochemie beeinflussend, daß die Vererbung (siehe Humangenetik), als eine der fundamentalsten Perspektiven der Biologie, eine ganz rationale molekulare Basis aus der organischen Chemie hat!

Biologie und Biochemie sind heute als «Supermedizin» mit «aufregenden» Untersuchungen über die Differenzierung von Zellen und Organismen, über den Ursprung des Lebens, der Evolution, über Gedächtnis und Verhalten, letztendlich über Krankheiten beschäftigt.

Derartige und hochkomplizierte Spezialaufgaben werden von Ärzten, die auch Naturwissenschaftler sind, oder von Naturwissenschaftlern, die zusätzlich Ärzte wurden, gelöst.

Biochemie arbeitet heute mit geringsten Substanzmengen in Bereichen, die der Laie nur im Sinne der Homöopathie als «Hochpotenzen» verstehen kann. Genetikern und Biochemikern ist es gelungen, aus Coli-Bakterien Hormone des Menschen «nachzubauen.» Dennoch bestehen ungeschlossene Wissenslücken – auch hinsichtlich zusätzlich zugeführter Milchsäure-Racemate.

Wir wissen bedauerlich wenig über Gemeingefühle wie Hunger und Durst, sehr wenig über den Geschmacks- und den Geruchssinn. Dies muß damit begründet werden, daß bestimmte organische Substanzen, je nach Konzentration gegensätzliche Wirkungen und Empfindungen entfalten können. Ein Exempel möge das verdeutlichen: Aus Aminosäure-Fäulnis im Dickdarm (Tryptophan-Abbau) entsteht das bestens bekannte Skatol. Es ist verantwortlich für den als überaus übel empfundenen Geruch des menschlichen Stuhls. Das in relativ hoher Konzentration so stinkende Skatol ist nichts anderes als der angenehm empfundene Jasmin-Blütenduft – dies ist lediglich «höchst verdünntes» Skatol.

Literatur (Matzkies):

Giesecke D., Stangassinger M., Henle K.:
D(-)-Milchsäure – ein Stoffwechselproblem. Ztschr. f. Ernährungswissensch. 24 (1985) 172

Klupsch, H. J.:
L(+)- und D(-)-Milchsäure in Sauermilchprodukten. Dtsch. Med. Wochenschr. 107 (1982)

Lang, K.:
Biochemie der Ernährung. Steukopf-Verlag, 1974, S. 41-43

Wagner, K. H.: Stand der Erkenntnisse über links- und rechtsdrehende Milchsäure und deren ernährungsphysiologische Bedeutung. Dtsch. Med. Wochenschr. 106 (1981)

Anemüller, H.:
D(+)-Milchsäure – ein Stoffwechselproblem. Hrsg.: Wissenschaftliches Archiv für Ernährung und Diätetik, Bernau am Chiemsee

Beck, G.:
Ernährung und Stoffwechsel. Uni-Taschenbücher 776, F. Schönigh, Paderborn 1978

Fernstrom, J. D. und Wurtmann, R. J.:
Nutrition and the brain. Sci. Am. 230, 84-91 (1974)

Gessner, O.:
Die Gift- und Arzneipflanzen von Mitteleuropa. C. Winter, Uni-Verlag Heidelberg 1953, S. 232

Hoffmann, W. S.:
The Biochemistry of Clinical Medicine (4. Auflage des:) Yearbood Medical Publishers, Chicago, 1970

Krebs, H. A. und Kornberg, H. L.:
Energy Transformation in Living Hatter. Springer-Verlag Berlin/Heidelberg/New York, 1957

Leuthard, F.:
Lehrbuch der physiologischen Chemie. Verlag Walter de Gruyter & Co., 1957
Seite 19, 282, 293, 631 ff.

Lynen & Holzer, Liebigs, Ann.
563, 213, (1949)

Mehlmann, M. A. & Hanson, R. W. (Hrsg.):
Energy Metabolism and the Regulation of Metabolic Processes in Mitochondria. Academic Press, New York 1972

Newsholm, E. A. & Start, C.:
Die Regulation des Stoffwechsels. Verlag-Chemie, Weinheim, 1977

Schneider, M.:
Physiologie des Menschen (begr. v. H. Rein, 1936). Springer-Verlag, Berlin/Heidelberg/New York, 1973 (16. Aufl.)

Siegenthaler, W. (Hrsg.):
Klinische Pathophysiologie. Gg. Thieme-Verlag, Stuttgart/New York, 5. Aufl. 1982, 229 ff.

Strominger, J. L.:
The Actions of Penicillin and other Antibiotics on Bacterial Cell Wall Synthesis. John Hopkins Med. J. 133, 63-81 (1981)

Hans-Ludwig Vogel, geboren 1928, studierte ab 1947 an der Universität in Erlangen und München: Medizin, Pharmazie, Biochemie und Humangenetik.

Ab 1959 war er als Dozent für Physiologie des Menschen tätig, ab 1963 als Professor adj. für Physiologie und Humangenetik an der promotionsberechtigten Fakultät für Physiologie des Joh. Berchmanns-Kolleg, München.

Vogel war ab 1960 Medizinischer Direktor und Geschäftsführer der BRD-Niederlassung des US-Baxter-Konzerns, ab 1962 Generalbevollmächtigter in der Chemie-Industrie für die Ressorts Forschung & Entwicklung.

Der Erfinder von mehr als 40 international erteilten Arzneimittelpatenten und Mitbegründer der Europäischen Gesellschaft für Arzneimitteltoxikologie ist Experte für Analgetika, Antirheumatika und Antiphlogistika. Er hat mehr als 40 Arzneimittel der Roten Liste entwickelt und spezialisierte sich ab 1967/68 auf Immunglobuline, Psychopharmaka, Präparate des Fettstoffwechsels, der Koronaren Herzkrankheit (KHK) und des Purin-Stoffwechsels.

Wichtiger Hinweis!

Der Brottrunk ist ein Lebensmittel und gilt nach den Gesetzen nicht als Heilmittel.

Bei jeder Erkrankung sollten Sie Ihren Arzt aufsuchen.

Eine interessante Studie wurde von den weißrussischen Ärzten Dr. Martinowskij, Dr. Lesetschko und Dr. Kroupnik erstellt. Anhand dieser Studie wurde festgestellt, daß der Brottrunk in Verbindung mit normalen Heilmitteln eine sehr viel schnellere Verbesserung des Gesundheitszustandes herbeigeführt hat.

Es ist schon sinnvoll, nach ärztlichem Rat eine Kombination zu wählen. Die Lebenskräfte des Menschen werden durch richtig gewählte Lebensmittel wesentlich gestärkt. Dabei spielt natürlich die Brotgetreidesäure eine herausragende Rolle. Das haben Studien bewiesen.

Kroupnik, T.A.:
Untersuchung des Kanne Produktes Brolacta auf radioprotektiven Effekt.
Diagnostikzentrum Mogilev, 1993-94

Lesetschko, Dr. I.:
Kanne-Produkt Brolacta als Behandlungsmittel bei Kinderenkopresis.
Gebietskinderklinik Mogilev, 1993-94

Martinowskij, Dr. W.:
Untersuchung des Kanne-Produktes Brolacta auf Radio-Protektion und auf das Herz-Gefäßsystem bei Kindern und Jugendlichen. Staatlich medizinische Hochschule Grodno/Mogilev, 1993-94

DIE SANIERUNG GEFÄHRDETER GEWÄSSER MIT BROTGETREIDESÄURE

In regelmäßigen Abständen machen wir Sauerstoff- und pH-Wert-Kontrollen an den Gewässern, die sich auf dem Gelände unserer Bio-Gärtnerei befinden. Dabei stellten wir fest, daß sich die pH-Werte an verschiedenen Tagen erhöhen und die Sauerstoffwerte sinken, aber auch plötzlich überdimensional ansteigen können.

Zu einem hohen Anstieg der Sauerstoffwerte kommt es dabei in der Mittagszeit nach starker Sonneneinstrahlung. Gleichzeitig findet ein explosionsartiges Wachstum der Algen statt. Unsere Beobachtungen zeigen auch, daß gerade einige Tage nach Regenfällen die Algen besonders stark wachsen. Die Vermutung liegt nahe, daß mit dem Niederschlag auch Schadstoffe aus der Luft ins Wasser eingetragen werden. Nun kommt es eben durch den noch gesunden Wasserorganismus zu Reaktionen. Es bilden sich vermehrt Algen und Giftstoffe, die mit dem Regen ins Wasser gelangt sind. Sie werden vom Netzwerk der Algen gebunden.

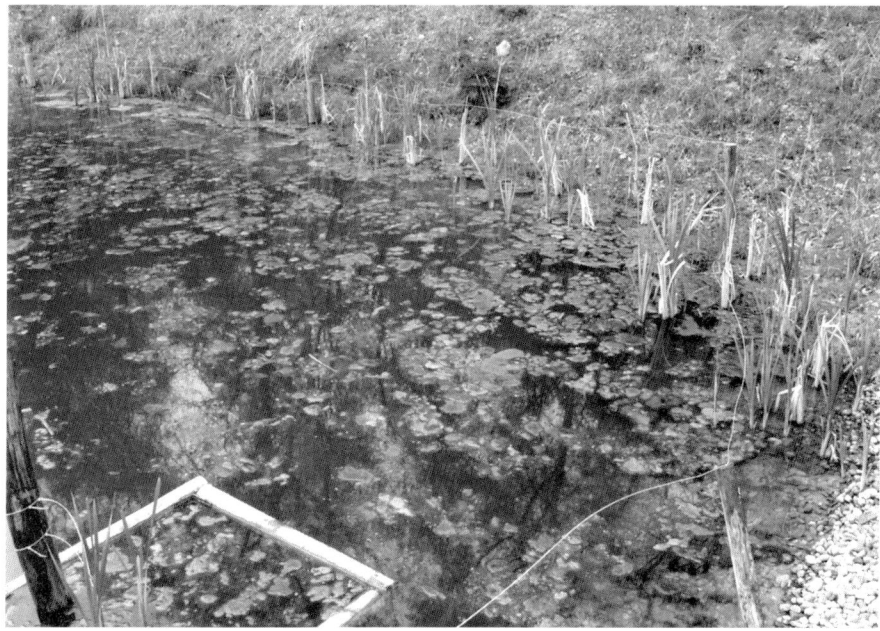

Algenteppiche gefährden das Wasser

Natürlich können das auch Nährstoffe sein, die mit eingetragen werden oder eine Überdüngung. Das Wasser schützt sich also mit einem Selbsterhaltungstrieb, indem die überflüssigen Nähr- und Giftstoffe gebunden werden.

Algenteppiche – die Metastasen des Wassers

Es ist ja auch an der Nord- und Ostsee bekannt, daß die Algenteppiche, die sich in den letzten Jahren vermehrt gebildet haben, oftmals giftig sind. Deshalb wird in den Seebädern vor dieser Algenplage gewarnt. Würden sich diese Algenteppiche nicht bilden, würden sich die Giftstoffe feinst verteilt im Wasser befinden. Ein sofortiges Absterben sämtlicher Wassertiere und Wasserpflanzen wäre die Folge.

Genauso müssen Sie sich die Metastasen im menschlichen Organismus vorstellen. Wir haben ein Körpergewebe, das in der Lage ist, Schadstoffe zu binden. Stellen Sie sich vor, an irgendeiner Stelle des Körpers, in der Lunge, im Darm oder sonstwo hat sich ein Karzinom gebildet. Solch ein Karzinom könnte man auch als Müllhalde des Organismus bezeichnen. Auf solch einer Müllhalde kommt es aber, wie man weiß, zu Sickersäften, die ins Grundwasser gehen und so unser Trinkwasser verseuchen. Dieser Vorgang ist bekannt. Aus diesen Gründen versucht man auch, das Wasser aus diesen Regionen zu entgiften.

Das Karzinom im menschlichen Organismus enthält in diesem Sinn auch Sickersäfte, wenn es eine bestimmte Struktur erreicht. Es strömen auch Giftstoffe aus, die man als kanzerogen, als krebsfördernd, bezeichnet. Man kann sie auch als toxische Säfte bezeichnen. Diese giftigen Stoffe, die aus dem Karzinom kommen, lagern sich nun irgendwo im Gewebe ab. Wenn der Organismus noch einigermaßen reaktionsfähig ist, umschließt er diese toxischen Sickerstoffe blitzschnell mit einer Art Sperrmauer, damit sich die Giftstoffe nicht ungehemmt im Organismus verteilen. So muß man sich eine Metastasenbildung vorstellen.

Diese Version habe ich auf einer internationalen Tagung vorgestellt. Der Leiter des Forums, es war der Naturarzt Dr. Ulf Böhmig aus Österreich, sagte: «Sie können recht haben, in der internationalen Medizin sprechen wir bei der Beschreibung von Metastasen unter anderem von einer Algenbildung.»

Brotgetreidesäuren – neue Chancen für unsere Umwelt

Vor einiger Zeit kam es in den Fischteichen auf dem Gelände unserer Bio-
gärtnerei durch widrige Umweltbedingungen zu einem starken Algenbefall,
so daß der ganze Fischbestand bedroht war. Wir haben die Gewässer dann
mit Brotgetreidesäure «behandelt» und dadurch vor dem Umkippen gerettet.
Auf diese Weise haben wir auch das Phänomen entdeckt, daß sich die Algen
in unseren Forellenteichen innerhalb von vierzehn Tagen zurückgebildet
haben, nachdem wir die Spritzungen mit Brotgetreidesäure durchgeführt hatten. Hätten wir Spritzungen nicht durchgeführt, wären mit Sicherheit die
Gewässer einschließlich der Fische zum Tode verurteilt gewesen. Gerade zu
der Zeit sind in Deutschland etliche Fischteiche umgekippt und die Fische
verendet.
In diesem Zusammenhang kommt uns eine Forschungsarbeit zugute, die Dr.
Schütz von der Agrargenossenschaft e.G. Mühlhausen zum Thema «Abbau
der aliphatischen Kohlenwasserstoffe in kontaminierten Böden» durchgeführt hat. Dr. Schütz stellte fest, daß der Boden sich von den Schadstoffen
reinigte, nachdem er die Brotgetreidesäure in einem bestimmten Verfahren
zugesetzt hat.

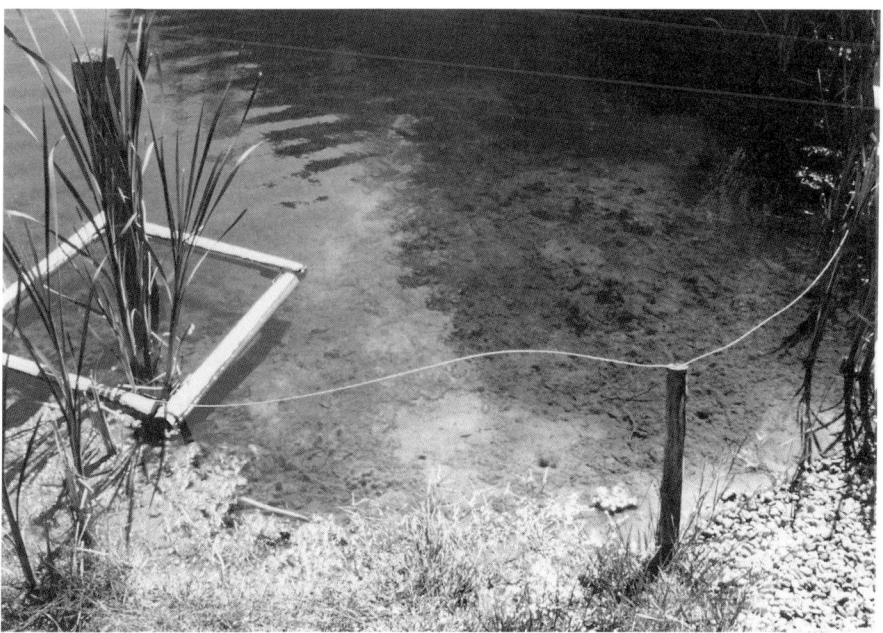

Nach Spritzen mit Brottrunk

Bei uns liegen eine ganze Reihe von Rückmeldungen vor, von Menschen, die auch mit Metastasen besetzt waren. Diese Berichte sind rein sensorisch verfaßt, wie man sagt subjektiv. Nach einiger Zeit der Brotgetreidesäure-Anwendungen, in Verbindung mit ärztlicher Hilfe, waren die Beschwerden eingeschränkt oder ganz verschwunden. Es liegt also nahe anzunehmen, daß der Wasserorganismus mit den Algen die gleichen oder zumindest ähnliche Erscheinungsbilder hat wie der menschliche Körper mit den Metastasen. Denn beides geht ja mit der Sauerstoff- und pH-Wertverschiebung einher.

Mit Sicherheit hat die reinigende Wirkung der Brotsäurebakterien bei der Beseitigung krankmachender Keime in diesem Rahmen auch eine Rolle gespielt, denn wir haben ja erforscht, daß pathogene, also krankmachende Keime zum Verschwinden gebracht werden können und zwar durch die zuvor beschriebenen Anwendungen.

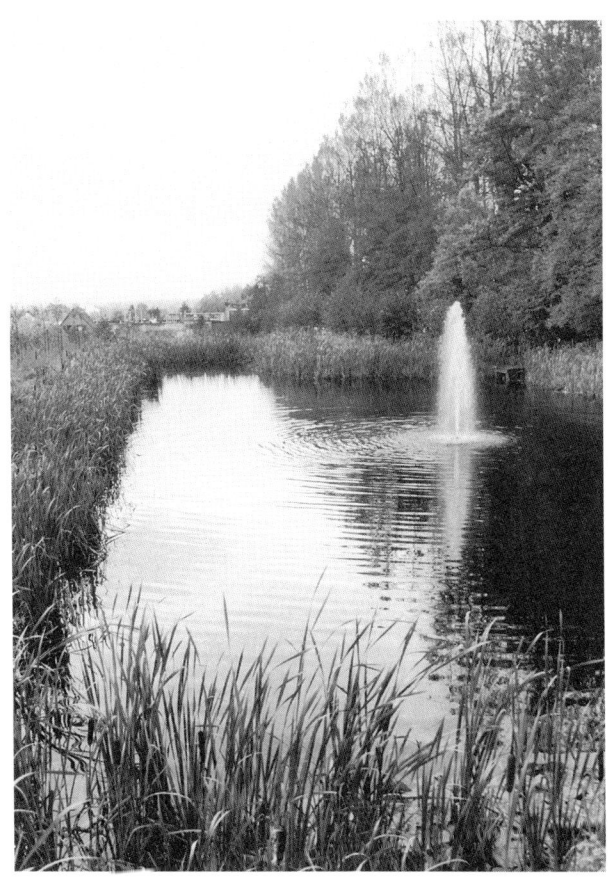

*Ein gesundes
Gewässer*

DAS KANNE-KONZEPT UND DIE UMWELT-AKADEMIE

Den wenigsten ist bekannt, daß hinter den Aktivitäten der Kanne Brottrunk GmbH & Co. KG. ein ganz bestimmtes Konzept steckt.

Bei dem sogenannten «Kanne-Konzept» handelt es sich um ein ganzheitliches Denken und Handeln, bei dem der Mensch im Mittelpunkt steht. Zugleich beinhaltet das «Kanne Konzept» aber auch Pflanzen, Tiere und die Umwelt. Denn was für den Menschen gut ist, das muß auch für Tiere, Pflanzen und unsere Umwelt gut sein.

In die Erforschung der damit verbundenen Zusammenhänge investiert Kanne jährlich große Summen. Gleichzeitig geht Wilhelm Kanne einen Weg, den kaum ein anderer Unternehmer beschreitet: er probiert alles selbst aus. Das ist auch der Grund, warum in den letzten Jahren in Lünen ein Umweltzentrum entstand, das seinesgleichen sucht und das einzig allein aus dem Idealismus eines vorausblickenden Unternehmers entstanden ist. Zur Seite steht ihm dabei ein wissenschaftlicher Beirat mit Fachleuten aus den verschiedensten Bereichen.

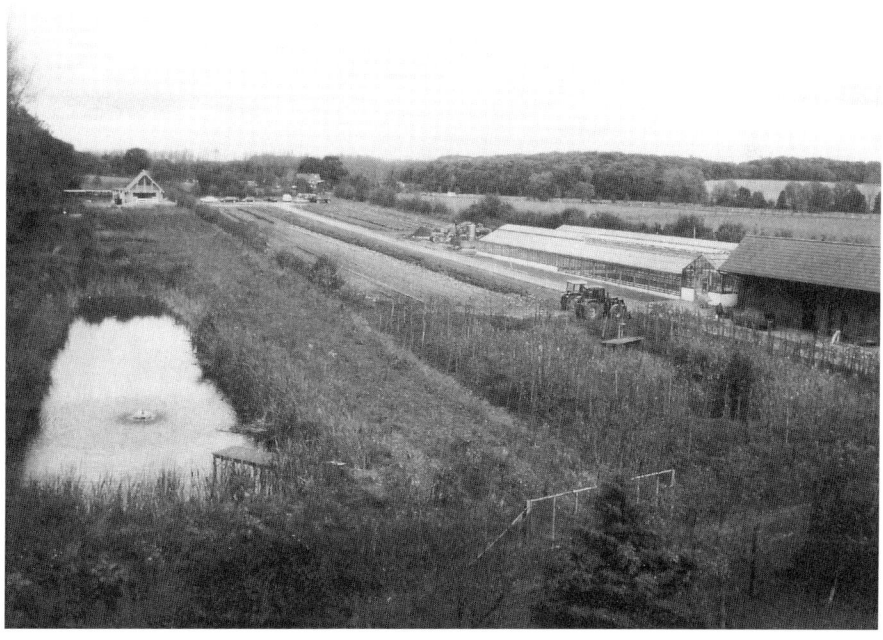

Die Bio-Versuchsgärtnerei der Firma Kanne

Die Bio-Gärtnerei

Angefangen hat diese Entwicklung mit dem Aufbau einer eigenen Bio-Gärtnerei in Altlünen. Auf einer Fläche von mehr als 40.000 qm werden dort seit Jahren die positiven Auswirkungen der Brotgetreidesäuren auf Boden und Pflanzen erforscht, so z.B. bei der biologischen Pflanzendüngung und Schädlingsbekämpfung. Mit benachbarten Biobauern werden darüber hinaus seit Jahren Anbauversuche mit Getreide, Kartoffeln, Rüben und anderen Feldfrüchten durchgeführt. In der Gärtnerei werden auch neue Kompostierungsmethoden ausprobiert. Außerdem beschäftigt man sich mit der Sanierung belasteter Böden und hat dabei in enger Zusammenarbeit mit der Agrargenossenschaft e.G. Mühlhausen bereits spektakuläre Erfolge bei der Sanierung kontaminierter Böden und Schlämme erzielt. Durch den gezielten Einsatz von Kanne Ferment flüssig gelang hier ein fast vollständiger Abbau der aliphatischen Kohlenwasserstoffe.

Auf dem Gelände der Gärtnerei befinden sich außerdem Fischteiche mit Forellen und Karpfen. An Ort und Stelle werden bei Kanne neue Fütterungsmethoden sowie Maßnahmen zur Gewässersanierung erprobt, denn in diesen Teichen werden auch die im Betrieb anfallenden Oberflächenwässer biologisch geklärt.
Fütterungsempfehlungen für Großtiere werden ebenfalls in Altlünen ausprobiert – in den betriebseigenen Stallungen stehen über 20 Pferde. Auf dem Gelände der Brottrunkfabrik weidete mehrere Jahre eine Schafherde. Bauern aus der näheren Um-

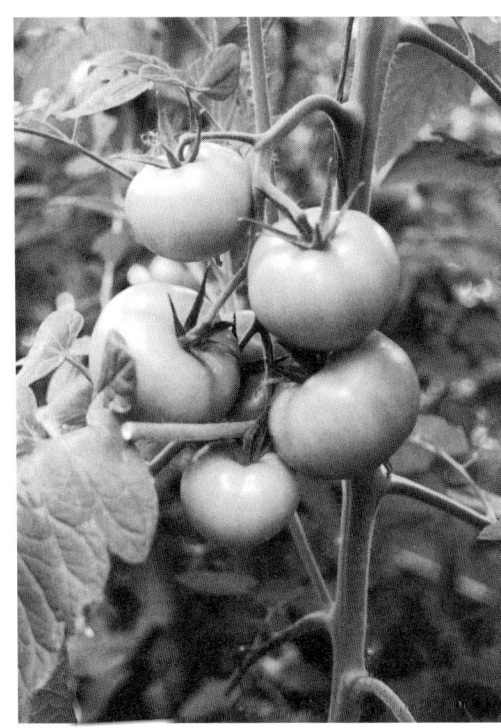

Alles in bester Bio-Qualität

206

gebung setzen seit Jahren die verschiedensten Kanne-Produkte bei der Fütterung und Aufzucht von Kühen, Rindern, Schweinen und Geflügel ein.

Eine intakte Flora und Fauna bilden die Basis für die gesunde Ernährung des Menschen und damit für unser Wohlergehen. Aus diesem Grund werden in Lünen laufend Forschungsarbeiten initiiert, bei denen es um unser aller Wohlbefinden geht. Wie positiv sich eine gesunde Ernährung auswirken kann, zeigen zum Beispiel neueste Studien, die mit Psoriasis-, Neurodermitis- und Diabetes-Erkrankten durchgeführt wurden.

Auch beim Umweltschutz kann Kanne auf spektakuläre Ergebnisse verweisen. Durch den gezielten Einsatz von Brotgetreidesäuren wurden beispielsweise mit aliphatischen Kohlenwasserstoffen belastete Böden innerhalb kürzester Zeit regeneriert. Aber auch umgekippte Gewässer konnten saniert und die darin vorhandenen Fischbestände gerettet werden.

Zum Kanne-Konzept gehört auch, daß Bio-Bauern aus der näheren Umgebung das Getreide zur Herstellung von Brottrunk anbauen. Dadurch werden große Transportwege vermieden. Dieses Getreide wird in eigenen Silos kühl gelagert und selbst vermahlen.

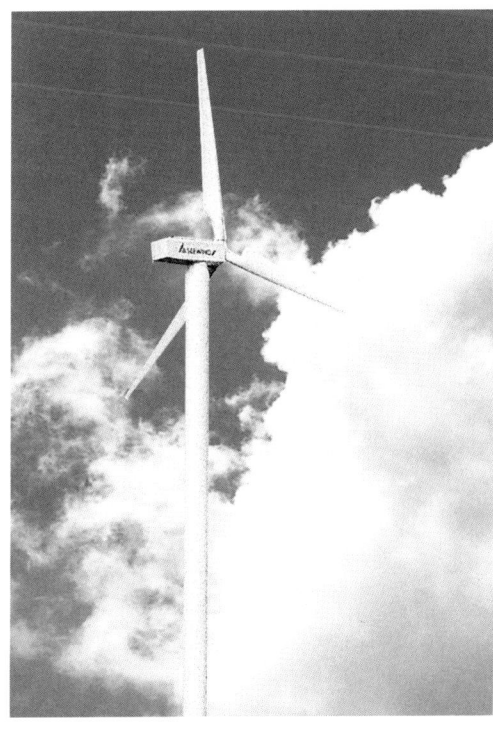

Zum Umweltschutz gehört auch umweltfreundliche Energiegewinnung

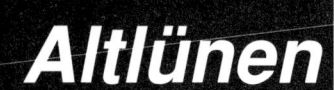
Altlünen

Hier befinden sich Bäckerei, Gärtnerei, Fischteiche, Pferdeställe, Koppeln, Windrad und natürlich auch die Umweltakademie.

Die Umweltakademie

Sie entwickelt sich immer mehr zu einem Kommunikationszentrum kritischer Menschen, die wieder natürlicher leben wollen.

Biologische Abwässerklärung

Ein praktisches Beispiel biologischer Aufbereitung von Abwässern: Das Oberflächenabwässer wird zuerst durch ein unterirdisches Sieben-Kammer-System und dann über Kiesfilter und Fischteiche geleitet. Dort wird es mit Hilfe von Bro-LacSani® biologisch geklärt.

Die Bäckerei

Die Bäckerei ist eine chemiefreie Zone. Für Brot und Brötchen werden keine chemischen Backhilfsmittel verwendet. Zum Backen wird ausschließlich Butter statt Margarine genommen.

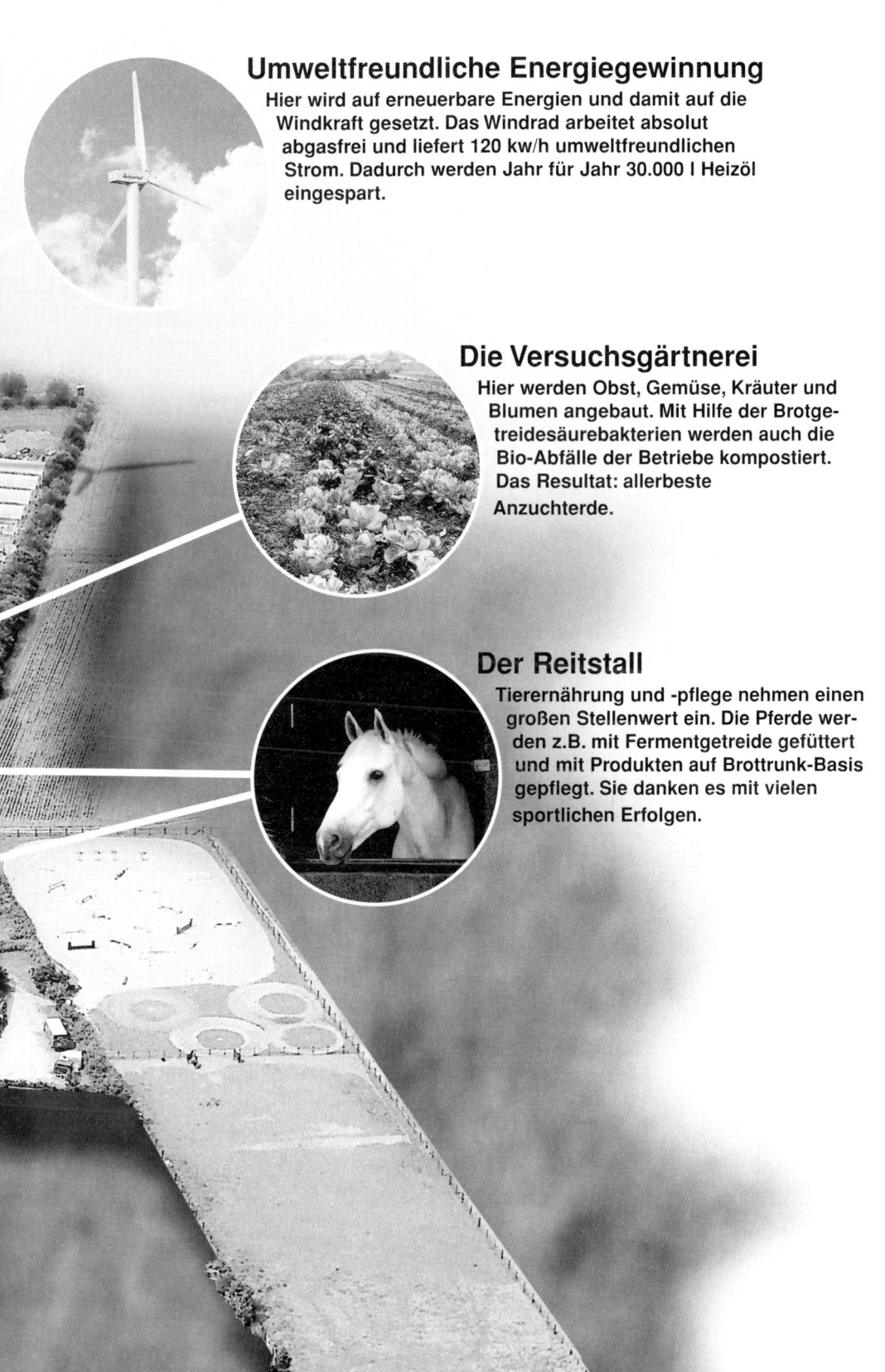

Umweltfreundliche Energiegewinnung

Hier wird auf erneuerbare Energien und damit auf die Windkraft gesetzt. Das Windrad arbeitet absolut abgasfrei und liefert 120 kw/h umweltfreundlichen Strom. Dadurch werden Jahr für Jahr 30.000 l Heizöl eingespart.

Die Versuchsgärtnerei

Hier werden Obst, Gemüse, Kräuter und Blumen angebaut. Mit Hilfe der Brotgetreidesäurebakterien werden auch die Bio-Abfälle der Betriebe kompostiert. Das Resultat: allerbeste Anzuchterde.

Der Reitstall

Tierernährung und -pflege nehmen einen großen Stellenwert ein. Die Pferde werden z.B. mit Fermentgetreide gefüttert und mit Produkten auf Brottrunk-Basis gepflegt. Sie danken es mit vielen sportlichen Erfolgen.

Selm-Bork

Mit seinen Seen, Schilfgräben, Streuobstwiesen und Baumgruppen erscheint das Betriebsgelände in Selm-Bork wie ein Biotop. Hier befinden sich die Gärbehälter für die Brottrunkherstellung, die Abfüllanlagen, die Verwaltung, die Schulungsräume, die Tiroler Steinmühlen und das Backhaus.

Die Steinmühle

In diesem Mühlenhaus stehen zwei Original Tiroler Steinmühlen. Dort wird das Getreide für den Bio-Steinmühlen-Stuten mit einer Technik, an der sich seit Hunderten von Jahren nichts verändert hat, gemahlen.

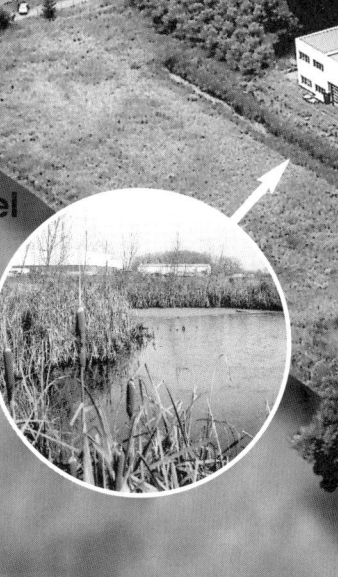

Der Schilfgürtel

Hier werden Betriebsabwässer biologisch geklärt. Erst über ein Sieben-Kammer-System, dann über einen Klärteich und anschließend über diesen Schilfgürtel. Das geklärte Wasser speist einen Weiher, in dem sich seltene Tierarten tummeln.

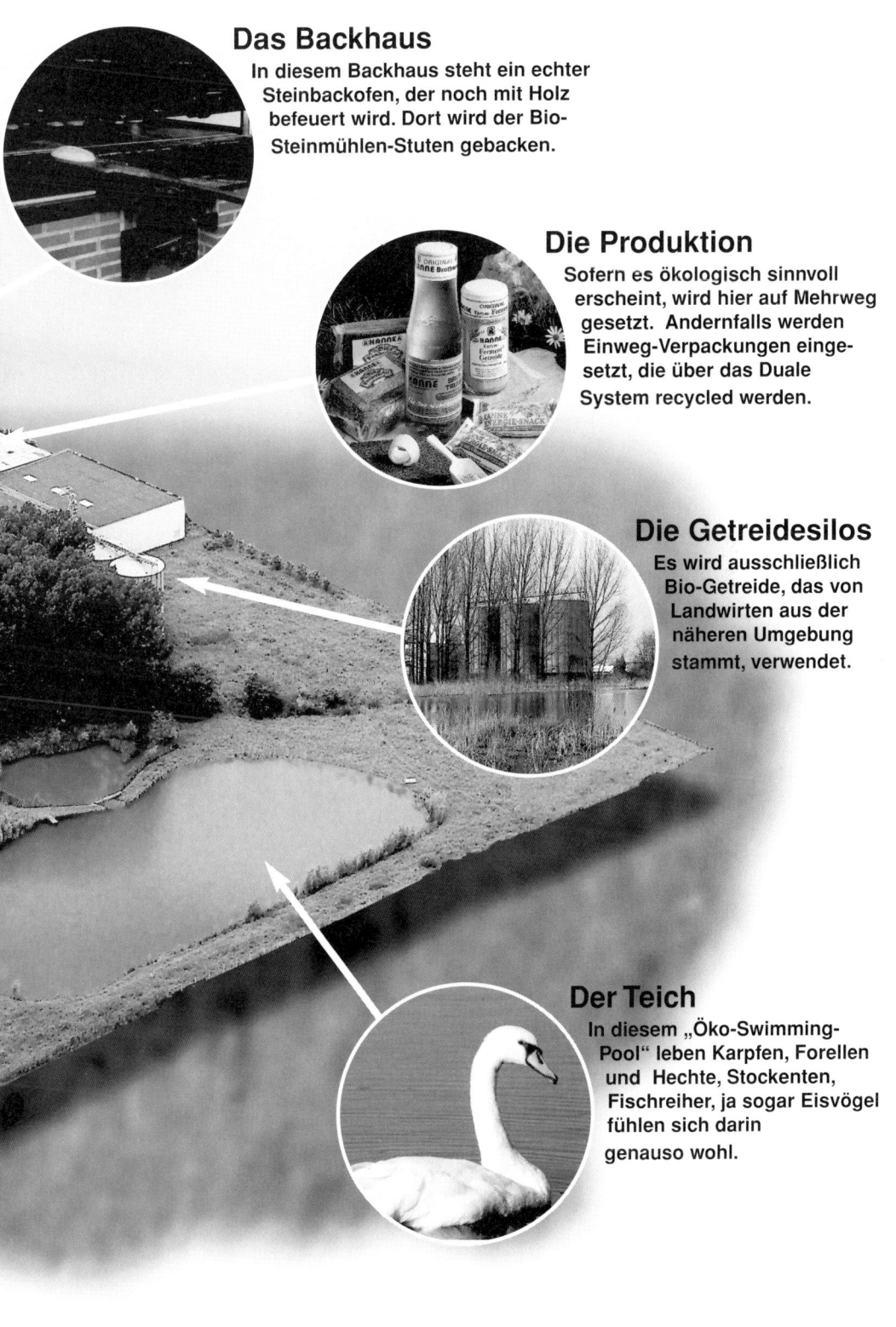

Das Backhaus

In diesem Backhaus steht ein echter
Steinbackofen, der noch mit Holz
befeuert wird. Dort wird der Bio-
Steinmühlen-Stuten gebacken.

Die Produktion

Sofern es ökologisch sinnvoll
erscheint, wird hier auf Mehrweg
gesetzt. Andernfalls werden
Einweg-Verpackungen eingesetzt, die über das Duale
System recycled werden.

Die Getreidesilos

Es wird ausschließlich
Bio-Getreide, das von
Landwirten aus der
näheren Umgebung
stammt, verwendet.

Der Teich

In diesem „Öko-Swimming-
Pool" leben Karpfen, Forellen
und Hechte, Stockenten,
Fischreiher, ja sogar Eisvögel
fühlen sich darin
genauso wohl.

Die neue Umweltakademie

Diese Forschungsarbeiten zum Wohl des Menschen und der Natur will Wilhelm Kanne weiter forcieren. Aus diesem Grunde wurde jetzt auf dem Betriebsgelände in Altlünen eine Umweltakademie errichtet. Dieses Ökozentrum soll zu einer Stätte der Begegnung, der Kommunikation und der Wissenschaft werden. Hier werden wichtige Forschungsarbeiten initiiert und durchgeführt und damit Impulse geschaffen, die der Umwelt, der Gesundheit und damit auch unserem Wohlbefinden dienen.

Das neue Umwelthaus wurde vollständig aus massivem Holz errichtet. Im Rahmen des biologischen Holzschutzes wurde ausschließlich BroLacSani verwendet. Durch Wasserkraft wird ein Mühlrad angetrieben, an Ort und Stelle kann Getreide gemahlen und Brot gebacken werden.

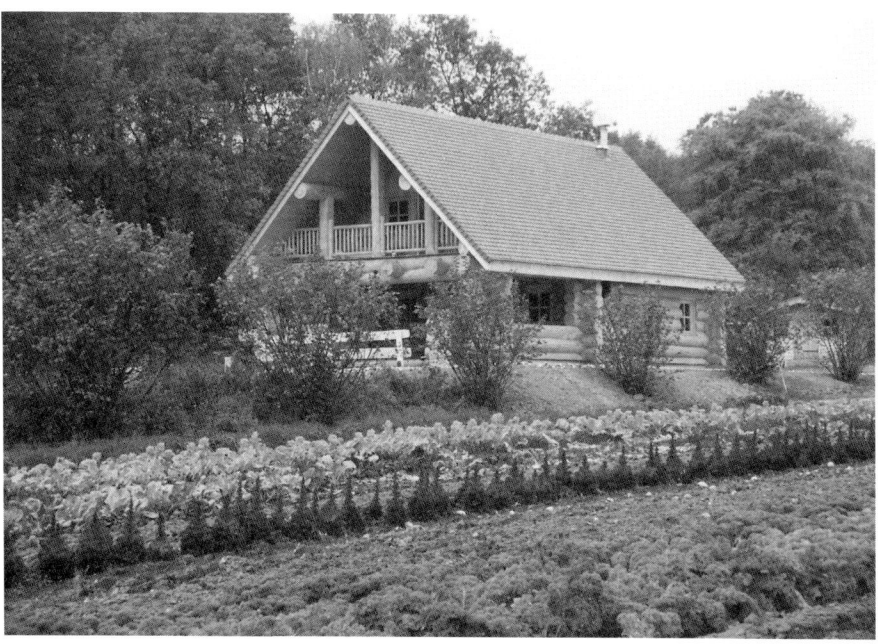

Die neue Umweltakademie

DANK

Den Mut, diese Schrift zu verfassen, hat mir die Forschungsarbeit, die ich mit Herrn Dr. Scholz machte, gegeben. Vorausgegangen waren jedoch noch andere Forschungen sowie Erfahrungsberichte von Ärzten, die die Vielseitigkeit der Anwendungen von Brottrunk und Fermentgetreide am besten beurteilen können. So bin ich folgenden Personen und Instituten zu Dank verpflichtet: Prof. Dr. Matzkies, Dr. Scholz, Prof. Dr. Grossarth-Maticek, Dr. Worlitschek, Dr. Knopp, Dr. Ionescu, Dr. Wöstmann, Dr. Schütz, Dr. Tammer, Dr. Renzenbrink, Dr. Lesetschko, Dr. Hofmann, Hygieneinstitut Gelsenkirchen.

Dr. Irmey danke ich für die Veröffentlichungen meiner Texte in der «Erfahrungsheilkunde – Zeitschrift für die ärztliche Praxis»

Mein Dank gilt allen Menschen, die uns geschrieben und an der Studie teilgenommen haben.

Genauso möchte ich mich bei den Angestellten der Firma Kanne bedanken, bei allen Mitarbeitern, bei Zulieferanten. Dazu gehören ebenso die Landwirte, die das Biogetreide liefern.

Mein Dank gilt dem leider schon verstorbenen Herrn Prof. Dr. Vogel, der die Arbeiten mit Herrn Prof. Dr. Matzkies leitete. Ebenso ist Herr Prof. Matzkies leider verstorben, ihn habe ich hoch geschätzt.

Den Ausschlag zur Milchsäure-Denkweise haben mir – sehr grundlegend – Herr Dr. Kuhl aus Rheine sowie Herr Prof. Eichholz gegeben.

Wenn man über Regenerierung und Heilung durch Ernährung spricht und schreibt, ist es Pflicht, daß man auf die Grundlagenforschung hinweist, die uns durch solche großen Geister übermittelt worden sind. In dem Rahmen möchte ich den leider auch verstorbenen Herrn Prof. Adolf Schulz benennen, der mir vor über 25 Jahren viel Wissen über Getreide und Brotforschung vermittelte. Er war schon damals ein ganz entschiedener Verfechter des Reinheitsgebotes für Brot und Backwaren und damit seiner Zeit sehr weit voraus.

Eine Frau hat die Entwicklung der Brotgetreidesäure mitgeprägt, es war Frau Friebel. Sie hat bis zum Schluß, als sich ihr Lebenskreis schloß, immer nur anderen Menschen helfen wollen. Ihr Schicksal hat sich erfüllt. Sie hinterließ, wie ich glaube, ein sehr gutes Buch über den Brottrunk. Dazu befragte sie wochenlang sehr viele Menschen, die der Firma Kanne geschrieben hatten.

Guten Mutes bin ich auch, weil junge Wissenschaftler in sehr vielen Bereichen meine Forschung unterstützen. Es gibt also Hoffnung.

Zum Schluß gilt mein Dank meiner Frau und meinem Sohn, meiner Schwiegertochter, auch meinen beiden Enkelkindern Wilhelm und Kathrin.

Es macht mir Freude zu arbeiten, mit vielen guten Menschen in meiner Umgebung.

Der Autor

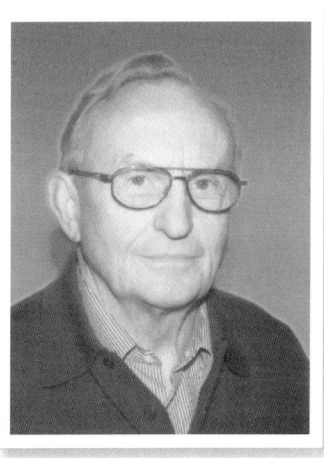

Wilhelm Kanne wurde am 17.11.1933 als Sohn des Bäckermeisters Wilhelm Kanne in Lünen geboren. Kanne erlernte das Bäckerhandwerk und übernahm nach der Meisterprüfung den väterlichen Betrieb, der unter seiner Leitung rasch wuchs. Heute beschäftigt die Bäckerei Wilhelm Kanne etwa 200 Mitarbeiter und hat 27 Filialen in Lünen und Umgebung.

Nach langjähriger Forschung und entwicklung begann Kanne 1980 mit der Produktion von Brottrunk. Rasch wuchs die Nachfrage nach dem gesunden Getränk und 1990 wurde die Brottrunk-Herstellung ins benachbarte Selm-Bork verlagert. Auf dem Firmengelände in Lünen-Nord, dem Sitz der Bäckerei, errichtete Kanne eine Versuchsgärtnerei. Dort befindet sich auch die Umweltakademie, die 1998 eingeweiht wurde.

Wilhelm Kanne hat sich in vielen Vorträgen, als Gastdozent an Universitäten, als Autor und durch zahlreiche Fachartikel und Beiträge u.a. in medizinischen Zeitschriften, einen Namen gemacht.

Seit Jahren wird die Bäckerei und Konditorei von Sohn Wilhelm und seiner Ehefrau Renate geleitet. Auch die beiden Enkelkinder Wilhelm und Kathrin sind als Bäcker und als Bäckereifachverkäuferin ausgebildet und unterstützen die Eltern im Betrieb. Für die Nachfolge ist also gesorgt.